DIABETES

ERKENNEN
VORBEUGEN
BEHANDELN

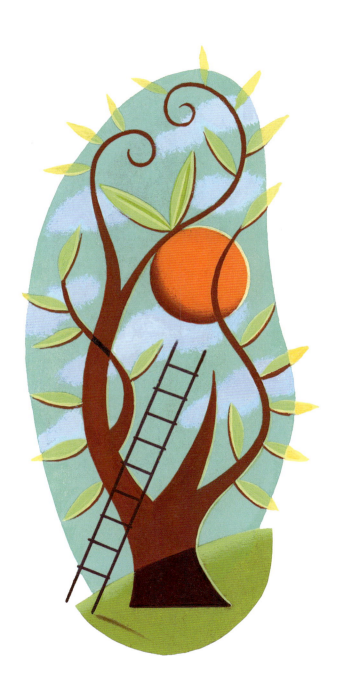

DIABETES

ERKENNEN
VORBEUGEN
BEHANDELN

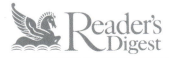

DEUTSCHLAND · SCHWEIZ · ÖSTERREICH

Deutsche Ausgabe
Koordination: Dr. Reinhard Pietsch
Übersetzung: Dr. Ulrike Kretschmer
Redaktion: Dr. Alex Klubertanz, Dr. Ulrike Kretschmer
Fachberatung: Dr. med. Gunhild Reimann, Dr. med. Harald Pietsch (Medizin), Dr. med. Delia Grasberger (Psychologie), Elisabeth Lange, Astrid Büscher (Ernährungswissenschaft)
Schlussredaktion: Angelika Lenz

Reader's Digest
Projektteam
Grafik: Peter Waitschies
Bildredaktion: Christina Horut
Prepress: Andreas Engländer
Produktion: Andreas Schabert

Ressort Buch
Redaktionsdirektorin: Suzanne Koranyi-Esser
Redaktionsleitung: Dr. Renate Mangold
Art Director: Rudi K. F. Schmidt

Operations
Leitung Produktion Buch: Norbert Baier

© der englischen Originalausgabe 1998:
Stopping Diabetes in its Tracks
Reader's Digest Association Limited
© der deutschsprachigen Ausgabe:
2003 Reader's Digest – Deutschland, Schweiz, Österreich
Verlag Das Beste GmbH – Stuttgart, Zürich, Wien

Das Werk einschließlich aller seiner Teile ist urheberrechtlich geschützt. Jede Verwendung außerhalb der engen Grenzen des Urheberrechtsgesetzes ist ohne Zustimmung des Verlages unzulässig und strafbar. Das gilt insbesondere für Vervielfältigungen, Übersetzungen, Mikroverfilmungen und die Verarbeitung in elektronischen Systemen.

Die in diesem Buch enthaltenen medizinischen Informationen sind kein Ersatz für eine ärztliche Diagnose und Behandlung. Der Verlag empfiehlt allen Patienten mit Krankheits- bzw. Schmerzsymptomen, sich an einen Arzt zu wenden. Das vorliegende Buch ist sorgfältig erarbeitet worden. Dennoch erfolgen alle Angaben ohne Gewähr. Weder Autoren noch Verlag übernehmen eine Haftung für eventuelle Nachteile oder Schäden, die aus dem im Buch enthaltenen praktischen Hinweisen resultieren.

UK 1139/IC
Printed in Spain

ISBN 3-89915-120-8

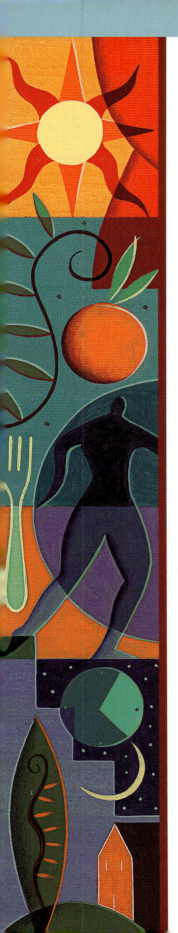

ÜBER DIESES BUCH

Diabetes ähnelt ein wenig einem ungebetenen Gast: Sie wollen ihn nicht, aber er geht trotzdem nicht wieder. Schlimmer noch: Er beansprucht Tag für Tag Ihre Aufmerksamkeit. Doch obwohl Sie mit Diabetes leben müssen, haben Sie die Auswirkungen, die die Krankheit auf Ihren Alltag und Ihre Lebensqualität hat, zu einem großen Teil selbst in der Hand.

Die Behandlung von Diabetes obliegt primär dem Patienten und nicht dem Arzt – die meisten Patienten geben sich sogar tagtäglich selbst ihre Spritzen. Arzt und Ernährungsberater können Ihnen dabei helfen, eine Art Fahrplan aufzustellen, mit dem Sie Ihren Blutzuckerspiegel konstant halten; aber letztendlich sind Sie es, der das richtige Essen auswählen, die Blutzuckerkontrollen machen und für genügend körperliche Bewegung sorgen muss. Es wird Sie zwar einige Mühe kosten, Ihren Fahrplan einzuhalten, aber dafür haben Sie auch selbst das Sagen.

In diesem Ratgeber finden Sie zahlreiche Informationen, die Sie bei der Bewältigung Ihrer Erkrankung unterstützen, ob bei Ihnen nun Typ-1-, Typ-2-Diabetes oder eine gestörte Glukosetoleranz vorliegt (auch Vorstufe des Diabetes genannt). Wenn Sie sich nicht sicher sind, ob Sie Diabetes haben, aber zur Risikogruppe gehören, können Sie auch das mit Hilfe dieses Ratgebers herausfinden – ein kritischer erster Schritt, den Millionen von Menschen (noch) nicht gegangen sind. Wenn Sie bereits erkrankt sind, werden Sie viele praktische Strategien von der Planung der Mahlzeiten und der Gewichtsreduzierung über den Kampf gegen den »Diabetes-Burnout« bis hin zu den neuesten Medikamenten, der Insulinforschung und der Blutzuckerkontrolle finden.

Mit einer chronischen Krankheit leben zu müssen, kann sehr frustrierend sein. Deshalb haben wir die aufmunternden Berichte von Patienten beigefügt, die seit langem mit Diabetes leben – und zwar glücklich. Und da die Ernährung eine so große Rolle bei der Blutzuckerregulierung spielt, haben wir schließlich über 40 ausgesprochen köstliche Rezepte für Sie zusammengestellt.

Diabetes ist eine ernste Erkrankung – aber weit davon entfernt, hoffnungslos zu sein. Die Forschung hat sowohl bei der Diagnose als auch bei der Therapie große Fortschritte gemacht. Inzwischen wissen wir, wie wichtig die richtige Ernährung und ausreichend Bewegung sind, um die Krankheit und ihre Spätfolgen in Schach zu halten. Wenn Sie die Ratschläge befolgen, werden Sie sich wahrscheinlich wohler fühlen als jemals zuvor in Ihrem Leben.

INHALT

1 ## Therapiebeginn: heute 8
Haben Sie Diabetes? • Mit der Diagnose leben • So sieht Ihr Fahrplan aus • Wo Sie Hilfe finden • Auf in den Kampf!

2 ## Diabetes verstehen 30
Versteckter Brennstoffverlust • Einteilung in Typen – der Schlüssel zum Verständnis • Typ 1: Keine Insulinproduktion • Typ 2: Das System versagt • Schwangerschaftsdiabetes – immer seltener • Die verschiedenen Diabetestests • Gestörte Glukosetoleranz • Diabetes als Notfall • Was zu tun ist

3 ## Beobachten und messen 58
Es lohnt sich • Die »richtigen« Werte • So wird gemessen • Die gängigsten Messgeräte • Sieben Schritte zum Erfolg • Technische Fortschritte • Höhen und Tiefen – wie Sie mit Ausrutschern fertig werden • Das Bild abrunden • Vier weitere wichtige Tests

4 ## Diabetes und Ernährung 86
Ihr Ernährungsfahrplan • Kalorien sind wichtig! • Was steht auf dem Speiseplan? • Lebensmittelaustausch leicht gemacht • Ist Alkohol erlaubt? • So purzeln die Pfunde

5 ## Bewegung als Medizin 114
Maßgeschneidertes Training • Ausdauersport • Krafttraining • Special: Mit Ausdauer zum Ziel • Die ersten Schritte • Special: Kleines Einmaleins des Krafttrainings

6 Medikamente und Operationen ... 138

Wann sollten Sie Medikamente nehmen? • Der Medikamentenfahrplan • Medikamentenkombinationen • Brauchen Sie Insulin? • Die verschiedenen Insulintherapien • So spritzen Sie richtig • Alternativen zu Spritzen • Wann sollte operiert werden?

7 Spätfolgen vorbeugen ... 166

Das Herz schützen • Nierenleiden vermeiden • Gesunde Augen • Das Nervensystem schützen • Fußprobleme umgehen

8 Alternative Therapien ... 190

Was ist alternative Medizin? • Heilmittel aus der Natur • Andere Therapieformen

9 Mit Diabetes leben ... 210

Die emotionale Komponente • Mit Gefühlen umgehen lernen • Stress bewältigen • Diabetes-Burnout verhindern • Eine Frage der Einstellung • Ein erfülltes Liebesleben • Im Krankheitsfall • Mit Diabetes reisen

10 Zukunftsperspektiven ... 232

Die Zukunft der Insulinversorgung • Der Kampf gegen die Krankheit • Leichter abnehmen • Spätfolgen vorbeugen • Heilungschancen für das Pankreas

Rezepte ... 250
Register ... 278

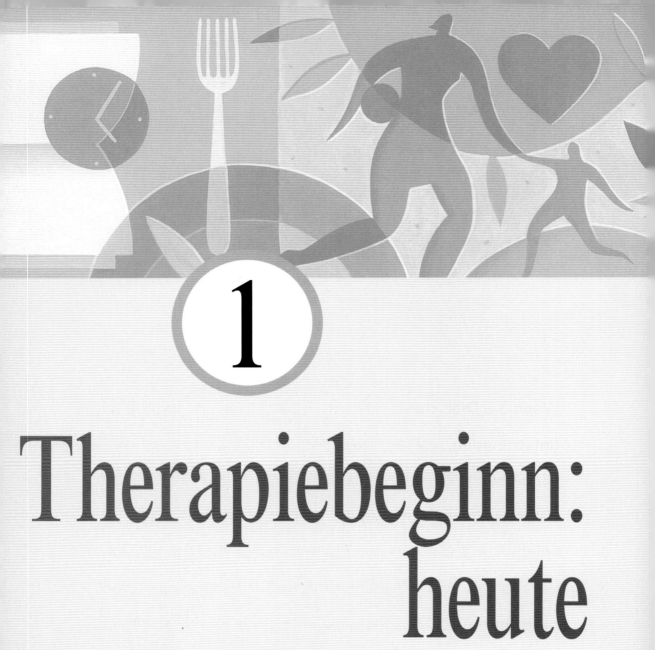

1

Therapiebeginn: heute

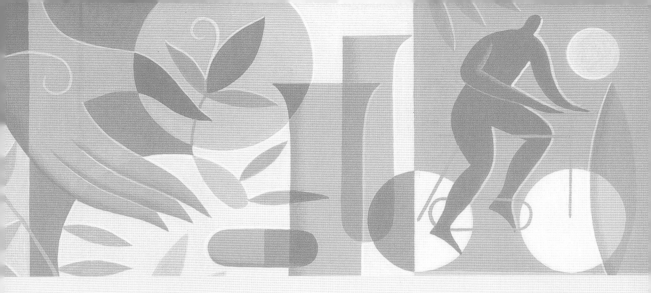

Wenn Sie Diabetes haben, aber bis jetzt nichts dagegen unternehmen, sollten Sie keine weitere Zeit verlieren. Diabetes ist eine ernste Erkrankung; dennoch gibt es mittlerweile viele Methoden, einen hohen Blutzuckerspiegel und die damit einhergehenden Spätfolgen zu bekämpfen. Wenn Sie sich nicht sicher sind, ob Sie Diabetes haben, sollten Sie dies unbedingt von einem Arzt abklären lassen. Wenn Ernährung, Gewicht und Medikamente – falls nötig Insulin – stimmen, werden Sie sich bald besser fühlen.

Therapiebeginn: heute

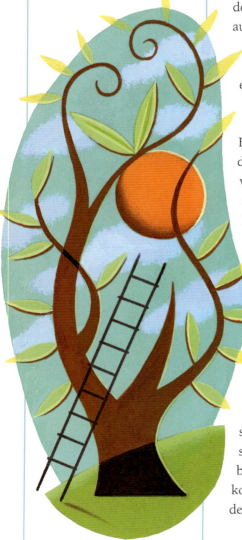

Diabetes kann man auf zwei verschiedene Arten betrachten. Einerseits verkürzt Diabetes die Lebenserwartung gegenüber Gesunden laut Statistik um ein Drittel. Auch die Zahl der an Diabetes Erkrankten steigt ständig. Andererseits hat es der Patient wie bei kaum einer anderen Krankheit selbst in der Hand, wie sie verläuft, und die Mittel, die ihm bei der Bewältigung der Krankheit zur Verfügung stehen, werden auch immer besser.

Wer an Diabetes erkrankt ist, steht damit nicht allein. Überall auf der Welt hat die Krankheit mittlerweile geradezu epidemische Ausmaße angenommen. Die Zahl der Betroffenen in Deutschland beträgt heute zwischen vier und sechs Millionen (400 000 in Österreich, 250 000 in der Schweiz). Ebenso Besorgnis erregend ist, dass auch die Zahl der diabeteskranken Kinder, die bisher eher selten von der vorherrschenden Diabetesform (Typ 2) betroffen waren, gestiegen ist. Dennoch gibt es Hoffnung: Diabetes erlaubt es den Patienten weitgehend, ihr Schicksal selbst in die Hand zu nehmen. Denn wenn Sie die richtigen Schritte unternehmen, um die Krankheit unter Kontrolle zu halten, können Sie ohne weiteres ein erfülltes Leben führen. Viele Diabetespatienten berichten sogar davon, dass sich ihr Leben allein aufgrund gezielter Diabetesmaßnahmen zum Positiven gewendet hat.

So übernehmen Sie Verantwortung

Das Gute an chronischen Krankheiten, die eine wachsende Zahl von Patienten betreffen, ist, dass sich auch die Forschung in zunehmendem Maße für sie interessiert – ganz zu schweigen von Pharmaindustrie und Bundesgesundheitsbehörde, die die finanziellen Mittel zur Verfügung stellen. So konnten Ärzte in den letzten 10 Jahren große Fortschritte bei der Diabetesvorbeugung und -diagnose machen.

Blutzuckerkontrolle Früher hielt man die Spätfolgen von Diabetes, also Schäden an Herzgefäßen, Augen, Nieren und Nervensystem, für unvermeidbar, so sehr man auch versuchte, das Hauptproblem der Diabeteserkrankung – »Ausrutscher« des Blutzuckers nach oben oder nach unten – zu vermeiden. Heute ist man anderer Meinung. Zahlreiche Studien aus allen Teilen der Welt haben erwiesen, dass ein durch Tabletten, Insulin, richtige Ernährung und Bewegung konstant gehaltener Blutzuckerspiegel das Risiko von Spätfolgen um 30–75 % senkt. Wenn die Diagnose gestellt wird, bevor sich ernsthafte Symptome zeigen, kann man die Spätfolgen sogar ganz vermeiden – manchmal schon durch eine Umstellung der Lebensgewohnheiten. Mittlerweile haben auch die Messgeräte zur Blutzuckerüberwachung große technische Fortschritte gemacht; die Blutzuckerkontrolle kann nun einfach und fast schmerzfrei durchgeführt werden.

Lebensgewohnheiten Vernünftige Ernährung und Bewegung senken den Blutzuckerspiegel, und zwar so effektiv, dass manchmal sogar auf Tabletten und Insulin verzichtet werden kann. Zudem ist die neuere Forschung zu der Erkenntnis gelangt, dass viele Lebensmittel, die früher verboten waren, durchaus wieder auf dem Speiseplan des Diabetikers stehen dürfen. Fast alles ist erlaubt – solange Sie nicht insgesamt zu viele Kalorien zu sich nehmen. Und auch die sportliche Betätigung sollte ausreichend, aber maßvoll sein.

Medikamente Ältere Diabetesmedikamente sind durch eine wachsende Anzahl neuerer Produkte ergänzt worden. In vielen Fällen lassen sich die Arzneimittel untereinander kombinieren, um deren jeweilige Vorteile optimal zu nutzen. Inzwischen gibt es auch verschiedene Arten von Insulin; so bleibt Ihre Medikation flexibel und Ihrem Lebensstil angepasst.

Haben Sie Diabetes?

Wenn Sie Grund zur Annahme haben, dass Sie an Diabetes leiden, sollten Sie unbedingt einen Arzt aufsuchen. Am Anfang ist die Krankheit zwar am leichtesten zu kontrollieren, verläuft dafür aber oft schleichend und unauffällig. Ohne offensichtliche Symptome schadet sie Ihrem Körper langsam immer mehr. Achten Sie also auf leisere Signale – so können Sie die Krankheit früh erkennen und rechtzeitig bekämpfen.

Es liegt in der menschlichen Natur, Probleme zu ignorieren, die nicht offensichtlich sind. Dies erklärt, warum zwischen 30 und 50 % aller Diabeteskranken gar nichts davon wissen. Forscher

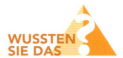

WUSSTEN SIE DAS

In der Forschung spielt man mit dem Gedanken, eine Insulintherapie bei Typ-1-Diabetes-Risikogruppen anzuwenden, noch bevor die Krankheit zum Ausbruch gekommen ist. Ob diese Art der Vorbeugung wirklich funktioniert, ist jedoch umstritten. Mitte des Jahres 2002 belegte eine enttäuschende Studie (veröffentlicht im *New England Journal of Medicine*), dass die Injektionen einen Ausbruch der Krankheit nicht verhindern konnten. Dennoch arbeitet die Forschung weiter an einer Insulintablette, von der man sich eine vorbeugende Wirkung erhofft.

Therapiebeginn: heute

schätzen, dass sich bei der Hälfte der Menschen, die schließlich einen Arzt aufsuchen, bereits Beschwerden eingestellt haben. Doch wie erkennen Sie Diabetes? Dazu gibt es drei grundlegende Methoden.

Überprüfen Sie Ihre Risikofaktoren. Zunächst gibt Ihr persönlicher Hintergrund Aufschluss darüber, ob Sie gefährdeter sind als andere Menschen, an Diabetes zu erkranken. Zu den wichtigsten Faktoren gehören:

▶ **Familiengeschichte** Wenn jemand aus Ihrer Familie – Eltern, Geschwister, Großeltern – Diabetes hat oder hatte, ist auch das Risiko für Sie höher. Wie hoch das Risiko wirklich ist, hängt vom Typ der jeweiligen Diabeteserkrankung und davon ab, wie nah Sie mit dem Erkrankten verwandt sind. Bei eineiigen Zwillingen ist das Risiko natürlich am höchsten.

▶ **Gewicht** Übergewicht erhöht das Risiko, an Typ-2-Diabetes zu erkranken, beträchtlich. Es stellt den wichtigsten Risikofaktor dar – weil man ihn kontrollieren kann.

▶ **Alter** Typ-1-Diabetes tritt normalerweise bei Kindern oder Jugendlichen auf; er wird selten bei über 30-Jährigen diagnostiziert. Typ 2 tritt meist bei über 40-Jährigen auf, obwohl auch Jüngere immer häufiger davon betroffen sind.

▶ **Ethnische Zugehörigkeit** Die verbreitetste Form des Diabetes (Typ 2) tritt überproportional bei Menschen afrikanischen, hispanischen und asiatischen Ursprungs sowie bei nordamerikanischen Indianern auf. Vom selteneren Diabetes (Typ 1) sind v. a. Europäer betroffen, besonders in den nördlichen Regionen wie etwa Skandinavien.

Achten Sie auf die Symptome. Zunächst sind die Diabetessymptome nicht leicht zu erkennen. Je weiter die Krankheit fortschreitet, desto offensichtlicher werden sie – und desto mehr beeinträchtigen sie die Lebensqualität. Achten Sie auf Folgendes:

- ▶ Übermäßiger Durst
- ▶ Ungewöhnlich großer Appetit
- ▶ Häufiger Harndrang
- ▶ Müdigkeit
- ▶ Verschwommenes Sehen
- ▶ Häufige Infektionen
- ▶ Kribbeln in Händen und Füßen
- ▶ Sexuelle Funktionsstörungen

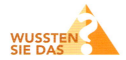

WUSSTEN SIE DAS

Viele Menschen, die Diabetes haben, es aber nicht wissen, werden bereits aufgrund von Risikofaktoren behandelt, die zu Herzerkrankungen führen können (z. B. Bluthochdruck oder erhöhter Cholesterinspiegel). Dennoch haben diese Menschen in der Regel noch nie einen Blutzuckertest gemacht. Einige Forscher sind der Meinung, dass die Ärzte nicht gründlich genug nach den Anzeichen einer Diabeteserkrankung suchen, speziell bei Menschen, die bekanntermaßen zur Risikogruppe gehören. Dadurch verpassen sie die Chance, die Krankheit rechtzeitig zu erkennen und früher zu behandeln.

Lassen Sie sich testen. Diabetestests sind unkompliziert und tun kaum weh; Sie spüren nur einen kleinen Stich in den Finger. Bei einigen Tests dürfen Sie vorher jedoch eine gewisse Zeit nichts essen. Am besten suchen Sie einen Arzt auf; die Blutzuckeruntersuchungen auf Gesundheitsmessen oder in Apotheken liefern meist nur unzureichende Ergebnisse. Wenn eine Diagnose bei Ihnen nicht gestellt werden kann, Sie aber zur Risikogruppe gehören, sollten Sie sich in spätestens einem Jahr erneut untersuchen lassen.

Mit der Diagnose leben

Es ist nie leicht, wenn man erfährt, dass man eine chronische Erkrankung hat. Gestern schienen Sie noch völlig gesund, und heute haben Sie ein Problem – für den Rest Ihres Lebens. Aber verzweifeln Sie nicht. Wahrscheinlich leiden Sie schon länger an Diabetes, und jetzt, da Sie es wissen, haben Sie den entscheidenden Schritt zur Bekämpfung der Krankheit getan.

Zu Beginn ist es sicher schwer, optimistisch zu bleiben. Sie haben vielleicht das Gefühl, dass Ihr Körper Sie gewissermaßen verraten hat oder dass er außer Kontrolle geraten ist. Sie haben vielleicht schon etwas über Diabetes gehört (das richtig oder falsch sein mag) und nehmen nun gleich das Schlimmste an. Sie glauben, nie mehr Süßes essen zu dürfen oder mit fortschreitender Krankheit erblinden zu müssen. Andere nehmen es vielleicht etwas leichter.

Sie befinden sich wahrscheinlich irgendwo in der Mitte zwischen Panik und Leugnung der Krankheit. Möglicherweise sind Sie erleichtert, dass Sie nun endlich wissen, warum es Ihnen in letzter Zeit so schlecht ging. All diese Reaktionen sind normal. Die Phase des Schocks weicht im Allgemeinen einer des Zorns und der Erkenntnis, dass Sie noch einen langen Weg vor sich haben – der möglicherweise sogar bis zur Depression führt. Aber Sie können Ihre Bestürzung aktiv bewältigen:

➡ **Sehen Sie Ihre Gefühle als Fortschritt.** Das nächste Mal, wenn Sie schlecht gelaunt sind oder sich dabei ertappen, wie Sie

---

BERÜHMTE DIABETIKER

Wenn Sie einen Beweis haben wollen, dass Diabetes Sie bei einem aktiven Leben keineswegs behindern muss, sehen Sie sich die folgenden Namen an. All diese Personen haben jeweils Großes auf ihrem Gebiet geleistet, obwohl sie permanent um einen konstanten Blutzuckerspiegel kämpfen mussten:

James Cagney, Schauspieler

Paul Cézanne, Maler

Thomas Edison, Erfinder

Ella Fitzgerald, Jazzsängerin

Dizzy Gillespie, Jazzmusiker

Michail Gorbatschow, Staatsmann

Ernest Hemingway, Schriftsteller

B. B. King, Blueslegende

Franz-Josef Strauß, Politiker

H. G. Wells, Science-Fiction-Autor

Mae West, Schauspielerin

Therapiebeginn: heute

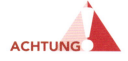

Beim Typ-1-Diabetes herrscht auch ein erhöhtes Risiko vor, an der Schilddrüse zu erkranken. Sowohl Diabetes als auch Schilddrüsen-Funktionsstörungen gehören zu den so genannten Autoimmunkrankheiten. Lassen Sie sich regelmäßig untersuchen.

aus dem Fenster ins Leere starren, versuchen Sie, diese Momente als emotionale Szenen in einer fortlaufenden Geschichte zu sehen, die sich unaufhaltsam auf etwas Besseres zubewegt. Wenn Sie Ihre Gefühle als natürlichen und wichtigen Teil eines Prozesses akzeptieren, heißt das, dass Sie beginnen, sich mit ihnen auseinander zu setzen und sie zu verarbeiten.

➲ **Sprechen Sie mit jemandem.** Ihre Emotionen mit einem geliebten Menschen, einem guten Freund oder einer Selbsthilfegruppe zu teilen, kann Ihnen dabei helfen, sich nicht mehr so allein und hilflos zu fühlen.

➲ **Denken Sie kurzfristig.** Möglicherweise überfordern Sie die Veränderungen, die auf Sie zukommen werden, zunächst ein wenig; Sie werden lernen müssen, sich selbst zu versorgen, und Sie werden eine Unmenge an medizinischen Informationen verarbeiten müssen. Doch daran werden Sie sich schnell gewöhnen. Konzentrieren Sie sich zunächst auf nahe liegende Ziele.

➲ **Gehen Sie vorwärts.** Wichtig ist, dass Sie sich durch die Diagnose nicht lähmen lassen. Je früher Sie aktiv werden, desto früher haben Sie auch das Gefühl, Ihr Leben wieder in den Griff zu bekommen – und desto besser werden Sie sich fühlen.

Das kommt auf Sie zu

Wenn Sie die Diagnose Diabetes gestellt bekommen, hat Ihr Arzt viel zu tun. Er muss nun alles über Sie wissen: wie Sie sich ernähren, ob Ihr Gewicht konstant ist, ob Ihr Blutdruck in Ordnung ist, ob Sie Medikamente nehmen, Ihre Rauch- und Trinkgewohnheiten, Ihr Sexualleben, wie viele Kinder Sie haben, ob es in Ihrer Familie Herzerkrankungen gab, ob Sie wegen anderer gesundheitlicher Probleme in Behandlung sind, insbesondere wegen innerer Funktions- oder Essstörungen. Als Frau werden Sie sogar nach der Entwicklung Ihrer Kinder gefragt. Dies alles steht mit Ihrer Erkrankung in einem Zusammenhang und beeinflusst die Therapie.

Ihr Arzt wird Sie nun genau untersuchen. Möglicherweise wird er ein Elektrokardiogramm (EKG) machen lassen, um Ihre Herzfunktionen zu testen. Er wird sich Mund, Füße, Augen, Bauch, Haut und Schilddrüse ansehen. Sie werden mit einer ganzen Reihe von Tests bombardiert werden, um z. B. Blutfettwerte und Cholesterinspiegel festzustellen. Sie müssen sich mindestens zwei verschiedenen Blutzuckertests unterziehen;

einer zeigt an, wie Ihr derzeitiger Blutzuckerwert ist, der andere ermittelt einen Durchschnittswert der letzten 2–3 Monate.

Es kommt also eine Menge auf Sie zu, doch diese Anfangsuntersuchungen sind für den weiteren Verlauf Ihrer Krankheit entscheidend. Ihr Arzt wird auch feststellen wollen, wie viel Sie selbst bereits über Diabetes wissen. Dann werden Sie zu den nächsten Phasen übergehen, in denen Sie nun die Verantwortung tragen müssen. Ihr Arzt wird Folgeuntersuchungen vornehmen und sich um eventuelle Beschwerden kümmern.

Brauchen Sie Insulin?

Insulin bedeutet im Allgemeinen Spritzen – und dies ist die größte Angst, die viele Diabetiker bei der Eigenbehandlung ihrer Krankheit überwinden müssen. Ob Sie tatsächlich gespritzt werden müssen, hängt zunächst einmal davon ab, welche Form von Diabetes bei Ihnen vorliegt. Typ-1-Diabetespatienten brauchen Insulin (und finden die Spritzen meist nicht so unangenehm, wie Sie sie sich vorgestellt haben), Typ-2-Diabetespatienten meist nicht. Wenn Sie an Diabetes Typ 2 erkrankt sind, hängt eine mögliche Insulingabe von mehreren Faktoren ab:

▶ **Wie viel Insulin produziert Ihr Körper selbst?** Beim Typ-1-Diabetes produziert der Körper überhaupt kein Insulin mehr; bei Typ 2 ist die Insulinproduktion lediglich beeinträchtigt. Das Ausmaß der Beeinträchtigung ist von Fall zu Fall verschieden.

▶ **Wie gut nutzt Ihr Körper das vorhandene Insulin?** Wenn Ihre Zellen das körpereigene Insulin nur unzureichend nutzen können, muss Insulin zugeführt werden.

DIABETES IN ZAHLEN

■ In Deutschland gibt es Schätzungen zufolge 4-6 Millionen Diabetiker. Das sind etwa 5 % der Bevölkerung. (Österreich: 400 000, Schweiz: 250 000)

■ Weltweit gibt es heute rund 150 Millionen Diabetiker; Experten gehen davon aus, dass sich die Zahl der Betroffenen bis zum Jahr 2025 verdoppelt haben wird.

■ Viele Menschen sind an Diabetes erkrankt, wissen es aber nicht. Meist wird die Diagnose erst 5-10 Jahre nach Auftreten der Krankheit gestellt.

■ Bei Diabetikern ist das Risiko für Herzerkrankungen und Herzinfarkt etwa zwei- bis sechsmal so hoch wie bei Nichtdiabetikern.

■ Diabetes ist der häufigste Grund für Erblindungen, Nierenversagen und nicht unfallbedingte Amputationen der unteren Gliedmaßen.

■ Das Risiko für die oben genannten Spätfolgen des Diabetes kann bei Menschen mit gestörter Glukosetoleranz allein durch die richtige Ernährung und durch ausreichend Bewegung um etwa 58 % gesenkt werden.

■ Durch neue Medikamente kann das Risiko für die oben genannten Spätfolgen bei Menschen mit gestörter Glukosetoleranz um etwa ein Drittel gesenkt werden.

■ Bei Typ-2-Diabetikern kann das Risiko eines Herzversagens durch eine gute Blutzuckerkontrolle um 56 % gesenkt werden.

■ Bei Typ-2-Diabetikern kann das Risiko einer Augen-, Nieren- oder Herzerkrankung und das Risiko von Schäden am Nervensystem durch eine gute Blutzuckerkontrolle um jeweils 76, 50, 35 und 60 % gesenkt werden.

Therapiebeginn: heute

▶ **Sind Ihre Blutzuckerwerte normal?** Bei der Entscheidung, ob eine Insulingabe bei Ihnen notwendig ist, wird sich Ihr Arzt an Ihren Blutzuckerwerten orientieren.

▶ **Wie effektiv waren andere Behandlungsformen?** Beim Diabetes Typ 2 stellt Insulin die letzte Maßnahme dar, wenn eine Lebensumstellung und Tabletten Ihren Blutzucker nicht unter Kontrolle bringen konnten.

Wo stehen Sie?

Ihr behandelnder Arzt sieht sich mit vielen Variablen konfrontiert, aber er wird besonderes Augenmerk auf Ihre Blutzuckerwerte legen. Wenn Ihre Werte bei der Anfangsuntersuchung sehr hoch sind, müssen Sie vielleicht sofort eine Tabletten- und Insulintherapie machen, bis Ihre Werte wieder normal sind. Wenn Sie Typ-2-Diabetiker sind, brauchen Sie nach einer Umstellung Ihrer Lebensgewohnheiten vielleicht gar kein Insulin und auch keine Tabletten mehr.

Eine große Rolle für Ihren Arzt spielt Ihr Nüchtern-Blutzucker. Es müssen zwar auch andere Tests gemacht und einzeln betrachtet werden, aber von Ihrem Nüchtern-Blutzucker hängt ab, welche Therapie Ihr Arzt Ihnen vorschlägt. Die Werte werden in Milligramm Glukose pro Deziliter Blut (mg/dl) gemessen. Im Allgemeinen gelten die folgenden Richtlinien:

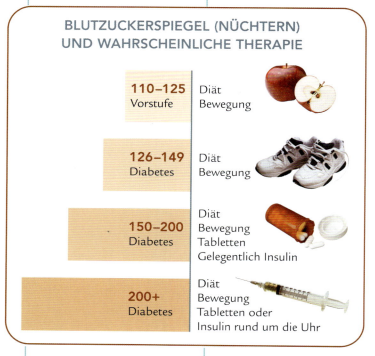

BLUTZUCKERSPIEGEL (NÜCHTERN) UND WAHRSCHEINLICHE THERAPIE

- **110–125** Vorstufe — Diät, Bewegung
- **126–149** Diabetes — Diät, Bewegung
- **150–200** Diabetes — Diät, Bewegung, Tabletten, Gelegentlich Insulin
- **200+** Diabetes — Diät, Bewegung, Tabletten oder Insulin rund um die Uhr

▶ Wenn Ihr Nüchtern-Blutzucker zwischen 110 und 125 mg/dl liegt, haben Sie bereits die Vorstufe des Diabetes (gestörte Glukosetoleranz); dabei trägt der erhöhte Blutzuckerspiegel beträchtlich zur Erhöhung des Diabetesrisikos bei. Sie werden nun vermutlich eine Diät machen und sich mehr bewegen müssen, Insulin und Tabletten sind aber wahrscheinlich nicht notwendig.

▶ Wenn Ihr Nüchtern-Blutzucker zwischen 126 und 149 mg/dl liegt, haben Sie zwar bereits Diabetes, können ihn jedoch mit der richtigen Ernährung und Bewegung durchaus in den Griff bekommen. Dies hängt von den Ergebnissen der anderen Tests ab.

▶ Wenn Ihr Nüchtern-Blutzucker zwischen 150 und 200 mg/dl liegt, werden Sie zusätzlich Tabletten nehmen müssen. Gelegentliche Insulingaben (z. B. nach den Mahlzeiten) erleichtern Ihnen die Blutzuckerkontrolle.

▶ Wenn Ihr Blutzuckerwert 200 mg/dl übersteigt, wird neben der Umstellung Ihrer Lebensgewohnheiten wahrscheinlich eine Insulinversorgung rund um die Uhr nötig.

So sieht Ihr Fahrplan aus

Leider ist Diabetes bislang noch nicht heilbar, weder durch eine Operation noch durch eine spezielle Therapie oder bestimmte Medikamente. Eine gute Blutzuckerkontrolle kommt einer Heilung jedoch schon sehr nahe: Den Blutzuckerspiegel konstant zu halten, kann die Krankheit gewissermaßen einfrieren und das Risiko von Spätfolgen senken.

Diabetes unter Kontrolle zu halten, ist eine wichtige Aufgabe – und niemand eignet sich dafür besser als Sie selbst. Die Verantwortung zu übernehmen, muss kein Vollzeitjob sein; dennoch müssen Sie die Krankheit stets im Hinterkopf behalten – beim Essen, bei der Arbeit oder beim Schlafengehen. Ein hilfreiches Team steht Ihnen immer zur Seite, aber die Ärzte, Krankenschwestern und Spezialisten versorgen Sie nicht. Das tun Sie selbst. Und Ihr Behandlungsfahrplan überträgt Ihnen die Verantwortung. Um die Krankheit in den Griff zu bekommen, müssen Sie zunächst einige wichtige Schritte tun.

Beginnen Sie mit der Schadensbegrenzung

Stellen Sie sich einmal vor, was passiert, wenn Sie Honig verschütten: Er klebt an Ihren Fingern und an allem, was Sie anfassen, und zuletzt findet er sich überall in der Küche. Nun stellen Sie sich vor, was passiert, wenn das im Inneren Ihres Körpers geschieht – wie das bei einem hohen Blutzucker der Fall ist. Die Zellen, Eiweiße und Fette werden immer klebriger. Sie

Therapiebeginn: heute

behindern die Blutzirkulation und die Gewebeerneuerung und verstopfen die Arterien. Ein zu hoher Blutzucker verklebt also Ihren gesamten Körper.

Deshalb sollten Sie Ihren Blutzuckerspiegel möglichst konstant halten, dann werden Sie sich wahrscheinlich auch gleich besser fühlen. Und auch wenn Sie keine Diabetessymptome aufweisen, reduziert ein konstanter Blutzuckerspiegel das Risiko zahlreicher anderer gesundheitlicher Probleme:

▶ Schädigungen der feinen Blutgefäße des Augenhintergrunds (Netzhaut), die zu Sehproblemen führen können

▶ Geschädigte Kapillare (feinste Blutgefäße) in den Nieren, die Schadstoffe über das Blut aus dem Körper transportieren

▶ Nervenfunktionsstörungen aufgrund einer Unterversorgung durch geschädigte Blutgefäße

▶ Schädigungen der Arterienwände, wodurch häufiger Blutgerinnsel und Plaques entstehen, die ihrerseits wieder zu Herzinfarkt, Schlaganfall und Bluthochdruck führen können

Diese gesundheitlichen Probleme richten verheerende Schäden an, darunter auch eine schlechtere Wundheilung, Infektionen, Taubheitsgefühle (v. a. in den Füßen), die zu Verletzungen führen können, Sehprobleme, geschwollene Knöchel, Müdigkeit und sexuelle Funktionsstörungen. Die folgenden Maßnahmen helfen Ihnen dabei, den Blutzuckerspiegel zu senken.

ERSTE SCHRITTE

Nach der ersten Diagnose müssen Sie viele Einzelheiten beachten; dennoch sollten Sie sich auf einige wenige wichtige Maßnahmen konzentrieren:

➲ Lernen Sie, Ihren eigenen Blutzucker mit Lanzetten, Teststreifen und einem Blutzuckermessgerät zu testen.

➲ Bestimmen Sie Ihren durchschnittlichen Blutzuckerspiegel, und beobachten Sie, wie er im Lauf des Tages schwankt.

➲ Erkundigen Sie sich bei Ihrem Arzt danach, wie Sie Ihren Blutzuckerspiegel durch Ernährung und Bewegung konstant halten.

➲ Lesen Sie alles über Diabetes – diese Maßnahme ergreifen Sie bereits.

➲ Lassen Sie Ihre Augen etwa einen Monat nach Diagnosestellung untersuchen. Ein zu hoher Blutzuckerspiegel kann nämlich vorübergehend zu Sehtrübungen führen. Deshalb empfiehlt sich ein großer Augen-Check-up erst nach ein paar Wochen, wenn Ihr Blutzucker wieder annähernd stabil ist.

Probleme erkennen – Lösungen erarbeiten

Dies ist auch das vorherrschende Motto im Geschäftsleben, beim Sport und in der Politik, und auch beim Kampf um Ihre Lebensqualität spielt es eine wichtige Rolle. Es liegt in Ihrer Hand, die Krankheit unter Kontrolle zu bringen, Sie müssen nur wissen wie. Das bedeutet zweifelsohne, dass Sie viele Informationen verarbeiten müssen – über den Ihnen eigenen Diabetestyp, Medikamente, die verschiedenen Insuline, Blutzuckertests, die Planung der Mahlzeiten und die tägliche Bewegung. Dennoch können Sie es schaffen, und es stehen Ihnen viele Menschen zur Seite, die Ihnen helfen.

Den Blutzucker im Auge behalten

Diabetes verläuft u. a. deswegen so schleichend, weil sich Ihr Blutzucker erst dann bemerkbar macht, wenn er extrem hoch oder niedrig ist – und beides müssen Sie unbedingt vermeiden. Es gibt also nur eine Methode, wie Sie etwas über Ihren Blutzucker in Erfahrung bringen können: Sie müssen Ihr Blut untersuchen. Und das müssen Sie noch nicht einmal von einem Arzt machen lassen. Mittlerweile stehen Ihnen praktische und relativ schmerzfreie Lanzetten, Teststreifen und Blutzuckermessgeräte zur Verfügung, mit denen Sie Ihren Blutzucker jederzeit und überall bestimmen können. Einige Diabetiker tun dies sogar bis zu viermal und öfter am Tag.

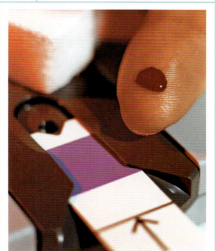

Die Blutzuckerwerte, die Sie jeden Tag selbst messen, sind der Dreh- und Angelpunkt, mit dem Sie Einfluss auf Ihre Krankheit ausüben können. Sie liefern die Daten, die für Ihre medizinische Versorgung von entscheidender Bedeutung sind: Sie zeigen an, welchen Schwankungen Ihr Blutzucker im Lauf des Tages unterworfen ist, je nachdem, was Sie essen, ob Sie sich bewegen oder ob Sie unter Stress stehen. Sie bestimmen, welche Medikamente Sie nehmen müssen, ob Sie Insulin brauchen und was Sie zum Frühstück essen sollten.

Überflüssige Pfunde verlieren

Kein Risikofaktor für Diabetes Typ 2 ist so eindeutig wie Übergewicht. Zu viel Körperfett, v. a. im unteren Bauchbereich, macht Sie anfälliger für eine Insulinresistenz; dabei nutzen die Körperzellen Glukose (eine Form des Zuckers) nicht so gut, wie

Therapiebeginn: heute

sie könnten. Das Ergebnis: Die Glukose sammelt sich im Blut an. Überflüssige Pfunde erhöhen auch den Bedarf des Körpers an Insulin, dem die Bauchspeicheldrüse (Pankreas), die das Insulin produziert, vielleicht nicht nachkommen kann – und das wiederum erhöht den Blutzuckerspiegel. Übergewicht bringt natürlich auch andere Probleme mit sich: Bluthochdruck, zu viel Cholesterin und Herzerkrankungen. Eine neuere Studie der Universität Boston belegt, dass fettsüchtige Menschen mit Typ-2-Diabetes ein alarmierend hohes Risiko von Herzerkrankungen eingehen.

Eine Gewichtsabnahme kann die entscheidende Maßnahme bei Typ-2-Diabetes sein. Aber übertreiben Sie es nicht: Ein langsamer und stetiger Gewichtsverlust verspricht wesentlich mehr Erfolg als Crashdiäten. Sie müssen sich auch nicht auf das Gewicht eines Supermodels herunterhungern. Schon 5 kg Körpergewicht weniger halten den Diabetes in Schach.

Die Ernährung umstellen

Es mag Sie überraschen zu hören, dass es weniger auf die Menge an Zucker und anderen Kohlenhydraten ankommt als eher auf die Gesamtkalorienzahl. Ein Ernährungsberater kann Ihnen genau zeigen, wie Sie großzügige Mengen appetitanregender Nahrungsmittel essen und dennoch Kalorien sparen und abnehmen können. Wenn Sie an Diabetes Typ 1 erkrankt sind, müssen Sie Ihre Aufnahme an Kohlenhydraten mit der verabreichten Insulinmenge abstimmen, um den Blutzuckerspiegel konstant zu halten. Die folgenden fünf Regeln sollten Sie aber auf jeden Fall beachten:

❶ Stellen Sie einen Speiseplan auf, mit dem Sie Ihren Blutzucker durch eine bestimmte Menge an Kohlenhydraten und – wenn nötig – durch das Austauschen von Lebensmitteln kontrollieren können (siehe Kapitel 4).

❷ Nehmen Sie mehr – nicht weniger – Kohlenhydrate zu sich; sie stellen bei niedrigster Kalorienzahl die größte Energiemenge zur Verfügung.

3 Nehmen Sie viele Ballaststoffe zu sich. Sie verzögern die Verdauung und kontrollieren damit den Anstieg des Blutzuckers nach einer Mahlzeit. Sie machen satt und reinigen das Blut von schädigenden Fetten.

4 Meiden Sie gesättigte Fette in der Nahrung; greifen Sie lieber auf Lebensmittel mit einfach ungesättigten Fettsäuren (beispielsweise Nüsse und Olivenöl) zurück.

5 Essen Sie möglichst viel frisches Obst und Gemüse. Aprikosen, Spinat und Tomaten beispielsweise enthalten viele wertvolle Nährstoffe wie Vitamin C und Magnesium, an denen es Diabetikern oftmals mangelt.

Für mehr Bewegung sorgen

Bewegung verschlingt Glukose, und dies senkt Ihren Blutzuckerspiegel sofort. Wenn Sie sich regelmäßig bewegen, können Ihre Körperzellen Glukose auch besser nutzen, selbst wenn Sie gerade einmal nicht aktiv sind. Damit sind Sie unabhängiger von Insulin oder Tabletten. Zudem verlieren Sie durch Bewegung überflüssiges Gewicht, Cholesterinspiegel und Blutdruck sinken, und Herz und Lungen werden kräftiger – und all dies senkt das Risiko für Diabetesspätfolgen.

Sie hassen Sport? Keine Angst – Ihr Trainingsplan sollte nicht mehr als ein paar etwa 20-minütige Einheiten pro Woche beinhalten. Die klassischen aeroben Sportarten wie z. B. Walking, Laufen oder Radfahren sind ideal; aber auch schon einfache Tätigkeiten wie Treppensteigen, Rasenmähen und Hausarbeiten erfüllen ihren Zweck.

Risiken senken

Mit einer gesunden Ernährung, einer Gewichtsreduktion und mehr Bewegung können Sie die Diabetesspätfolgen weitgehend vermeiden. Es gibt jedoch noch weitere Maßnahmen.

↪ **Achten Sie auf Ihren Blutdruck.** Bluthochdruck leistet Herzerkrankungen und Nierenleiden Vorschub. Wenn Sie viel Obst und Gemüse essen, tun Sie bereits etwas für Ihren Blutdruck. Sie können ihn noch weiter senken, indem Sie weniger Natrium essen, das v. a. in konservierten Lebensmitteln enthalten ist, und mehr Kalium, das sich in Nahrungsmitteln wie

Therapiebeginn: heute

DIABETES BEI KINDERN

Wenn Ihr Kind an Diabetes erkrankt ist, stellt dies für Sie eine große Herausforderung dar. Je nachdem, wie alt das Kind ist oder welches Temperament es hat, wird es mehr oder weniger verstehen können – oder wollen –, was mit ihm vorgeht; es wird mehr oder weniger gut für sich selbst sorgen und Ihre Anweisungen befolgen. Sie können Ihrem Kind jedoch dabei helfen, eigenverantwortlich mit seiner Form des Diabetes umzugehen. Typ 1 kommt bei Kindern wesentlich häufiger vor.

KLEINKINDER UND KINDER IM VORSCHULALTER

Da Ihr Kind Ihnen noch nicht mitteilen kann, wie es sich fühlt, müssen Sie lernen, die Anzeichen für eine Über- oder Unterzuckerung (Hyper- bzw. Hypoglykämie) selbst zu erkennen. Wenn es alt genug ist, die Toilette zu benutzen, sollte es auch alles über Insulinspritzen und Blutzuckertests erfahren. Blutzuckerwerte zwischen 150 und 200 mg/dl sind bei Kindern im Gegensatz zu Erwachsenen nicht Besorgnis erregend; für eine normale Entwicklung brauchen Kinder einfach einen höheren Blutzuckerspiegel. Versuchen Sie nicht zu kontrollieren, wann Ihr Kind isst; akzeptieren Sie unregelmäßige Mahlzeiten und gleichen Sie diese durch kurz wirksames Insulin aus.

KINDER IM GRUNDSCHULALTER

Mit der Zeit wird Ihr Kind immer besser verstehen, warum eine Behandlung notwendig ist; es wird auch kooperationsbereiter sein. Wenn Sie ihm jetzt beibringen, wie es für sich selbst sorgen kann, wird dies in der Zukunft seine Gesundheit schützen; mit den unschönen Details der Spätfolgen müssen Sie Ihr Kind jedoch noch nicht belasten. Jetzt ist eine engmaschige Blutzuckerkontrolle wichtig, besonders nachts, wenn das Risiko einer Unterzuckerung höher ist. Geben Sie Ihrem Kind vor dem Schlafengehen noch eine Kleinigkeit zu essen, und sorgen Sie dafür, dass es keine Mahlzeiten auslässt. Ermutigen Sie es dazu, aktiv am Unterricht teilzunehmen und soziale Kontakte aufzubauen; dadurch wird Ihr Kind selbstbewusster und hat nicht das Gefühl, anders zu sein. Etwa im Alter von 8 Jahren kann Ihr Kind vielleicht selbst einen Teil der Verantwortung für die Spritzen und Blutzuckertests übernehmen; tagsüber können ihm Lehrer oder Klassenkameraden dabei helfen, die so selbst mehr über Diabetes erfahren.

SCHULKINDER UND JUGENDLICHE

Nun übernimmt Ihr Kind selbst die Kontrolle. Studien belegen, dass eine engmaschige Blutzuckerkontrolle, die bereits ab 13 vorgenommen wird, Spätfolgen im Erwachsenenalter verhindern kann. Sie sollten die Zügel jedoch noch nicht komplett aus der Hand geben: Aus Angst, von anderen ausgelacht zu werden, könnte Ihr Kind die Krankheit möglicherweise vernachlässigen. Bringen Sie dies zur Sprache, und rechnen Sie mit einem Streit – aber vertrauen Sie darauf, dass Ihr Kind das Richtige tun wird, auch wenn Sie als Ausrede herhalten müssen (»Meine Eltern zwingen mich dazu …«). Übertragen Sie Ihrem Kind allmählich immer mehr Verantwortung, bis es ganz für sich selbst sorgen kann.

Kartoffeln, Avocados, Tomaten, Orangen, Bananen, Geflügel, Joghurt und Milch findet. Denken Sie auch über eine Koffeinreduzierung nach.

↪ **Geben Sie das Rauchen auf.** Abgesehen davon, dass Rauchen Ihr Krebsrisiko erhöht, verengt es die Gefäße und kann somit zu Herzinfarkt und Schlaganfall führen. Zudem wird die Durchblutung der Beine erschwert, weshalb Wunden schlechter heilen. Rauchen erhöht außerdem den Blutdruck.

↪ **Fragen Sie nach ASS.** Studien belegen, dass die tägliche – niedrig dosierte – Einnahme von ASS das Risiko eines Herzinfarkts um etwa 60 % senkt. Erkundigen Sie sich bei Ihrem Arzt, ob eine solche Therapie für Sie infrage kommt.

Routine gewinnen

Wenn Sie sich an die Ernährungsumstellung, mehr Bewegung und die Medikamente gewöhnt haben, wird auch wieder Routine in Ihren Alltag einkehren. Sie müssen jedoch regelmäßig mit Ihrem Arzt Rücksprache halten. Lassen Sie sich einmal im Jahr gründlich untersuchen, inklusive Ihrer Augen; lassen Sie Ihren Cholesterinspiegel bestimmen und den Urin untersuchen, um rechtzeitig Zeichen eines Nierenschadens zu erkennen. Zwischen den Arztbesuchen (etwa alle 3–6 Monate) sollten Sie auch einen HbA_{1C}-Test machen lassen (siehe S. 51 f.), der Ihre durchschnittlichen Langzeit-Blutzuckerwerte ermittelt.

Wo Sie Hilfe finden

Sie sind für Ihren Diabetesfahrplan Tag für Tag (und Stunde für Stunde) selbst verantwortlich, weil Sie der Einzige sind, der immer da ist – um sich die Walkingschuhe anzuziehen, Ihre Medikamente zu nehmen oder einen Blutzuckertest zu machen. Dennoch gibt es Menschen, die Ihnen helfen. Tatsächlich besteht eine Ihrer Hauptaufgaben darin, sich ein hilfreiches Team von Spezialisten zusammenzustellen.

Zunächst können Sie sich an den Arzt wenden, der die Erstversorgung vorgenommen und den Diabetes bei Ihnen diagnostiziert hat. Ihr Hausarzt ist jedoch Allgemeinmediziner, kein

Therapiebeginn: heute

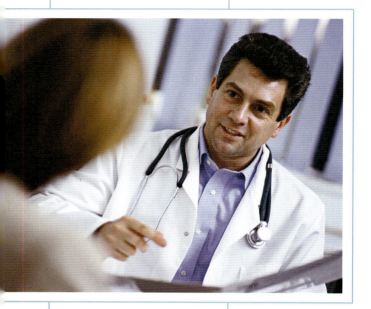

Diabetesspezialist; dennoch kann natürlich auch er Ihnen bei Ihrer Erkrankung helfen. Tatsächlich behandeln Allgemeinmediziner sogar über 90 % aller Diabetesfälle. Dies liegt zum einen an der Struktur des Krankenversicherungssystems. Zum anderen sind aber auch Allgemeinmediziner durchaus in der Lage, eine Fülle von gesundheitlichen Problemen zu bewältigen. Dies spielt bei einer so facettenreichen Krankheit wie Diabetes eine große Rolle – und sollten Sie einen Spezialisten brauchen (einige sind im Folgenden genannt), kann Ihr Hausarzt Ihnen sicher einen empfehlen.

Der Diabetologe

Dieser Arzt hat sich auf die Diabetesbehandlung spezialisiert, oftmals mit den Schwerpunkten Endokrinologie (d. h. die innere Sekretion betreffend), Hormonstörungen und Stoffwechselerkrankungen. Der Diabetologe weiß besser als Ihr Hausarzt, wie man die Behandlung auf Blutzucker, Ernährungs- und Sportgewohnheiten abstimmt; vermutlich kennt er sich auch mit den neuesten Medikamenten besser aus. Lassen Sie sich von Ihrem Hausarzt beraten, ob Sie einen Diabetologen brauchen. Wenn Ihr größtes Gesundheitsproblem der Diabetes ist und Sie Ihren Blutzucker nur schlecht unter Kontrolle bringen können, sollten Sie einen Diabetologen zurate ziehen. Achten Sie jedoch darauf, dass er auch die entsprechende Ausbildung hat; eine ärztliche Praxis mit Schwerpunkt Diabetes erkennen Sie u. a. an der Bezeichnung »Diabetologe DDG« – dieser Arzt hat die Weiterbildung gemäß den Richtlinien der Deutschen Diabetes-Gesellschaft abgeschlossen. Wenn Sie auch andere Probleme haben, z. B. Übergewicht, Bluthochdruck oder diabetesunabhängige Beschwerden, sollten Sie bei Ihrem Hausarzt bleiben.

Der Diabetesberater

Ein Beratungsgespräch beim Hausarzt reicht oft nicht aus, um alles über die Diabetesbehandlung zu erfahren. Sie benötigen wahrscheinlich eine Schulung. Fragen Sie bei den Diabetes-

Organisationen nach (Adressen im deutschsprachigen Raum siehe Kasten), wo es in Ihrer Gegend eine Schulungsmöglichkeit gibt. Dort wird man Sie auf den Umgang mit Ihrem Diabetes vorbereiten: Man wird Ihnen zeigen, wie man Insulin korrekt spritzt, Blut- und Urintests selbst durchführt und Ernährung und Bewegung auf die Blutzuckerwerte abstimmt.

Der Ernährungsberater

Die Kalorienzufuhr überwachen, Broteinheiten berechnen, versteckte Fette finden, verschiedene Zuckerarten unterscheiden, Nahrungsmittel austauschen – dies alles lernen Sie beim Ernährungsberater. Am wichtigsten für Ihre Therapie ist es, die Mahlzeiten zu planen, egal ob eine Gewichtsabnahme oder die Feinabstimmung der Glukoseaufnahme Ihr Ziel ist. Ihr – normalerweise ausgebildeter – Ernährungsberater, der gleichzeitig auch Diabetesberater sein kann, wird Ihnen dabei helfen, sich gesund und genussvoll zu ernähren, indem er Ihre Mahlzeiten sorgfältig auf Tabletten, Insulin, Sport und Tagesablauf abstimmt. Er ist zur Stelle, wenn sich an Ihrer Therapie etwas ändert oder Sie einmal Lust auf einen neuen Speiseplan bekommen. Den meisten Kontakt zu Ihrem Ernährungsberater werden Sie zu Beginn der Therapie haben; es schadet jedoch nichts, sich ein- bis zweimal im Jahr bei ihm zu melden.

> **HILFREICHE ADRESSEN**
>
> **Deutsche Diabetes-Gesellschaft (DDG)**
> Bürkle-de-la-Camp-Platz 1, 44789 Bochum
> Tel.: 02 34 / 97 88 9-0, Fax: 02 34 / 9 78 89 21
> Internet: www.deutsche-diabetes-gesellschaft.de
>
> **Deutsche Diabetes-Stiftung (DDS)**
> Am Klopferspitz 19, 82152 Martinsried
> Tel.: 0 89 / 57 95 79-0, Fax: 0 89 / 57 95 79-19
> Internet: www.diabetesstiftung.de
>
> **Deutscher Diabetiker-Bund e.V. (DDB)**
> Danziger Weg 1, 58511 Lüdenscheid
> Tel.: 0 23 51 / 98 91 53, Fax: 0 23 51 / 98 91 50
> Internet: www.diabetikerbund.de
>
> **Deutscher Diabetiker-Verband / Bund diabetischer Kinder und Jugendlicher e. V. (BdKJ)**
> Hahnbrunner Str. 46, 67659 Kaiserslautern
> Tel.: 06 31 / 7 64 88, Fax: 06 31 / 9 72 22
> Internet: www.bund-diabetischer-kinder.de
>
> **Deutsche Gesellschaft für Ernährung e. V.**
> Godesberger Allee 18, 53175 Bonn
> Tel.: 02 28 / 3 77 66 00, Fax: 02 28 / 3 77 68 00
> Internet: www.dge.de
>
> **Österreichische Diabetikervereinigung**
> Moosstraße 18, A-5020 Salzburg
> Tel.: 00 43 (0) 6 62 / 82 77 22, Fax: 00 43 (0) 6 62 / 82 92 22
> Internet: www.diabetes.or.at
>
> **Schweizerische Diabetes-Gesellschaft**
> Rütistrasse 3A, CH-5400 Baden
> Tel.: 00 41 (0) 56 / 200 17 90, Fax: 00 41 (0) 56 / 200 17 95
> Internet: www.diabetesgesellschaft.ch

Der Augenarzt

Da Diabetes zu den häufigsten Ursachen für Augenerkrankungen und sogar Erblindungen gehört, müssen Sie vor Sehproblemen permanent auf der Hut sein. Am geeignetsten für diabetesbedingte Augenerkrankungen ist der Ophthalmologe, ein Facharzt für Augenheilkunde. Verlassen Sie sich nicht auf Tests,

Therapiebeginn: heute

AUF DER SUCHE NACH GUTEN ÄRZTEN
Ärzte gibt es viele. Doch wie finden Sie den für Sie richtigen? Bei der Auswahl der geeigneten Spezialisten können Ihnen die folgenden Kriterien helfen:

■ **Erkundigen Sie sich.** Bitten Sie Freunde, andere Diabetespatienten, Ärzte und Krankenschwestern um Empfehlungen. Fragen Sie sie, was sie über den Arzt wissen: Hört er zu? Arbeitet er gut mit anderen zusammen? Geht es seinen Patienten gut?

■ **Vereinbaren Sie einen Termin.** Wenn Sie von einem viel versprechenden Arzt hören, vereinbaren Sie einen Termin, um sich gegenseitig kennen zu lernen. Sprechen Sie bei der ersten Verabredung möglichst wenig über Ihre Erkrankung, und konzentrieren Sie sich stattdessen darauf, Fragen zu stellen. Fragen Sie nach den Untersuchungen, die Ihnen bevorstehen, und wie viele Folgetermine ungefähr notwendig sein werden. Fragen Sie danach, ob der Arzt mit anderen Diabetesspezialisten in Verbindung steht.

■ **Achten Sie auf die Qualifizierung.** Ihr behandelnder Arzt sollte eine Ausbildung mit dem Schwerpunkt Endokrinologie oder innere Medizin abgeschlossen haben und Mitglied einer speziellen Diabetesorganisation (siehe S. 25) sein.

■ **Fragen Sie nach der Erfahrung.** Finden Sie heraus, wie viele Diabetiker bei Ihrem Arzt in Behandlung sind – besonders solche, die Ihren Diabetestyp und Ihr Alter haben.

■ **Haben Sie und Ihr Arzt die gleiche Wellenlänge?** Bleibt Ihr Arzt lieber bei gut erprobten Therapien oder geht er auch neue Wege? Den einen richtigen Weg gibt es sicherlich nicht, aber Ihr Arzt weiß über die Vor- und Nachteile der einzelnen Therapien Bescheid. Teilen Sie seine Auffassung?

die Sie von einem Optiker durchführen lassen können; er ist qualifiziert, Ihre Sehschärfe zu bestimmen und Ihnen eine Brille oder Kontaktlinsen anzupassen, nicht aber, Augenerkrankungen zu behandeln.

Lassen Sie sich mindestens einmal im Jahr einen Termin beim Augenarzt geben. Wenn Sie allerdings Veränderungen, Schmerzen oder einen Druck in den Augen bemerken, sollten Sie ihn sofort aufsuchen. Ihr Augenarzt sollte idealerweise auf Erkrankungen der Netzhaut spezialisiert sein, besonders wenn Sie bereits Beschwerden in diesem Bereich haben.

Der Fußspezialist
Ein hoher Blutzuckerspiegel macht Sie anfälliger für Fußprobleme, da er die Blutzirkulation behindert – dem Blut fällt es schwer, den langen Weg vom Herzen zu den Füßen und wieder zum Herzen zurückzulegen. Kleine wunde Stellen und Schwielen, unter denen Diabetiker oft leiden, können schnell schlim-

mer werden, wenn Sie nicht zu einem Fußspezialisten gehen. Ihr behandelnder Arzt sollte sich bei einer Untersuchung immer auch Ihre Füße ansehen – und Sie auch, jeden Tag. Aber Ihr Fußspezialist ist sicher am besten qualifiziert, wunde Stellen, Schwielen, Hühneraugen, Infektionen oder andere auftretende Beschwerden zu behandeln. Er kann Ihnen auch viele nützliche Tipps zur Fußhygiene geben. Bitten Sie Ihren behandelnden Arzt, Ihnen einen Fußspezialisten zu empfehlen, der viele Diabetiker betreut.

Der Zahnarzt

Wie jeder Achtjährige mit einer Neigung zu Karies weiß, entwickeln sich Bakterien sehr gern auf einem zuckerhaltigen Nährboden. Leider sind Sie als Diabetiker den zerstörerischen Wirkungen eines hohen Blutzuckers besonders ausgesetzt, selbst wenn Sie sich pflichtbewusst jeden Tag mehrmals die Zähne putzen. Es gibt keinen Grund, den Zahnarzt zu wechseln, wenn Sie an Diabetes erkranken; Sie sollten sich jedoch alle 6 Monate untersuchen lassen. Sagen Sie Ihrem Zahnarzt, dass Sie Diabetiker sind, und erkundigen Sie sich nach einer möglichen Verbesserung Ihrer Putztechniken.

Der Apotheker

Vielleicht kennen Sie Ihren Apotheker nur als jemanden, der hinter einem Ladentisch steht und Medikamente verkauft. Aber halten Sie dieses Mitglied Ihres Teams nicht für selbstverständlich. Die Spezialausbildung der Apotheker, in der sie lernen, wie Medikamente den Körper beeinflussen und wie Wirkstoffe untereinander reagieren, macht sie zu einer unschätzbaren Informationsquelle. Suchen Sie sich einen Apotheker, der gut mit Ihnen zusammenarbeitet. Suchen Sie wenn möglich auch immer die gleiche Apotheke auf, damit Ihr Apotheker über Ihre Medikation auf dem Laufenden bleiben kann. Wenn Sie ein neues Medikament ausprobieren – auch wenn es ein rezeptfreies ist –, kann Ihr Apotheker Ihnen viele nützliche Hinweise geben. Er kann Ihnen auch eine Liste

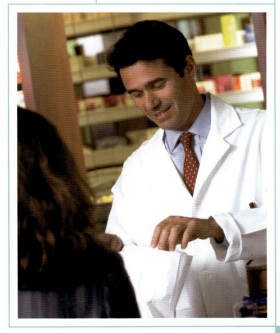

Therapiebeginn: heute

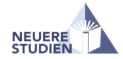

NEUERE STUDIEN

Es hat einen nicht unerheblichen Einfluss auf Ihre Gesundheit, ob Ihr Arzt gut mit Ihnen kommunizieren kann – und zwar sowohl verbal als auch nonverbal. 14 neueren Studien zufolge zeichnen sich Ärzte, deren Patienten ihre Krankheit am besten im Griff haben, durch folgende Eigenschaften aus: Sie sind optimistisch, hilfreich und beruhigend; sie geben ihre Informationen gerne weiter, sind freundlich und humorvoll. Sie sehen ihre Patienten meist auch direkt an, lehnen sich vor und nicken, wenn sie sprechen – und sie verschränken ihre Arme nicht vor der Brust.

Ihrer Medikamente inklusive Dosierung und Nebenwirkungen zusammenstellen, die Ihnen bei Ihren anderen Arztbesuchen hilfreich sein kann.

Der Physiotherapeut

Ihr behandelnder Arzt kann Ihrem Sportprogramm zustimmen – er kann aber nicht Ihr Trainer sein. Wenn Sie nicht gut in Form sind und schon lange nicht mehr trainiert haben, möchten Sie sich Ihr Fitnessprogramm vielleicht mithilfe eines Physiotherapeuten zusammenstellen. Er kann Ihnen ein maßgeschneidertes Programm empfehlen, das Sie nicht überfordert und Ihnen realistische Ziele setzt. Er kann Sie auch in puncto Technik beraten.

Ihr Physiotherapeut kann ein Arzt sein, muss aber nicht. Er sollte jedoch Erfahrung mit Diabetikern haben. Idealerweise führt er sogar Diabetesschulungen durch. Fragen Sie Ihren Hausarzt, ob er Ihnen einen guten und erfahrenen Physiotherapeuten empfehlen kann.

Der psychische Betreuer

Ob Sie Hilfe bei der Bewältigung der emotionalen Aspekte Ihrer Krankheit brauchen oder nicht, müssen Sie ganz allein entscheiden. Doch bei dieser Entscheidung geht es nicht nur um Ihre psychische Gesundheit. Menschen, die wütend, deprimiert oder ängstlich sind, sind vielleicht nachlässiger in der Behandlung ihrer Krankheit; emotionale Unterstützung trägt somit nicht nur zu innerer Ruhe und Ausgeglichenheit, sondern indirekt auch zur Stabilisierung des Blutzuckers bei.

Es stehen Ihnen drei verschiedene Experten auf diesem Gebiet zur Verfügung. Der Psychiater ist ein Arzt, der eine Ausbildung mit dem Schwerpunkt psychische Störungen hat; er kann Medikamente wie z. B. Beruhigungsmittel oder Antidepressiva verschreiben. Der Psychologe hingegen ist in der Regel kein Arzt (auch wenn er oft einen Doktortitel hat) und kann auch keine Rezepte ausstellen; er kann Ihnen jedoch dabei helfen, selbstzerstörerische Denkweisen zu erkennen und zu überwinden. Der Sozialpädagoge schließlich kann Ihnen nicht nur beim Umgang mit emotionalen Problemen, sondern auch bei praktischen Dingen wie z. B. Versicherungen, Krankenhäusern und Behörden mit Rat und Tat zur Seite stehen.

Auf in den Kampf!

Nun kennen Sie Ihren Gegner genau, wissen, welche Mittel Ihnen zur Verfügung stehen, haben einen Schlachtplan und ein Team von Helfern, das Sie bei Ihrem Kampf unterstützt. Und wie können Sie den Kampf gegen Diabetes gewinnen? Genau so, wie Sie auch jede andere Schlacht gewinnen: mit unermüdlicher Geduld, Stärke, Entschlossenheit, Offenheit, Teamfähigkeit und dem festen Vertrauen auf den Sieg. Und schließlich kann Ihnen auch eine gute Portion Humor nicht schaden.

Eine vertrauensvolle Einstellung ist für Sie jetzt möglicherweise das Wichtigste. Es fällt oft schwer (besonders direkt nach der Diagnosestellung) zu glauben, dass der Diabetes den Kampf nicht schon gewonnen hat: Er hat Ihnen Ihre Gesundheit geraubt und Sie als kranken, sozusagen beschädigten Menschen zurückgelassen – als eine Zahl in einer Statistik. Was also nützt der Kampf, wenn Sie die grundlegenden Bedingungen ohnehin nicht ändern können? Solch dunkle Gedanken sollen uns zu Pessimismus und zur Aufgabe des Kampfes verführen. Wenn Sie sich darauf einlassen (und viele Menschen tun das, zumindest ab und zu ein bisschen), hat die Krankheit wirklich gewonnen. Lassen Sie diese Gefühle zu, wenn sie auftauchen, aber gehen Sie nicht in ihnen unter. Gehen Sie vorwärts!

Wenn Sie sich gegen die Krankheit verteidigen, bedeutet dies, dass Sie sich weigern, ein Opfer zu sein. Und Sie können sich verteidigen – mit der richtigen Ernährung, Bewegung und Medikamenten. Wenn Sie den Kampf aufnehmen, werden Sie viele Schwachstellen der Krankheit entdecken, an denen Sie ansetzen können. Und vergessen Sie nicht: Sie haben eine ganze Reihe von Verbündeten, die Sie bei Ihrem Kampf unterstützen und alle Tricks kennen. Dennoch ist es Ihr Kampf. Krempeln Sie die Ärmel hoch, ballen Sie die Hände zur Faust und lassen Sie den Diabetes k.o. gehen!

2

Diabetes verstehen

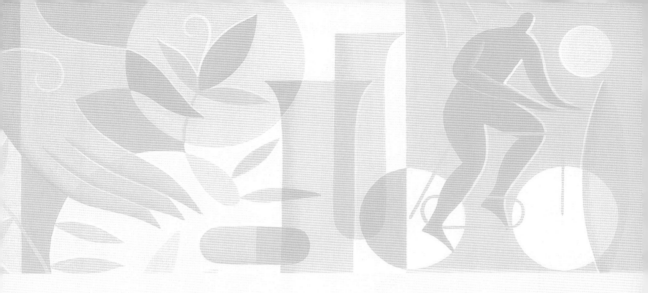

Man kann ihn nicht sehen und im Allgemeinen auch nicht spüren – was also genau ist Diabetes? Diabetes ist mit Sicherheit eine komplexe Erkrankung, die den ganzen Körper betrifft. Aber mit einigen grundlegenden Informationen können Sie sich für den Kampf gegen die Krankheit rüsten. Das Wissen über Diabetes ist in der Tat der wichtigste Pfeiler der Behandlung. Je mehr Sie wissen, desto besser werden Sie die Mittel nutzen können, die Ihnen zur Verfügung stehen, um Ihren Blutzucker zu kontrollieren und Spätfolgen zu vermeiden.

Diabetes verstehen

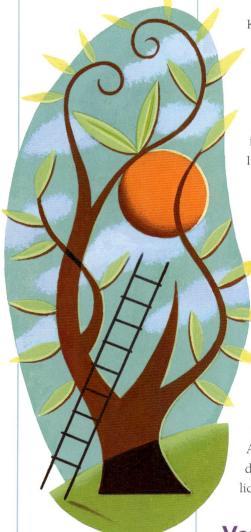

Was genau ist Diabetes? Im Gegensatz z. B. zu Bluthochdruck ist der Begriff nicht genau definiert. Selbst Ärzten fällt es manchmal schwer, die Krankheit zu beschreiben. Ist Diabetes eine hormonelle Störung, eine Blutkrankheit, ein Stoffwechselproblem? Im Grunde genommen ist Diabetes von allem etwas.

Sie sind also nicht der Einzige, der Schwierigkeiten hat, Diabetes zu verstehen. Sie sollten es jedoch versuchen, denn wie bei jeder wichtigen Aufgabe (und mit Diabetes fertig zu werden, gehört sicherlich dazu), empfiehlt es sich, Informationen zu sammeln, bevor man handelt.

Abgesehen davon, dass es eine komplexe Erkrankung ist, wird Diabetes auch häufig missverstanden. Viele Menschen denken z. B., dass Diabetes dadurch ausgelöst wird, dass sie zu viel Zucker essen; dies stimmt jedoch nicht wirklich. Eine ebenso weit verbreitete Vorstellung ist, dass Diabetiker permanent Insulin spritzen müssen. Auch das stimmt nur teilweise; Millionen von Diabetikern bekommen die Krankheit allein durch eine relativ einfache Umstellung ihrer Lebensgewohnheiten in den Griff.

Im Prinzip ist schon der Begriff Diabetiker problematisch, der den Menschen mit seiner Erkrankung gleichsetzt. Wird er hier verwendet, so ist er jedoch keineswegs abwertend gemeint: Die Krankheit ist nur ein Aspekt Ihres Lebens; sie zu bewältigen bedeutet, dass Sie die anderen wichtigen Aspekte, die ebenso zu Ihrer Persönlichkeit gehören, mehr genießen können.

Versteckter Brennstoffverlust

Stellen Sie sich vor, das ausgeklügelte System von Autobahnen, Landstraßen und Wegen in unserem Land sei Ihr Körper, und dass die Millionen von Autos, die jeden Tag unterwegs sind, Ihre Körperzellen darstellen. Jedes Auto muss regelmäßig aufgetankt werden, und Benzin steht reichlich zur Verfügung. Wenn alles gut funktioniert, bekommen die Autos also den Brennstoff, den sie zum Fahren brauchen.

Und nun stellen Sie sich vor, dass etwas schief geht: Das Benzin läuft zwar aus der Zapfsäule, aber es ist niemand da, der den Tank des Autos öffnet. Das Benzin wird verschüttet, flutet die Straßen, läuft in den Rinnstein und verschmutzt das gesamte System. So ungefähr müssen Sie sich Diabetes vorstellen. Die Energiequelle, das »Benzin«, ist eine Substanz namens Glukose, und der Tankwart, der den Tank des Autos öffnet, entspricht einem Hormon namens Insulin.

Energiespender Glukose

Glukose, auch bekannt als Blutzucker, ist die Hauptenergiequelle, die Gehirn, Muskeln und Gewebe versorgt – mit anderen Worten: alle Körperfunktionen sicherstellt. Sie ist eine beinahe universelle Energiequelle für alle Organismen. Die Wissenschaft hat Glukose bis ins kleinste Detail erforscht und weiß, wie sie funktioniert; doch interessanterweise kann sie sie nicht synthetisch herstellen. Nur Pflanzen produzieren Glukose mithilfe von Licht, Wasser und anderen Elementen und geben diese Energie durch die Nahrungskette an ihre Umgebung ab.

Beim Essen spaltet der Körper die Nahrung in kleine, einfachere Komponenten auf, die durch den Dünndarm ins Blut wandern. Durch das Blut werden die Nahrungsstoffe zu allen Zellen des Körpers transportiert.

Die verschiedenen Nahrungsmittel werden in verschiedene Nährstoffe aufgespalten. Aus Proteinen (Eiweiß) werden Aminosäuren, die für die Gewebeerneuerung wichtig sind. Fette werden zu Fettsäuren umgewandelt und als Energiereserven gespeichert. Aus Kohlenhydraten (von Brot und Teigwaren bis zu Obst und Gemüse) wird hauptsächlich Glukose, die dem Körper als Sofortenergie zur Verfügung steht. Um sich wohl zu fühlen, braucht Ihr Körper jederzeit ausreichend Glukose.

Beim Diabetes jedoch gelangt die Glukose nicht in die Körperzellen. Den Zellen fehlt Energie, was die Müdigkeit als Diabetessymptom erklärt. Und da die Glukose nicht in die Zellen dringen kann, sammelt sie sich im Blut an. Ein hoher Blutzucker richtet verheerenden Schaden im Körper an. Kurzfristig gesehen beispielsweise, saugt sie Wasser aus dem Blut; dadurch entsteht die paradoxe Situation, dass Sie einen verstärkten Harndrang und gleichzeitig übermäßigen Durst verspüren. Zu viel Glukose kann auch die weißen Blutkörperchen behindern, die das

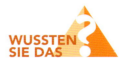

WUSSTEN SIE DAS

Der Begriff Diabetes kommt vom griechischen Wort für Siphon und basiert auf der Beobachtung, dass an Diabetes Erkrankte Flüssigkeit ebenso schnell wieder verlieren, wie sie sie aufnehmen können. Der zweite Begriff der vollen Bezeichnung Diabetes mellitus stammt aus dem Lateinischen und bedeutet honigsüß; damit spielt er auf den für Diabetes typischen Zucker im Urin an. Früher soll der Zuckergehalt im Urin angeblich durch Probieren festgestellt worden sein – gut, dass es heute Blutzuckertests gibt …

Diabetes verstehen

Immunsystem bei seinem Kampf gegen Infektionen unterstützen. Langfristig kann ein erhöhter Blutzuckerspiegel zu Schädigungen der Nerven, Nieren, Augen und Blutgefäße sowie zu gefährlichen Leber- und Herzerkrankungen führen.

Blutzuckerentgleisungen

Normalerweise schwankt der Blutzucker im Lauf des Tages, nach den Mahlzeiten steigt er an. Bei gesunden Menschen bewegen sich diese Schwankungen in einem Rahmen von etwa 70–140 mg/dl. Bei an Diabetes erkrankten Menschen sind die Schwankungen jedoch willkürlicher:

- ▶ Nach den Mahlzeiten stellen sich regelrechte Blutzuckerspitzen ein.
- ▶ Der Blutzuckerspiegel sinkt wesentlicher langsamer, während der Körper die Nahrung in ihre Bestandteile aufspaltet und verdaut.
- ▶ Der durchschnittliche Blutzuckerspiegel ist insgesamt höher und übersteigt normale und gesunde Werte.
- ▶ Je weniger der Diabetes kontrolliert wird, desto wahrscheinlicher sind Entgleisungen des Blutzuckers oder ein permanent hoher Blutzuckerspiegel.

Das Blutzuckerproblem

Bei einem unkontrollierten Diabetes stellen sich nach den Mahlzeiten Blutzuckerspitzen ein, die auch im Lauf des Tages nicht sinken. Bei gesunden Menschen ist der Blutzuckerspiegel von kleinen Schwankungen abgesehen auf niedrigerem Niveau konstant.

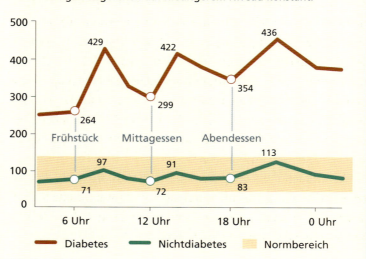

Die Arbeit des Insulins

Die Glukose kann für den Schaden, den sie im Körper anrichtet, nicht wirklich verantwortlich gemacht werden. Das eigentliche Problem ist das Hormon Insulin, das von der Bauchspeicheldrüse produziert wird. Insulin schließt gewissermaßen die Zellen auf, damit Glukose eindringen kann. Dabei sinkt der Blutzuckerspiegel. Es verhindert jedoch auch, dass der Blutzucker unter ein bestimmtes Niveau sinkt und sich eine Unterzuckerung (Hypoglykämie) einstellt.

Beim Diabetes ist das komplizierte Zusammenspiel von Glukose und Insulin gestört. Entweder kann die Bauchspeicheldrüse überhaupt kein Insulin produzieren, oder das Insulin kann nicht richtig wirken. Letzteres ist mit dem Begriff Insulinresistenz gemeint – dabei kann der Körper das vorhandene Insulin nicht richtig nutzen. Die meisten Diabeteserkrankungen haben sich aus einer Insulinresistenz heraus entwickelt.

Was die Ursachen der Insulinresistenz betrifft, tappt die Wissenschaft jedoch nach wie vor im Dunkeln. Da allein die normale Insulinfunktion so überaus komplex ist, ergeben sich auch mannigfaltige Möglichkeiten einer Fehlfunktion. Es ist beispielsweise möglich, dass sich eine Insulinresistenz entwickelt, wenn sich in der normalen Kette chemischer Reaktionen Probleme ergeben; diese Kettenreaktion ist jedoch notwendig, damit Glukose durch die Zellmembrane gelangen kann. Es ist auch möglich, dass das ausgeklügelte System der Zellproteine versagt und somit das Vorhandensein des Insulins nicht mehr feststellen und entsprechend reagieren kann.

Wenn auch die biologischen Prozesse, die bei Insulinresistenz und Diabetes ablaufen, immer noch etwas rätselhaft sind, so ist es doch wichtig, sich in Erinnerung zu rufen, dass die Risikofaktoren weitgehend bekannt sind.

GEGENSPIELER DES INSULINS

Insulin ist nicht das einzige Hormon, das Einfluss auf den Blutzuckerspiegel hat. Eine Reihe anderer Hormone, auch Insulinantagonisten oder gegenregulatorische Hormone genannt, haben die gegenteilige Wirkung des Insulins.

■ **Glukagon** wird ebenfalls von der Bauchspeicheldrüse produziert und blockiert die Fähigkeit des Insulins, den Blutzucker zu senken, indem es die Leber veranlasst, gespeicherte Glukose freizusetzen.

■ **Adrenalin** wird als Hormon in Stresssituationen freigesetzt. Es erhöht den Blutzucker, um den Muskeln mehr Energie zur Verfügung zu stellen.

■ **Kortisol** kann als weiteres Stresshormon ebenfalls den Blutzuckerspiegel erhöhen.

■ **Wachstumshormone,** von der Hirnanhangsdrüse produziert, machen die Zellen unempfindlicher gegen Insulin.

Einteilung in Typen – der Schlüssel zum Verständnis

Diabetes hielt man lange Zeit für eine einzige Erkrankung. Die Wissenschaft fand jedoch heraus, dass es verschiedene Formen von Diabetes gibt, die sich zwar ähneln, in grundlegenden Dingen aber voneinander unterscheiden. Bei den beiden Hauptformen – Typ 1 und Typ 2 – kann Glukose nicht in die Zellen gelangen. Sie haben noch andere gemeinsame Symptome.

Abgeschlagenheit Wenn die Zellen keine Glukose bekommen, fühlen Sie sich sowohl körperlich als auch geistig ausgebrannt. Das Gehirn z. B. ist normalerweise ein wahrer Glukosevielfraß. Geistige Müdigkeit kann auch Schwindelgefühle auslösen und Sie emotional instabil machen, während körperliche Erschöpfung Muskelschwäche verursachen kann.

Häufiger Harndrang Wenn der Körper mit Blutzucker überflutet wird, sind die Nieren, die für das Recycling der Nährstoffe und das Herausfiltern von Schadstoffen zuständig sind, die ersten, die reagieren. Sie versuchen, dem Glukoseüberschuss durch eine vermehrte Harnproduktion entgegenzuwirken, insbesondere wenn der Blutzuckerspiegel Werte von 180 mg/dl und mehr erreicht.

Übermäßiger Durst Mit dem Urin verlieren Sie Flüssigkeit. Der Körper reagiert mit permanentem Durst.

Heißhungerattacken Ironischerweise verhungern die Zellen gewissermaßen, obwohl der Körper mehr als genug Glukose hat. Die Folge sind Heißhungerattacken, die wiederum mehr Glukose zur Verfügung stellen, als abgebaut werden kann.

Verschwommenes Sehen Diabetes kann den Augen auf zwei scheinbar widersprüchliche Arten schaden. Zum einen können die Augen durch den Flüssigkeitsverlust austrocknen; dabei wird die Linse zusammengedrückt, die Sicht verschwimmt. Zum anderen kann der hohe Blutzucker die Linse vergrößern, auch hier sehen Sie unscharf. Beides ist nur vorübergehend; Diabetes kann jedoch auch andere, ernsthaftere Beschwerden verursachen.

Häufige Infektionen Zu viel Glukose im Blut schwächt das Immunsystem; Viren und Bakterien haben nun freie Bahn. Und was noch schlimmer ist: Einige dieser Eindringlinge gedeihen sogar besonders gut mit Glukose, sie vermehren sich und richten immer mehr Schaden an. Die Folge sind vermehrte Erkältungen und Grippeanfälle, Infektionen der Harnwege, Zahnfleischerkrankungen und bei Frauen Vaginalpilzinfektionen.

Kribbeln in Händen und Füßen Ein hoher Blutzucker kann die Nerven schädigen; dies macht sich v. a. in Händen und Füßen als Kribbeln oder Brennen bemerkbar. Der Schaden, der durch den hohen Blutzuckerspiegel verursacht wird, kann sich auch auf die Nerven des Verdauungstrakts ausdehnen und Übelkeit, Durchfall oder Verstopfung auslösen.

DIE BAUCHSPEICHELDRÜSE (PANKREAS)

Die Bauchspeicheldrüse ist ein etwa faustgroßes Organ. Sie liegt genau hinter und unter dem Magen. In ihrem Schwanz befinden sich die so genannten Betazellen, die die Langerhans-Inseln bilden; sie produzieren Insulin und setzen es frei, wenn es gebraucht wird. Die so genannten Acinarzellen (sackartige Enden des Pankreaskanals) sondern Enzyme ab, die Eiweiße, Kohlenhydrate und Fette aufspalten. Normalerweise fungiert die Bauchspeicheldrüse als Glukosemesser; sie überwacht den Blutzuckerspiegel und setzt Insulin frei. Sie reguliert auch den Prozess, bei dem die Leber Glukose als Glykogen speichert und im Bedarfsfall ebenfalls freisetzt. Einige Diabetesmedikamente zielen auf die Verbesserung der Pankreasfunktionen ab.

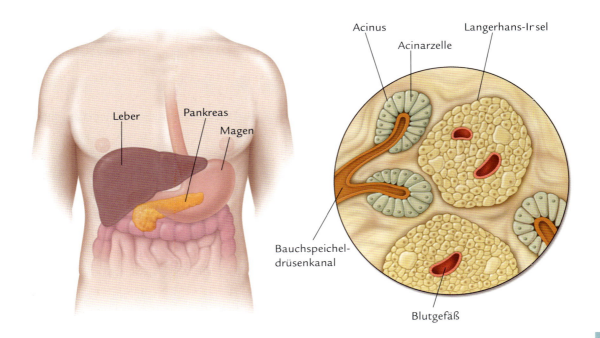

Diabetes verstehen

Typ 1: Keine Insulinproduktion

Typ-1-Diabetes kommt wesentlich seltener vor und macht nur etwa 5–10 % aller Diabetesdiagnosen aus. Bei dieser Form der Erkrankung zerstört das Immunsystem die Insulin produzierenden Zellen der Bauchspeicheldrüse. Ohne diese Zellen, die so genannten Betazellen, fehlt dem Körper aber das Insulin, das er braucht, um Glukose verwerten und den Blutzuckerspiegel kontrollieren zu können. Typ-1-Diabetes weist jedoch noch andere Charakteristika auf.

Spritzen sind notwendig. Da der Körper selbst kein Insulin (mehr) produzieren kann, müssen Patienten mit Typ-1-Diabetes das Hormon von außen zuführen, und zwar mithilfe von Spritzen, die sie sich täglich selbst geben. Aus diesem Grund bezeichnete man Typ 1 früher häufig auch als insulinabhängigen Diabetes mellitus. Der Begriff wird heute jedoch selten verwendet, weil auch Typ-2-Diabetiker manchmal Insulin brauchen. Dennoch bleiben die täglichen Insulinspritzen das Hauptmerkmal des Typ-1-Diabetes.

DIABETES AUF EINEN BLICK

	TYP 1	TYP 2	SCHWANGER-SCHAFTSDIABETES
Charakteristika	Plötzlicher Ausbruch; Hunger- und Durstattacken; häufiger Harndrang; Müdigkeit; Übelkeit, Erbrechen; Gewichtsverlust	Setzt schleichend ein; übermäßiger Durst und Harndrang; Müdigkeit; schlechte Wundheilung; Kribbeln in Händen und Füßen; häufige Infektionen	Übermäßiger Durst; häufiger Harndrang; Müdigkeit und andere Symptome ähnlich Typ-2-Diabetes
Alter zu Beginn der Krankheit	Meist 20 oder jünger	Meist 40 oder älter, obwohl auch jüngere Menschen immer häufiger betroffen sind	Gebährfähiges Alter
Körperlicher Zustand	Meist schlank bzw. normalgewichtig	Meist übergewichtig	Schwanger
Ursache	Das Immunsystem zerstört die Insulin produzierenden Betazellen	Bewegungsmangel; schlechte Ernährung; genetische Veranlagung	Hormone, die von der Plazenta produziert werden, behindern die Insulinfunktion
Behandlung	Insulinspritzen	Lebensumstellung, eventuell Insulin und Tabletten	Lebensumstellung, eventuell Insulinspritzen

Die Krankheit bricht früh aus. Typ-1-Diabetes bricht oft bei Jugendlichen unter 20 Jahren aus. Aber auch bis zu 30-Jährige sind davon betroffen. Typ-1-Diabetesfälle bei Menschen, die älter sind als 40, wurden nur sehr selten beobachtet. Da die Krankheit v. a. junge Menschen betrifft, wird sie auch als Jugendlicher Diabetes bezeichnet. Aber auch dieser Begriff ist aus der Mode gekommen: Einerseits können auch Erwachsene Typ-1-Diabetes bekommen, und andererseits sind inzwischen erschreckend viele Kinder von Typ-2-Diabetes betroffen.

Die Krankheit bricht schnell aus. Verglichen mit Typ 2 schreitet Typ-1-Diabetes schnell fort. Wenn Sie oder Ihr Kind Typ-1-Diabetes haben, verschlimmern sich die klassischen Symptome wie Müdigkeit, übermäßiger Durst und häufiger Harndrang meist schon innerhalb weniger Wochen oder Monate.

Zunächst wird Aufschub gewährt. In den ersten Monaten nach Diagnosestellung und Therapiebeginn geht es 20 % der Patienten oft spontan besser: Die Bauchspeicheldrüse nimmt vorübergehend die Insulinproduktion wieder auf. Diese Periode des Aufschubs kann bis zu einem Jahr anhalten; der Blutzuckerspiegel stabilisiert sich und Insulinspritzen sind nicht notwendig. Doch obwohl die Krankheit gewissermaßen nur verschoben ist, betrachten Wissenschaftler diesen Aufschub als Chance. Sie hoffen, eines Tages eine Therapie entwickeln zu können, die die Betazellen rettet, bevor es zu spät ist.

Der Blutzucker schwankt erheblich. Beim Typ-1-Diabetes hat die Bauchspeicheldrüse ihre Fähigkeit verloren, den Blutzucker zu überwachen. Daraus ergeben sich dramatischere Blutzuckerentgleisungen als bei Typ 2, da dort die Funktion der Bauchspeicheldrüse in geringerem Maße beeinträchtigt ist. Wenn Sie Typ-1-Diabetiker sind, müssen Sie durch das Timing und die Dosierung der Insulinspritzen im Wesentlichen die Arbeit der Bauchspeicheldrüse übernehmen. Blutzuckerkontrollen sind für Sie besonders wichtig (siehe Kapitel 3).

Die Ursachen

Typ-1-Diabetes scheint aus dem Nichts aufzutauchen und lässt sich im Gegensatz zu Typ 2 nach dem heutigen Stand der Forschung auch kaum verhindern. Was also sind die Ursachen?

Es läuft alles darauf hinaus, dass die Forschung es immer noch nicht weiß. Hinweise finden sich jedoch in der Natur der

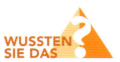

WUSSTEN SIE DAS

Die Entdeckung des Insulins in den 1920er-Jahren war der Durchbruch bei der Diabetestherapie. Schon früher hatte man erkannt, dass die Ursache von Diabetes fehlende Betazellen in der Bauchspeicheldrüse sind. Auf dieser Beobachtung aufbauend, isolierte ein Team von Forschern unter der Leitung von Frederick Banting und John MacLeod Insulin aus Betazellen und spritzte es Diabetespatienten. Als es den Patienten besser ging, wussten die Forscher, dass sie eine große Entdeckung gemacht hatten – eine, die Banting and MacLeod den Nobelpreis für Medizin einbrachte. Weitere 50 Jahre mussten jedoch vergehen, bevor die Forschung Typ-1- und Typ-2-Diabetes unterscheiden konnte.

Diabetes verstehen

Erkrankung. Typ-1-Diabetes hält man heute für eine Autoimmunkrankheit, bei der der Körper die eigenen Zellen – in diesem Fall die Betazellen der Bauchspeicheldrüse – zerstört. Weitere Autoimmunkrankheiten sind z. B. Lupus erythematodes, multiple Sklerose und rheumatoide Arthritis.

Zahlreiche Forscher beschäftigen sich damit, den Körper dabei zu unterstützen, die eigenen Zellen von fremden zu unterscheiden. Sie suchen nach neuen Therapien, um Diabetes Typ 1 vorzubeugen oder zu behandeln. Trotzdem bleibt die Frage, warum Autoimmunprozesse überhaupt ablaufen. Was Diabetes Typ 1 betrifft, scheint es eine Reihe von Faktoren zu geben:

Genetische Veranlagung Wenn die Krankheit in Ihrer Familie schon einmal aufgetreten ist, erhöht dies Ihr Risiko. Dennoch ist die genetische Verbindung nicht zwingend. Es ist sogar recht unwahrscheinlich, dass zwei Menschen aus derselben Familie an Diabetes Typ 1 erkranken. Wenn Sie die Krankheit bereits haben, besteht für Ihre Kinder oder Geschwister lediglich eine 5 %ige Chance, sie ebenfalls zu bekommen. (Aus bisher unbekannten Gründen geben männliche Typ-1-Diabetiker die Krankheit eher an ihre Kinder weiter als weibliche Typ-1-Diabetiker.) Sogar bei eineiigen Zwillingen besteht nur eine 30- bis 50 %ige Chance, dass beide erkranken.

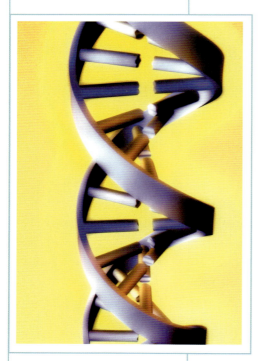

Die genetische Veranlangung macht auch bestimmte Volksgruppen anfälliger für Typ-1-Diabetes als andere. Einer neueren wissenschaftlichen Studie zufolge tragen hellhäutige Europide generell ein höheres Risiko. Dennoch kann man aufgrund der genetischen Veranlagung keine zuverlässigen Voraussagen treffen. Nichtsdestotrotz arbeiten Forscher daran, die genetischen Prozesse, die an der Entwicklung von Typ-1-Diabetes beteiligt sind, zu verstehen; vielleicht finden sie eines Tages eine genetische Therapie für Menschen mit dem höchsten Diabetesrisiko.

Viren Könnte eine Infektion die Ursache für die Entstehung der Krankheit sein? Möglicherweise. Denn Forscher haben herausgefunden, dass Typ-1-Diabetes einem bestimmten jahreszeitlichen Muster folgt: Die wenigsten neuen Diabetesfälle gibt es im Sommer, die meisten im Winter, wenn auch andere virale Erkrankungen kursieren.

Einige Viren sind besonders verdächtig, v. a. die Coxsackie-, Mumps- und Rötelviren. Ein hoher Prozentsatz der neu diagnostizierten Typ-1-Patienten hatte auch Coxsackieviren-Antikörper im Blut, was die Vermutung nahe legt, dass der betreffende Patient mit dieser Virusinfektion zu kämpfen hatte. Im Labor entdeckte man, dass ein Verwandter des Coxsackievirus bei Tieren Typ-1-Diabetes-ähnliche Symptome hervorruft.

Die Virustheorie ist in der Forschung umstritten; dennoch scheint sie nicht unlogisch. Einer Hypothese zufolge fällt es dem Immunsystem schwer, zwischen bestimmten Viren und Betazellen zu unterscheiden. Nachdem das Virus besiegt ist, setzt das Immunsystem den Kampf fort – und attackiert die Bauchspeicheldrüse. Anderen Theorien zufolge verändern die Viren die Betazellen so, dass das Immunsystem sie als Fremdsubstanz einstuft. Möglicherweise zerstören die Viren auch Eiweiße in der Bauchspeicheldrüse, die für die Insulinproduktion mitverantwortlich sind.

Kuhmilch Diese Idee ist größtenteils Spekulation, doch einige Forscher bringen Kuhmilch, die Kindern, die jünger als 3 oder 4 Monate sind, gefüttert wird, mit der Entstehung von Typ-1-Diabetes in einen ursächlichen Zusammenhang. Typ-1-Diabetiker weisen manchmal mehr Antikörper auf, die sowohl mit einem Eiweiß der Kuhmilch als auch mit einem Betazellen-Eiweiß verbunden sind. Andere Forscher bestreiten den Zusammenhang zwischen Kuhmilch und Typ-1-Diabetes. Wer ganz sicher gehen will, sollte seinem Baby erst Kuhmilch geben, wenn es älter als ein Jahr ist.

Freie Radikale Diese instabilen Moleküle entstehen als Abfallprodukt natürlicher Körperfunktionen (wie z. B. des Atmens), bei denen Sauerstoff verbraucht wird. Freie Radikale zeichnen sich durch ein einzelnes Elektron anstatt des üblichen Paares aus. Sie versuchen, anderen Molekülen das ihnen fehlende Elektron zu entreißen; dabei richten sie bei völlig gesunden Zellen enormen Schaden an. Normalerweise neutralisieren Enzyme freie Radikale und reduzieren so den Schaden auf ein Minimum. Aber Umweltgifte wie Luftverschmutzung und Zigarettenrauch können die Zahl freier Radikale drastisch erhöhen. Studien fanden heraus, dass die Betazellen besonders empfindlich auf freie Radikale reagieren, weil sie weniger durch Enzyme geschützt werden als andere Teile des Körpers.

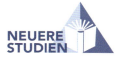

NEUERE STUDIEN

Vor kurzem gelang es Wissenschaftlern der Universität Harvard durch ein bildgebendes Verfahren namens Röntgenkristallografie, die ersten detaillierten, dreidimensionalen Bilder von so genannten T-Zellen zu gewinnen, die gerade im Begriff sind, eine fremde Substanz anzugreifen. Die Bilder enthüllten einen bisher unbekannten Ankopplungsmechanismus zwischen den Zellen, der es den Forschern erleichtert, die komplizierten Vorgänge beim Kampf des Immunsystems gegen Eindringlinge zu verstehen. Dieses Wissen könnte sogar zu der Entwicklung von Therapien führen, die den Körper bei seinem Kampf unterstützen. Inzwischen ist es Forschern der Universität Illinois gelungen, die Eigenschaften von T-Zellen-Rezeptoren zu verbessern. Dies stellt eine große Chance für zahlreiche Autoimmunerkrankungen dar.

Typ 2: Das System versagt

Im Vergleich zu Typ 1 kommt Typ 2 weitaus häufiger vor und macht etwa 90–95 % aller Diabetesfälle aus. Typ 2 ist jedoch auch komplexer. Ein zu hoher Blutzucker ist immer noch das Grundproblem. Doch bei Typ 2 hat die Bauchspeicheldrüse die Insulinproduktion nicht völlig eingestellt. Stattdessen kann der Körper das vorhandene Insulin nicht richtig nutzen.

▶ Die Betazellen des Pankreas sind zwar fähig, Insulin zu produzieren, sie setzen es jedoch nach einer Mahlzeit nicht schnell genug frei. Die Folge: Wenn die Bauchspeicheldrüse das Insulin, das der Körper so dringend braucht, endlich liefert, hat sich die Glukose bereits im Blut angesammelt.

▶ Typ-2-Diabetiker haben meist weniger Betazellen, sodass die Bauchspeicheldrüse der Insulinnachfrage nicht in ausreichendem Maß nachkommen kann.

▶ Es gibt jede Menge Glukose und Insulin, aber die Zellen verhindern, dass das Insulin richtig wirkt. Diesen Zustand nennt man Insulinresistenz. Die Ursachen des Problems sind vielschichtig: ein Mangel an Zellproteinen, den Insulinrezeptoren (stellen Sie sich Insulin als Schlüssel und den Rezeptor als Schloss vor), Insulin und Rezeptoren passen nicht zusammen, oder das Insulin kann erst gar nicht in die Zellen gelangen. In allen Fällen kommt die Glukose nicht dahin, wo sie eigentlich hingehört, sondern sammelt sich im Blut an.

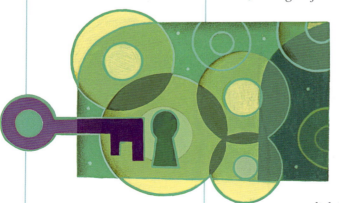

▶ Übergewicht erhöht den Bedarf an Insulin, und das Pankreas kommt mit der Produktion nicht nach.

Bei Typ-2-Diabetes liegt oft eine Kombination der genannten Faktoren vor, die sich gegenseitig beeinflussen. Übergewicht z. B. erhöht den Insulinbedarf und begünstigt Insulinresistenz.

Die Hauptsymptome des Typ-2-Diabetes ähneln denen von Typ 1; dennoch ist die Krankheit in vielerlei Hinsicht anders.

Typ 2 entwickelt sich langsam. Im Gegensatz zu Typ 1 zeigen sich bei Typ 2 die Symptome nicht gleich zu Beginn der

Erkrankung. Wenn die Krankheit offensichtlich wird, hat man sie vielleicht schon mehrere Jahre. Dies macht Typ-2-Diabetes so vage: Wenn man sie nicht bemerkt, wann beginnt die Krankheit dann? Und selbst nach der Diagnose ist es für die Patienten oft schwierig, die Krankheit als solche anzuerkennen. Doch exakte Kriterien, die sich am Blutzuckerspiegel orientieren, definieren genau, ob Sie Diabetes haben oder nicht. Wenn Sie an Diabetes erkrankt sind, können Sie die Krankheit auch in einem erstaunlichen Maß kontrollieren – doch sie wird Sie Ihr ganzes Leben lang begleiten. »Ein bisschen Diabetes« gibt es nicht.

Erwachsene sind am häufigsten betroffen. Typ-2-Diabetes wird auch Altersdiabetes genannt, weil er meist bei über 40-Jährigen auftritt. Dies liegt daran, dass die Insulinresistenz mit dem Alter zunimmt. In der Tat haben über 10 % aller Menschen, die älter als 60 sind, Typ-2-Diabetes. Dennoch wird der Begriff Altersdiabetes immer seltener benutzt, weil auch viele Jugendliche inzwischen von der Krankheit betroffen sind.

Der Blutzucker ist stabiler. Da die Bauchspeicheldrüse die Insulinproduktion noch nicht völlig eingestellt hat, schwankt der Blutzuckerspiegel bei Typ-2-Diabetes nicht so stark wie bei Diabetes Typ 1; dennoch sind die Blutzuckerwerte auch in diesem Fall generell zu hoch.

Die Ursachen

Die Ursachen für Typ-2-Diabetes hängen eng mit den Lebensgewohnheiten der Patienten zusammen, im Besonderen mit Übergewicht. Aber daran liegt es nicht allein. Meist kommen eine ganze Reihe von Faktoren zusammen, die sich gegenseitig noch verschlimmern. Zu den Ursachen für Diabetes Typ 2 gehören die folgenden:

Genetische Veranlagung Auch hier geben Zwillinge wieder einigen Aufschluss: Die genetische Veranlagung spielt beim Typ-2-Diabetes eine größere Rolle als bei Typ 1. Wenn ein eineiiger Zwilling die Krankheit hat, bekommt der andere sie mit 75 %iger Wahrscheinlichkeit auch. Wenn ein Elternteil Typ-2-Diabetes hat, entwickeln die Kinder mit einer 20–30 %igen Wahrscheinlichkeit die Krankheit ebenfalls. Wenn beide Eltern an Diabetes Typ 2 erkrankt sind, ist die Wahrscheinlichkeit für die Kinder etwa so hoch wie bei eineiigen Zwillingen. Dies wird auch zu einem ernsthaften Problem für Volksgruppen mit

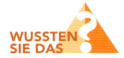
WUSSTEN SIE DAS

Man weiß zwar nicht warum, aber Typ-1-Diabetes scheint ständig zuzunehmen, obwohl die Entstehung der Krankheit – im Gegensatz zu Typ 2 – nicht unmittelbar mit den Lebensgewohnheiten der Patienten zusammenhängt. Forscher sprechen von einer regelrechten Typ-1-Epidemie, deren Rate in der westlichen Welt heute fünfmal höher ist als noch vor 40 Jahren. Gleichwohl steigt die Typ-2-Diabetesrate noch rascher.

Diabetes-Typ-2-Veranlagung; im nordamerikanischen Raum z. B. ist Typ 2 besonders bei Amerikanern afrikanischen, hispanischen und asiatischen Ursprungs sowie bei Indianern verbreitet.

Bewegungsmangel Körperliche Bewegung verbessert die Fähigkeit des Körpers, Insulin zu nutzen. Muskeln z. B. nutzen Glukose effizienter als andere Gewebearten, und Sport baut Muskeln auf. Umgekehrt macht leider ein Mangel an Bewegung die Zellen auch anfälliger für Insulinresistenz und trägt zu Übergewicht bei.

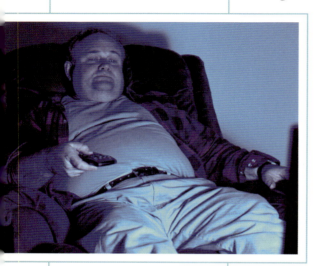

Schlechte Ernährung Es ist nicht nur wichtig, wie viel Sie essen, sondern auch was. Und die fetten Nahrungsmittel, die in unserer Ernährung leider so oft vorkommen, setzen natürlich besonders viel Körperfett an.

Alter Typ-2-Diabetes wird mit zunehmendem Alter immer wahrscheinlicher, da ältere Körperzellen meist auch insulinresistenter sind. Mit zunehmendem Alter bewegen sich die Menschen zudem auch weniger; der Stoffwechsel verlangsamt sich, aber die Nahrungszufuhr bleibt nach wie vor die gleiche. Dies alles erhöht das Diabetesrisiko.

Übergewicht – der große Unterschied

Typ-1-Diabetes sieht man den Betroffenen in der Regel nicht an. Typ-2-Diabetiker dagegen erkennt man in 80–90 % aller Fälle am Übergewicht oder gar an Fettleibigkeit (Adipositas). Übergewicht ist der Hauptrisikofaktor, an Typ-2-Diabetes zu erkranken. Es ist kein Zufall, dass die höheren Diabetesraten der letzten Jahre mit höheren Übergewichtsraten einhergehen, die sich in den letzten 20 Jahren sage und schreibe verdoppelt haben. Wenn Sie ein paar Pfunde mehr auf den Rippen haben, muss dies nicht gleich heißen, dass Sie Diabetes bekommen, aber es erhöht Ihr Risiko um etwa 10 %.

Der Bauch – die größte Gefahr Speck ist nicht gleich Speck. Wissenschaftlichen Studien zufolge verursacht Fett, das sich in der Körpermitte ansammelt – die Wissenschaftler nennen es viszerales Fettgewebe, wir nennen es Rettungsring –, wesentlich häufiger Diabetes als das Fett an Hüften, Oberschenkeln oder anderen Körperteilen. Um Ihr Diabetesrisiko richtig einschätzen zu können, müssen Sie nur einen Blick in den Spiegel werfen: Wenn Sie ein »Apfeltyp« sind (in der Körpermitte am üppigsten) und kein »Birnentyp« (unterhalb der Taille am üppigsten), ist Ihr Risiko höher. Warum das so ist, weiß man nicht genau, aber ein Übermaß an Bauchfett scheint mit einem hohen Maß an Fettsäuren verknüpft zu sein, die zu Insulinresistenz beitragen. Möglicherweise hängt dies mit der nahe gelegenen Leber zusammen, die Glukose speichert.

Syndrom X Diabetes ist nicht die einzige chronische Erkrankung, die in einem Zusammenhang mit abdominalem Fett steht. Dies trifft auch auf Herzerkrankungen und damit einhergehende Beschwerden wie Bluthochdruck oder erhöhte Cholesterin- und Triglyzeridwerte zu. Übergewicht, Insulinresistenz und Herzerkrankungen treten so häufig gemeinsam auf, dass manche Wissenschaftler sie als verschiedene Ausdrucksformen ein und derselben Krankheit betrachten, die sie als Syndrom X oder Stoffwechselsyndrom bezeichnen. Bislang ist nicht klar, in welchem Verhältnis die einzelnen Komponenten des Stoffwechselsyndroms zueinander stehen, aber im Jahr 2001 definierte das US-amerikanische National Cholesterol Education Program zum ersten Mal die Diagnosekriterien (siehe Kasten). Wissenschaftler des Center for Disease Control and Prevention nahmen diese Definition zur Grundlage und verkündeten im Jahr 2002, dass etwa ein Viertel der US-amerikanischen Bevölkerung am Stoffwechselsyndrom leide. Was heißt das nun für Sie? Wenn Diabetes und Herzerkrankungen miteinander verknüpft sind, kann Ihnen ein stabiler Blutzucker dabei helfen, sich gegen beides zu schützen.

Ist Ihr Übergewicht genetisch bedingt? Wie Diabetes scheint auch Übergewicht erblich zu sein. Wissenschaftler glauben, dass die Gene eine Rolle dabei spielen, wie gut Hormone und Enzyme den Appetit kontrollieren können, z. B. dadurch, dass sie dem Gehirn signalisieren, wann man satt ist oder wann man sich für übergewichtig hält. Das

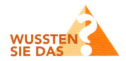

WUSSTEN SIE DAS

Dem *Ärzteblatt* vom November 2000 zufolge haben etwa 20 % aller Erwachsenen Übergewicht. In den USA bringen die Menschen heute etwa 4 kg mehr auf die Waage als noch vor 15 Jahren. Man geht davon aus, dass Übergewicht als Risikofaktor ebenso wichtig geworden ist wie das Rauchen.

HABEN SIE DAS STOFFWECHSELSYNDROM?

Wenn drei der folgenden sieben Punkte auf Sie zutreffen, leiden Sie wahrscheinlich an Syndrom X, dem Stoffwechselsyndrom. Sie haben dann auch ein erhöhtes Risiko für Diabetes und Herzerkrankungen.

- Nüchtern-Blutzucker: 110 mg/dl oder höher
- Taillenumfang (Männer): mehr als 100 cm
- Taillenumfang (Frauen): mehr als 90 cm
- HDL-Cholesterin (Männer): weniger als 40 mg/dl
- HDL-Cholesterin (Frauen): weniger als 50 mg/dl
- Triglyzeride: 150 mg/dl oder mehr
- Blutdruck: 130/85 mmHg oder höher

Diabetes verstehen

DIE GRÖSSE IST WICHTIG

Der Deutschen Diabetes-Gesellschaft (DDG) zufolge liegt bei Ihnen ein erhöhtes Typ-2-Diabetesrisiko vor, wenn Sie bei Ihrer jeweiligen Körpergröße mehr wiegen als unten angegeben.

Größe (cm)	Risikogewicht (kg)
150	61
152	62
154	64
156	66
158	67
160	69
162	71
164	73
166	74
168	76
170	78
172	80
174	82
176	84
178	86
180	87
182	89
184	91
186	93
188	95
190	97
192	100
194	102

heißt jedoch nicht, dass Sie nichts gegen Ihre genetische Veranlagung tun können. Die Gene beeinflussen zwar das Gewicht, sie sind aber nicht allein am Übergewicht schuld. Meist sind es die falsche Ernährung – zu viel Fett und insgesamt zu viele Kalorien – und Bewegungsmangel, die Übergewicht und damit auch Diabetes begünstigen.

Es liegt in Ihrer Hand. Wenn Übergewicht das Diabetesrisiko derart erhöht, sind das eigentlich gute Nachrichten, denn Ihr Gewicht haben Sie zu einem großen Teil selbst in der Hand. Ihr Gewicht können Sie durch die richtige Ernährung und Bewegung kontrollieren – ebenso wie Diabetes Typ 2. Das mag zwar hart klingen, ist aber eine Chance, die Typ-1-Diabetiker nicht haben. Es liegt an Ihnen, den Verlauf Ihrer Krankheit durch die Umstellung Ihrer Lebensgewohnheiten zu beeinflussen.

Schwangerschaftsdiabetes – immer seltener

Etwa 2–5 % aller schwangeren Frauen sind in der zweiten Hälfte der Schwangerschaft von Schwangerschaftsdiabetes betroffen, weil die Hormone, die in der Plazenta die Entwicklung des Fetus lenken, die normale Insulinfunktion beeinträchtigen. Die Grundsymptome ähneln denen anderer Diabetestypen; wenn das Kind auf der Welt ist, verschwindet in den meisten Fällen auch der Diabetes.

Schwangerschaftsdiabetes – das klingt zunächst harmlos. Dennoch sollten Sie ihn ernst nehmen. Er erhöht das Risiko einer Fehlgeburt, obwohl das Kind selbst nicht an Diabetes erkranken muss; er kann auch zu Komplikationen bei der Geburt führen, weil das Kind durch den Diabetes ungewöhnlich groß ist. Wenn Sie bereits Kinder zur Welt gebracht haben, die bei der Geburt mehr als 4000 g gewogen haben, besteht für Sie ein erhöhtes Schwangerschaftsdiabetesrisiko. Meist ist bei den betroffenen Frauen von vornherein die Bauchspeicheldrüsenfunktion beeinträchtigt – in einem Drittel der Fälle bekommen diese Frauen später »richtigen« Diabetes.

SCHLECHTE AUSSICHTEN FÜR KINDER

Typ-2-Diabetes wird manchmal auch Altersdiabetes genannt, weil er vornehmlich erwachsene und ältere Menschen betrifft. Doch in den vergangenen 10 Jahren ist die Rate der an Typ 2 erkrankten Kinder alarmierend gestiegen. Vor den 1990er-Jahren machte Typ 2 lediglich etwa 4% der Diabeteserkrankungen bei Kindern in den USA aus; heute sind dies etwa 45%.

Was sind die Gründe für diese Entwicklung? Wissenschaftler weisen auf den Anstieg von Übergewicht bei Kindern hin. In den USA sind heute schon rund 25% der Kinder übergewichtig. Bei dem Versuch, das Diabetesrisiko übergewichtiger Kinder zu bestimmen, stellten Forscher der Universität Yale im März 2002 im *New England Journal of Medicine* fest, dass von 167 untersuchten übergewichtigen Kindern und Jugendlichen etwa ein Viertel bereits eine Glukoseintoleranz entwickelt hatten. In Europa sieht es vielleicht noch etwas besser aus. Genaue Zahlen gibt es allerdings bisher nicht.

Sonia Caprio, Ärztin und Direktorin der für Übergewicht und Typ-2-Diabetes zuständigen Pädiatrischen Klinik in Yale, sagt dazu: »Wir haben bis jetzt kaum Erfahrung mit der Behandlung von Typ-2-Diabetes bei Kindern.« Eine medizinische Kontroverse dreht sich darum, ob man glukoseintoleranten Kindern Diabetesmedikamente verschreiben oder versuchen sollte, den Ausbruch der Krankheit zu verhindern. Noch sind die Nebenwirkungen der Medikamente bei Kindern nur unzureichend erforscht. Eine jetzt in Auftrag gegebene Studie lässt frühestens 2008 Ergebnisse erwarten.

Weniger kontrovers sind die Vorteile einer Lebensumstellung in diesem Zusammenhang.

»Kindern steht heute jederzeit mehr Essen zur Verfügung als jemals zuvor«, sagt Dr. Caprio. »Wir fördern die Übersättigung unserer Kindern v. a. mit hochkalorischen Snacks und Softdrinks, die sie überall kaufen können.« Übergroße Portionen sind ein weiteres Problem. »Die Kinder werden beispielsweise auch in Restaurants an Erwachsenenportionen gewöhnt.«

Hinzu kommt, dass die Kinder sich heute weniger bewegen, so Dr. Caprio. Die Kinder gehen immer seltener zu Fuß zur Schule, weil der Weg zu weit oder zu gefährlich ist, und außerdem kommt der Schulsport eindeutig zu kurz. Auch zu Hause verbringen die Kinder laut Dr. Caprio die meiste Zeit im Sitzen – beispielsweise beim Fernsehen oder bei Computer- und Videospielen.

Um diesem Trend entgegenzuwirken, spricht sich die Ärztin für eine geplante Gewichtskontrolle an Schulen aus; die Eltern sollen über die gesundheitlichen Risiken, die ihre Kinder eingehen, unterrichtet werden. Kommen bei einem Kind Übergewicht und mindestens zwei weitere Risikofaktoren (z. B. Diabetesfälle in der Familie oder Bluthochdruck) zusammen, empfiehlt sich ein Diabetestest. Doch auch die Eltern müssen umdenken: »Sie sollten besser über eine gesunde Ernährung Bescheid wissen und sich mit ihren Kindern zusammen viel an der frischen Luft bewegen.«

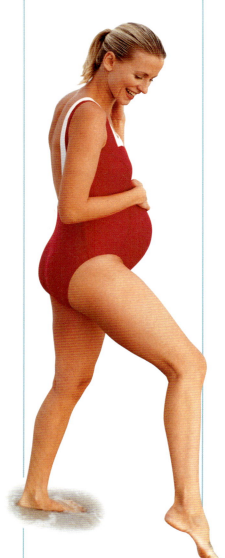

Sichere Schwangerschaft

Schwangerschaftsdiabetes ist zwar keine dramatische Erkrankung, muss jedoch behandelt werden. Die Blutzuckerwerte während einer Schwangerschaft sollten nicht höher sein als die einer gesunden und nicht schwangeren Frau; dieses Ziel lässt sich jedoch recht leicht erreichen, da das Pankreas noch Insulin produziert und der Blutzuckerspiegel relativ konstant ist. Dennoch sollten Sie einige ärztliche Empfehlungen befolgen.

▶ Machen Sie es der Bauchspeicheldrüse leichter, indem Sie öfter kleinere Mahlzeiten einnehmen. Die Gesamtkalorienzahl sollte dadurch natürlich nicht beeinträchtigt werden.
▶ Senken Sie den Blutzuckerspiegel durch gemäßigten Sport wie z. B. Walking oder Schwimmen.
▶ Spritzen Sie Insulin, wenn Sie den Blutzucker durch Ernährung und Bewegung nicht kontrollieren können.

Die verschiedenen Diabetestests

Es ist v. a. wichtig zu wissen, ob Sie Diabetes haben oder nicht. Denn wie gesagt macht sich die Krankheit im Anfangsstadium fast gar nicht bemerkbar. Sollten Sie Anzeichen einer Diabeteserkrankung entdecken, müssen Sie sich genau untersuchen lassen, da die Symptome allein noch keinen Aufschluss über den Grad Ihrer Erkrankung geben.

Wenn Sie älter als 45 Jahre sind, sollten Sie sich etwa alle 3 Jahre einem Diabetestest unterziehen – bzw. öfter, wenn Sie zur Risikogruppe gehören, die Krankheit z. B. in Ihrer Familie schon einmal aufgetreten ist. Dies ist der einzige Weg, der Tatsache entgegenzuwirken, dass so viele Menschen Diabetes haben, es aber nicht wissen. In vielen Fällen kann sogar verhindert werden, dass die Krankheit überhaupt zum Ausbruch kommt.

Glücklicherweise sind die heutigen Diabetestests relativ einfach und fast schmerzfrei durchzuführen; meist genügt ein einziger Bluttest. Es gibt drei verschiedene Verfahren, die den Blutzucker jeweils etwas anders messen; jeder der drei Tests liefert Ihnen die gewünschte Information.

Der Nüchtern-Blutzuckertest

Wenn Sie Ihren Arzt heute aufsuchen, wird er Ihnen vermutlich diesen Test empfehlen. Um exakte Ergebnisse zu erhalten, müssen Sie sich jedoch auf den Test vorbereiten.

So funktioniert er. Wenn Sie den Test machen lassen, müssen Sie nüchtern sein, d.h. Sie sollten mindestens 8 Stunden lang nichts gegessen oder getrunken haben (Wasser ausgenommen). Dies stellt sicher, dass Sie bei der Blutabnahme die letzte Mahlzeit vollständig verdaut haben. Ihre Blutzuckerwerte sind dann am niedrigsten und zeigen Ihre persönliche Untergrenze an. Wenn alles in Ordnung ist, liegen Ihre Werte bei 110 mg/dl oder darunter. Sind die Werte 126 mg/dl oder höher, haben Sie wahrscheinlich Diabetes. Wenn der Test kritisch ausfällt, wird Ihr Arzt ihn vermutlich an einem anderen Tag wiederholen wollen. Bei eindeutig zu hohen Ergebnissen ist das vielleicht aber auch gar nicht nötig.

Warum dieser Test? Der Nüchtern-Blutzuckertest stellt das bevorzugte diagnostische Mittel dar, weil es sowohl für Ärzte als auch für Patienten einfach zu handhaben, relativ kostengünstig und zuverlässig ist.

➔ **Lassen Sie den Test morgens durchführen.** Vergleiche von über 12 000 Testergebnissen – die eine Hälfte von morgens, die andere von abends durchgeführten Tests – ergaben Abweichungen der Werte von bis zu 5 mg/dl. Die Wissenschaftler schlossen daraus, dass viele Menschen, bei denen morgens Diabetes diagnostiziert wird, nachmittags völlig normale Werte haben, dass bei nachmittags getesteten Personen die Diagnose also fälschlicherweise oft nicht gestellt wird. Schuld an der Diskrepanz ist möglicherweise, dass Menschen, die sich morgens testen lassen, durchschnittlich 13 Stunden lang nüchtern sind, Menschen, die sich abends testen lassen, hingegen nur 7 Stunden lang.

Der Zufalls-Blutzuckertest

Der Begriff Zufall bezieht sich darauf, dass Sie diesen Test jederzeit durchführen lassen können; im Gegensatz zum Nüchtern-Blutzuckertest müssen Sie also nicht nüchtern bleiben.

So funktioniert er. Das Verfahren der beiden Tests ist ähnlich: Man nimmt Ihnen Blut ab und schickt es ins Labor. Beim Zufalls-Blutzuckertest wird man die Ergebnisse jedoch anders

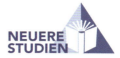

NEUERE STUDIEN

Eine neuere Untersuchung ergab, dass Frauen mit unregelmäßigem oder langem Menstruationszyklus (länger als 40 Tage) doppelt so häufig von Diabetes Typ 2 betroffen sind als Frauen mit regelmäßiger Periode. Übergewichtige Frauen mit unregelmäßigem Zyklus müssen sogar mit einem viermal höheren Risiko rechnen. Dies liegt möglicherweise daran, dass sich bei Frauen mit Zyklusunregelmäßigkeiten auch häufig Zysten an den Eierstöcken bilden; diese hormonelle Störung ist mit einer Insulinresistenz und damit auch mit Diabetes verknüpft. Auch hier empfehlen sich Gewichtskontrolle und Sport.

Diabetes verstehen

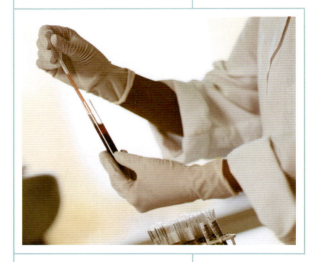

interpretieren, da Sie vor dem Test wahrscheinlich Glukose mit der Nahrung aufgenommen haben. Bei gesunden Menschen liegt der Blutzuckerspiegel sogar nach einer Mahlzeit normalerweise unter 140 mg/dl. Wenn die Werte allerdings bei 200 mg/dl oder darüber liegen und Sie Symptome wie Müdigkeit, übermäßigen Durst oder häufigen Harndrang verspüren, haben Sie möglicherweise Diabetes.

Warum dieser Test? Da die Vorbereitung entfällt, wird der Zufalls-Blutzuckertest oft routinemäßig durchgeführt. So kann die Krankheit auch beim jährlichen Check-up entdeckt werden.

➲ **Gehen Sie auf Nummer sicher.** Lassen Sie das »Zufallsergebnis« dieses Tests auf jeden Fall durch andere Tests bestätigen. Ihr Arzt kann Ihnen aussagekräftigere Untersuchungen empfehlen, die speziell auf Diabetes abgestimmt sind.

Der Glukosetoleranztest

Der orale Glukosetoleranztest (OGTT) erlaubt die zuverlässigste Diagnosestellung bei Diabetes, da er den Blutzuckerspiegel unter streng kontrollierten Umständen bestimmt. Er wird jedoch selten angewendet, weil er sehr teuer ist und relativ viel Zeit in Anspruch nimmt. Wenn andere Tests bei Ihnen positiv ausgefallen sind, wird Ihr Arzt aber möglicherweise den OGTT durchführen wollen, um die Diagnose zu sichern.

So funktioniert er. Ihre letzte Mahlzeit muss wiederum mindestens 8 Stunden zurückliegen. Ihr Arzt nimmt Ihnen Blut zur Blutzuckerbestimmung ab und wiederholt dies in den nächsten 3 Stunden stündlich. Anschließend vergleicht er die Ergebnisse der jeweiligen Messungen. Nach der ersten Blutabnahme müssen Sie eine hochprozentige Zuckerlösung trinken, die etwa 75 g Zucker enthält – also etwa dreimal so viel wie z. B. ein Colagetränk. Die folgenden Blutabnahmen dienen dazu herauszufinden, wie Ihr Körper mit dieser »Zuckerbombe« fertig wird. Der Zwei-Stunden-Wert ist besonders kritisch: Wenn Ihr Blutzuckerspiegel dann bei 200 mg/dl oder darüber liegt, haben Sie mit Sicherheit Diabetes.

Warum dieser Test? Ein genauerer Test wird dann notwendig, wenn Ihr Arzt die Ergebnisse der anderen Tests nicht aufschlussreich genug findet. Wenn Ihre Familie z. B. häufig von Diabetes betroffen ist und Sie offensichtliche Symptome aufweisen, aber keiner der beiden Blutzuckertests eindeutig war, wird man zur Diagnosestellung den OGTT heranziehen. Auch dann etwa, wenn die Werte des Zufalls-Blutzuckertests über 200 mg/dl lagen, Sie aber keine Symptome aufweisen. Eine Variante des OGTT wird auch angewendet, um Schwangerschaftsdiabetes zu diagnostizieren, obwohl die Diagnosekriterien bei schwangeren Frauen etwas anders sind.

➲ **Achten Sie darauf, was Sie vor dem Test zu sich nehmen.** Da der Test sehr empfindlich ist, können die Ergebnisse des OGTT leicht durch Fremdsubstanzen im Blut verfälscht werden. Sie müssen Ihren Arzt v. a. davon unterrichten, wenn Sie Medikamente nehmen – egal welche. Auch die Antibabypille sowie pflanzliche oder Nahrungsergänzungsmittel können den Blutzuckerspiegel in die Höhe treiben. Manche Ärzte empfehlen auch, in den 3 Tagen vor dem Test möglichst viele Kohlenhydrate zu essen, um eine Standardernährung zu simulieren.

Weitere Tests

Mithilfe der drei oben genannten Tests kann Ihr Arzt sehr zuverlässig sagen, ob Sie Diabetes haben oder nicht. Es gibt jedoch noch andere Blutzuckertests (siehe dazu auch Kapitel 3). Die meisten dieser Tests eignen sich allerdings nicht zur Diagnosestellung.

»Verzuckertes« Hämoglobin Die Messung des so genannten HbA_{1C}-Werts wird meist im Lauf der weiteren Diabetesbehandlung zur Bestimmung des Langzeitblutzuckerspiegels verwendet. Dabei werden die durchschnittlichen

---

DIABETESTESTS IM ÜBERBLICK

Es ist natürlich wichtig, erst einmal zweifelsfrei festzustellen, ob Sie Diabetes haben oder nicht. Ärzte stellen die Diagnose aufgrund der Ergebnisse eines oder mehrerer der folgenden Tests:

NÜCHTERN-BLUTZUCKERTEST

Dieser Test misst den Blutzucker nach acht- bis zehnstündigem Fasten.

Kritische Werte: 126 mg/dl oder höher, bei zwei verschiedenen Tests, an zwei verschiedenen Tagen durchgeführt

ZUFALLS-BLUTZUCKERTEST

Dieser Test misst den Blutzucker zu jeder beliebigen Zeit, auch nach den Mahlzeiten.

Kritische Werte: 200 mg/dl oder höher bei gleichzeitigen Diabetessymptomen

ORALER GLUKOSETOLERANZTEST (OGTT)

Dieser Test misst den Blutzucker nach achtstündigem Fasten vor und nach Einnahme einer hochprozentigen Zuckerlösung.

Kritische Werte: 200 mg/dl oder höher

Diabetes verstehen

Blutzuckerwerte der letzten 2–3 Monate ermittelt. Der Test basiert auf dem Umstand, dass Glukose und der Farbstoff der roten Blutkörperchen (Hämoglobin) zu einem gewissen Prozentsatz (beim Diabetiker höher als beim gesunden Menschen) eine unlösliche Verbindung eingehen. Diese »Verzuckerung« besteht, so lange das rote Blutkörperchen lebt (rund 120 Tage); dadurch eignet sich der Test als Langzeit-Messinstrument (siehe dazu auch S. 81 f.).

Der Harntest Müssen Ärzte immer Spritzen verwenden, wenn man die Glukose doch auch im Urin messen und auf diese Weise Diabetes diagnostizieren kann? Leider ist die Menge der Glukose im Blut, die nötig ist, um die Menge der Glukose im Urin zu erhöhen, individuell unterschiedlich, und ein hoher Zuckerspiegel im Urin geht nicht immer mit einem hohen Blutzuckerspiegel einher. Fazit: Harntests sind bei der Diabetesdiagnose leider nicht genau genug.

Der Stich in den Finger Tests, bei denen man einen Tropfen Blut auf einen Teststreifen gibt, der dann von einem Glukosemessgerät gelesen wird, gehören zur Grundausstattung, die jeder Diabetiker zu Hause haben sollte. Die Tests liefern zwar recht genaue Ergebnisse für die tägliche Blutzuckerkontrolle, eignen sich jedoch nicht zur Diagnosestellung. Die Ergebnisse weichen zu 10–15 % von den professionell in Labors durchgeführten Tests ab – ein Problem, das in erster Linie auf menschliches Versagen zurückzuführen ist. Die älteren, nichtdigitalen Tests, bei denen der Teststreifen noch mit einer Farbskala verglichen werden musste, sind natürlich noch unzuverlässiger. Wenn ein in Apotheken durchgeführter Test positiv ausfällt, sollten Sie zwar gewarnt sein – die Diagnose aber Ihrem Arzt überlassen.

WANN ZUM ARZT?

Da das Diabetesrisiko mit dem Alter zunimmt, sollten Sie ab dem 45. Lebensjahr alle 3 Jahre routinemäßig einen Diabetestest durchführen lassen. Da jedoch immer häufiger auch jüngere Menschen von der Krankheit betroffen sind, empfiehlt sich auch hier eine regelmäßige Kontrolle. Zur Risikogruppe gehören

- Personen mit Übergewicht (d. h. mindestens 20 % über Normalgewicht)
- Personen mit Diabetesfällen in der Familie
- Frauen, die ein Kind mit über 4000 g Körpergewicht zur Welt gebracht haben
- Frauen mit Schwangerschaftsdiabetes
- Personen mit hohem Cholesterinspiegel
- Personen mit Bluthochdruck
- Personen mit gestörter Glukosetoleranz
- Frauen mit einer Neigung zu Eierstockzysten, da diese Hormonstörung oft mit einer Insulinresistenz einhergeht

Da Typ-2-Diabetes v. a. bei Kindern sehr zugenommen hat, empfiehlt es sich auch, übergewichtige Kinder ab 10, die mindestens zwei weitere Risikofaktoren aufweisen, alle 2 Jahre einem Diabetestest zu unterziehen.

Gestörte Glukosetoleranz

Die Hilfsmittel zur Diagnostizierung von Diabetes scheinen so klar und umfassend zu sein – und sind es auch. Es gibt jedoch auch eine Grauzone, in der ein erhöhter Blutzucker noch nicht als Diabetes bezeichnet werden kann, aber dennoch auch nicht normal ist. Dieser Zustand wurde früher Grenzdiabetes genannt; viele Ärzte lehnen den Begriff heute ab, weil er der kritischen und wichtigen Frage – Hat der Patient Diabetes oder nicht? – aus dem Weg geht. Deshalb bezeichnet man die Grauzone heute genauer als gestörte Glukosetoleranz, was nichts anderes bedeutet, als dass die Zellen insulinresistent werden.

> ▶ Eine gestörte Glukosetoleranz liegt vor, wenn die Nüchtern-Blutzuckerwerte bei mindestens zwei Tests zwischen 110 und 125 mg/dl liegen.
> ▶ Gestörte Glukosetoleranz liegt auch vor, wenn der Zwei-Stunden-Wert des OGTT zwischen 140 und 199 mg/dl liegt.

Eine gestörte Glukosetoleranz bedeutet noch nicht, dass Sie auch Diabetes bekommen werden. Das Risiko ist individuell unterschiedlich und liegt zwischen 1 und 10 %. Wie kommt das? Die üblichen Risikofaktoren (z. B. Familienhintergrund) greifen natürlich auch hier. Am wichtigsten sind dabei Übergewicht und Bewegungsmangel; sie erhöhen die Wahrscheinlichkeit, dass sich aus einer gestörten Glukosetoleranz Diabetes entwickelt, beträchtlich.

Die Chance zum Umdenken Die Diagnose »gestörte Glukosetoleranz« kann für Sie wirklich eine Chance sein, eine frühe Warnung, die leider nicht jeder Diabetiker erhält. Die Möglichkeiten, die diese Chance enthält, zeigte eine groß angelegte klinische Studie, das *Diabetes Prevention Program*, Anfang des

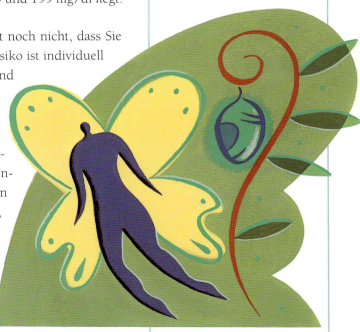

Diabetes verstehen

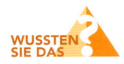

WUSSTEN SIE DAS?

Aktuellen Richtlinien zufolge sollte sich jeder, der älter ist als 45, regelmäßigen Diabetestests unterziehen. Doch auch bei den 30- bis 39-Jährigen hat Diabetes stark zugenommen. Aus diesem Grund überlegt man derzeit, das Anfangsalter für routinemäßige Diabetestests auf 30 herabzusetzen.

Jahres 2002 auf. Die Studie wurde vom amerikanischen National Institute of Diabetes and Digestive and Kidney Diseases in Auftrag gegeben. Man versuchte auf zwei verschiedene Arten, Diabetes bei Patienten mit gestörter Glukosetoleranz zu verhindern: durch eine Umstellung der Lebensgewohnheiten (Ernährung und Bewegung) und durch ein Medikament namens Metformin, das bei Typ-2-Diabetes verschrieben wird. Einer dritten Gruppe wurden lediglich Plazebos verabreicht.

Im Lauf von 3 Jahren verringerte sich das Diabetesrisiko der ersten Gruppe um unglaubliche 58 %, das der zweiten um 31 % und das der dritten um etwa 29 %. Dies zeigt, dass durch entsprechende Schritte Diabetes bei Patienten mit gestörter Glukosetoleranz verhindert werden kann.

Diabetes als Notfall

Was geschieht, wenn Sie Ihren Diabetes zu lange ignorieren? Natürlich werden Sie es gar nicht so weit kommen lassen. Es ist jedoch äußerst wichtig zu wissen, dass sich die Spätfolgen des Diabetes zwar sehr langsam, über einen Zeitraum von mehreren Jahren entwickeln, Blutzuckerentgleisungen, die mit Insulin behandelt werden sollten, jedoch einige unmittelbare, sehr gefährliche und manchmal sogar tödliche Folgen haben können. Glücklicherweise können Sie oder Ihr Arzt diese Folgen leicht behandeln und durch eine gute Blutzuckerkontrolle auch vermeiden. Sie werden Diabetes besser verstehen, wenn Sie die grundlegenden Züge der möglichen Komplikationen kennen.

Diabetische Ketoazidose Dies betrifft v. a. Typ-1-Diabetiker, deren mangelndes Insulin keine Glukose in die Zellen lässt und bei denen eine Insulinzufuhr von außen notwendig ist. Um an Energie zu gelangen, verbrennen die Zellen statt der Glukose Fett. Bei diesem Fettverbrennungsprozess entstehen jedoch saure Abfallprodukte – die so genannten Ketonkörper. Wenn diese sich im Blut ansammeln – der Vorgang ist als Ketoazidose bekannt –, können sie Kurzatmigkeit, geistige Verwirrtheit und Erbrechen verursachen. Bei einer Ketoazidose kann der Patient sogar ins Koma fallen oder sterben.

Die Ketoazidose kommt heute dank der Insulinbehandlung und der einfach zu handhabenden Blutzucker-Selbsttests relativ selten vor; wenn sie auftritt, ist sie jedoch ein medizinischer Notfall. Bei der Behandlung wird der Körper gewissermaßen gespült, um die gefährliche Säure auszuschwemmen. Anschließend ist eine gute Insulinversorgung wichtig, um die Gefahr der Ketoazidose dauerhaft zu bannen.

Hyperosmolares Syndrom Ebenso wie die diabetische Ketoazidose wird auch dieses Syndrom durch einen extrem hohen Blutzuckerspiegel ausgelöst. Es betrifft jedoch v.a. Typ-2-Diabetiker, die nicht wissen, dass sie Diabetes haben oder ihn nicht kontrollieren können. Beim diabetischen hyperosmolaren Syndrom ist der Blutzucker so stark konzentriert, dass das Blut dick und sirupartig wird. Der Körper reagiert, indem er den Zucker mit dem Urin ausschwemmt, was eine ernsthafte Dehydrierung nach sich ziehen kann. Die Folge sind Krämpfe, Herzrasen, Verwirrtheit und sogar Koma. Der Körper muss dann wieder mit Flüssigkeit und Insulin aufgefüllt werden.

Unterzuckerung Beim Diabetes ist der Blutzucker nicht immer zu hoch. Im Gegenteil: Die häufigste akute Komplikation ist die Unterzuckerung (Hypoglykämie). Sie kommt in erster Linie bei Typ-1-Diabetikern vor, die zu viel Insulin gespritzt haben. Doch auch Typ-2-Diabetiker, die Insulin oder Tabletten nehmen, sind davon betroffen. Manchmal entsteht eine Unterzuckerung auch, wenn zu wenig gegessen wird.

KANN MAN DIABETES HEILEN?

Ärzte behaupten, dass Sie entweder Diabetes haben oder nicht, je nachdem, wie Ihr Blutzuckerspiegel aussieht. Aber angenommen, Sie sind Typ-2-Diabetiker und gut eingestellt. Sie ernähren sich richtig, bewegen sich, haben kein Übergewicht und annähernd normale Blutzuckerwerte. Sind Sie dann immer noch Diabetiker?

In einem bestimmten Sinn kann Typ-2-Diabetes tatsächlich geheilt werden – wenn das Hauptmerkmal der Krankheit (ein zu hoher Blutzucker) nicht mehr existiert. Das bedeutet jedoch nicht, dass Sie Ihr Leben nun so weiterführen können, wie Sie es vor der Diagnose getan haben. Denn das wäre ein großer Fehler.

Diabetes zählt deshalb zu den Erkrankungen, die man ein Leben lang hat, weil man sie auch ein Leben lang beobachten und kontrollieren muss – auch wenn es dann möglich ist, ein ganz normales Leben zu führen. Das Risiko, erneut an Diabetes zu erkranken, bleibt. Sobald Sie sich wieder ungesund ernähren und wenig bewegen, kehrt auch der Diabetes unweigerlich zurück. Aber auch wenn Sie ein gesundes Leben führen, kann sich der Diabetes mit zunehmendem Alter wieder einstellen.

In einem gewissen Sinn ist Diabetes wie ein Kind: Es wird erwachsen und verlässt das Haus, bleibt aber dennoch Ihr Kind. Mit anderen Worten: Diabetes lässt sich zwar kontrollieren, aber nicht heilen.

Diabetes verstehen

Die Unterzuckerung selbst ist zwar selten lebensbedrohlich, aber sehr unangenehm und zumindest potenziell gefährlich, weil ihre Symptome – geistige Verwirrtheit, Herzrasen, Schweißausbrüche und Doppelbilder – Sie ernsthaft bei Alltagstätigkeiten wie dem Autofahren oder der Arbeit behindern können. Eine Hypoglykämie muss sofort behandelt werden. Glücklicherweise sind die meisten Fälle nicht ernst und können durch eine einfache Zuckerzufuhr behoben werden.

Was zu tun ist

Zwei Dinge sollten nun ganz klar sein. Erstens ist Diabetes eine ernste, komplexe Erkrankung, die Ihre Gesundheit enorm beeinträchtigen kann. Doch zweitens haben Sie es zu einem Großteil selbst in der Hand, das zugrunde liegende Problem zu behandeln, viele – wenn nicht sogar alle – Spätfolgen zu vermeiden und ein anregendes, produktives und erfülltes Leben zu führen. Dazu müssen Sie nur einige Maßnahmen ergreifen.

➲ **Machen Sie Kontrolle zur Lebensaufgabe.** Sie müssen ja nicht gerade eine Blutzuckerbesessenheit entwickeln. Aber eine engmaschige Kontrolle kann Ihnen dabei helfen, Ihren Blutzucker so konstant und normal wie möglich zu halten. Damit verhindern Sie auch viele Diabetesspätfolgen.

➲ **Nehmen Sie ab.** Übergewicht ist der häufigste Grund für Typ-2-Diabetes; wenn Sie ein paar überflüssige Pfunde verlieren, bekommen Sie die Krankheit leichter in den Griff.

➲ **Essen Sie klüger.** Die richtige Ernährung ist der erste Schritt zur Gewichtskontrolle. Damit können Sie auch Ihren Blutzuckerspiegel beein-

DIABETES: DICHTUNG UND WAHRHEIT

Diabetes ist eine komplexe Erkrankung – und lässt viel Raum für Missverständnisse. Einige Mythen kehren mit besonderer Beharrlichkeit wieder:

Mythos: Als Diabetiker darf man nie wieder Zucker essen.
Wahrheit: Diabetiker dürfen Süßigkeiten essen, aber nur in Maßen. Dies trifft natürlich auch auf Nichtdiabetiker zu.

Mythos: Ich habe nur ein bisschen Diabetes.
Wahrheit: Entweder haben Sie Diabetes oder nicht. Auch wenn Sie Typ-2-Diabetiker sind und kein Insulin brauchen, müssen Sie die Krankheit kontrollieren.

Mythos: Es geht mir gut, also ist auch mein Blutzucker in Ordnung.
Wahrheit: Ein zu hoher oder zu niedriger Blutzucker verursacht nicht immer Symptome.

Mythos: Ich bekomme die Krankheit selbst in den Griff, Check-ups sind nicht notwendig.
Wahrheit: Ihre Behandlung ist niemals abgeschlossen. Dank der Forschung erfährt man immer mehr über Diabetes und wie man ihn am besten behandelt. Bleiben Sie auf dem Laufenden, indem Sie sich regelmäßig von Ihrem Arzt informieren lassen.

Mythos: Wenn ich kein Insulin und keine Tabletten brauche, ist mein Diabetes auch nicht ernst.
Wahrheit: Diabetes ist immer ernst. Auch wenn Sie durch Ernährung und Bewegung gut eingestellt sind, sind Ihre Zellen immer noch insulinresistent – und werden es auch bleiben.

flussen. Deshalb müssen Sie noch lange nicht auf alles, was Ihnen schmeckt, verzichten und sich einem exzentrischen Speiseplan unterwerfen. Stattdessen sollten Sie sich ausgewogen, abwechslungsreich und maßvoll ernähren.

➲ **Bewegen Sie sich.** Eine ebenso große Rolle für Ihren Blutzucker spielt die Bewegung. Wie bei der Ernährung sollten Sie auch hier Extreme vermeiden. Sie sollten Herz und Muskeln mit einem moderaten und relativ einfachen Training fordern – und zwar regelmäßig.

➲ **Profitieren Sie von Medikamenten.** Insulin ist ein wichtiger, oft lebensrettender Anfang, aber es stehen Ihnen mittlerweile noch viele andere Medikamente und Behandlungsformen zur Verfügung, die Insulinspritzen teilweise sogar überflüssig machen. Auf die richtigen Medikamente kommt es an, wenn man das Fortschreiten der Krankheit nicht nur verlangsamen, sondern ganz aufhalten will. In den folgenden Kapiteln erfahren Sie, wie Sie die genannten fünf Strategien am besten anwenden, um Ihren Blutzuckerspiegel dauerhaft niedrig zu halten.

3
Beobachten und messen

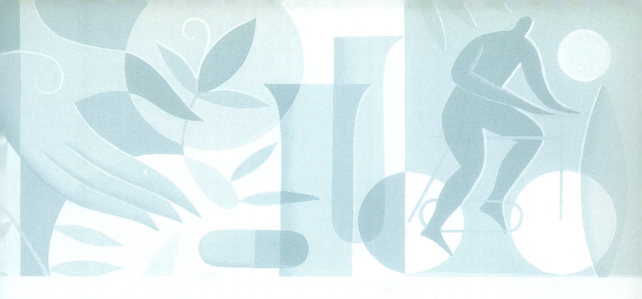

Bei der Diabeteskontrolle kommt es v. a. auf Ihre Wachsamkeit an. Sie wissen nur, ob Ihre Blutzuckerwerte in Ordnung sind, wenn Sie sie regelmäßig messen. Die Vorstellung, mehrmals am Tag Blutzucker-Selbsttests durchführen zu müssen, mag Ihnen nicht besonders verlockend erscheinen, aber es stehen Ihnen dafür mittlerweile hoch entwickelte Geräte zur Verfügung, die Ihnen die Aufgabe erleichtern. Die Blutzuckerkontrolle ist für den weiteren Verlauf Ihrer Krankheit entscheidend – nur so können Sie Diabetes erfolgreich bekämpfen.

Beobachten und messen

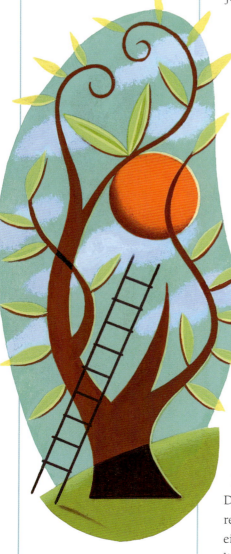

Egal, was Sie tun, um Ihren Diabetes zu behandeln – Sport, eine gesunde Ernährung, Insulin oder andere Medikamente –, es dient nur einem Zweck: der Kontrolle Ihres Blutzuckerspiegels. Doch wie können Sie wissen, ob Sie gut eingestellt sind? Einige Diabetiker verlassen sich bei der Entscheidung, wie gut es ihnen geht, ausschließlich auf die Symptome. Stellen sich z. B. übermäßiger Durst oder Abgeschlagenheit ein, wissen sie, dass ihre Werte zu hoch sind; verspüren sie dagegen ein Zittern der Hände oder Schwindelgefühle, wissen sie, dass sie zu niedrig sind. Diese Methode ist jedoch unzuverlässig und möglicherweise sogar gefährlich. Der Blutzucker kann auch ohne offensichtliche Symptome entgleisen und somit zu irreversiblen Organschäden führen.

Durch Fortschritte in der Messtechnologie stehen Ihnen heute Mittel zur Verfügung, die es nur eine Generation vorher noch nicht gab. Sie können Ihren Blutzucker auf zwei verschiedene Weisen messen; von beiden Methoden sollten Sie Gebrauch machen.

▶ Bestimmen Sie Ihren Blutzuckerspiegel selbst zu Hause mithilfe der praktischen Teststreifen und Blutzuckermessgeräte; so können Sie Ihren Blutzucker selbst überwachen und gegebenenfalls beeinflussen.

▶ Lassen Sie sich regelmäßig gründlich von Ihrem Arzt untersuchen; bestehen Sie insbesondere auf der Bestimmung des HbA_{1C}-Werts zur Langzeit-Blutzuckerkontrolle (siehe dazu auch S. 51 f.).

Das Wichtigste ist, dass Sie immer gut informiert sind. Je mehr Sie über Ihren Blutzucker und die Art, wie er auf bestimmte Umstände reagiert, wissen, desto mehr Macht haben Sie über Ihre Krankheit. Sie haben die Macht, Ihren Blutzuckerspiegel und damit auch Ihr gesamtes Leben zu kontrollieren. Ohne diese Informationen bewegen Sie sich gewissermaßen ohne Taschenlampe in der Dunkelheit – entweder kommen Sie vom Weg ab oder Sie stürzen. Den eigenen Blutzucker konsequent zu überwachen und sich regelmäßig beim Arzt untersuchen zu lassen, verhilft Ihnen zu einer klareren Perspektive, zu mehr Unabhängigkeit und letztlich auch zu mehr Lebensqualität.

Es lohnt sich

Eine regelmäßige Blutzuckerkontrolle verlangt ein großes Maß an Disziplin. Einigen Menschen fällt dies enorm schwer. Eine neuere Studie an über 3500 Typ-2-Diabetikern zeigte, dass mehr als ein Drittel der Patienten den Blutzuckerspiegel überhaupt nicht kontrollierten. Anderen Studien zufolge sind es jedoch gerade die Patienten, die ihren Blutzucker konsequent überwachen, die auch am besten mit Diabetes leben.

Eine der wichtigsten US-amerikanischen Studien, die *Diabetes Control and Complications Trial*, wurde 1993 abgeschlossen. 10 Jahre lang beobachteten Wissenschaftler über 1400 Typ-1-Diabetiker. Sie verglichen auftretende Beschwerden bei Patienten, die ihren Blutzucker engmaschig kontrollierten, mit denen bei Patienten, die weniger wachsam waren. Die erstaunlichen Ergebnisse: Eine engmaschige Kontrolle senkt das Risiko von Augenerkrankungen um 76 %, von Nervenerkrankungen um 60 %, von Nierenerkrankungen um 50 % und von Herzerkrankungen um 35 %. Eine neuere Studie aus Großbritannien, die *United Kingdom Prospective Diabetes Study*, lieferte ähnliche Ergebnisse bei Typ-2-Diabetikern.

Auf diesen Ergebnissen aufbauend, entwickelten Ärzte eine Intensivtherapie, mit der v. a. insulinpflichtige Diabetiker ihren Blutzucker engmaschig kontrollieren und alle weiteren Maßnahmen entsprechend anpassen können (Insulinspritzen und andere Medikamente, Nahrungsaufnahme, Sport). Die Therapie ist vielleicht nicht für alle Diabetiker geeignet bzw. notwendig; dennoch sind sich die Ärzte heute weitgehend einig, dass möglichst alle Diabetiker eine gute Blutzuckerkontrolle brauchen. Die beiden oben genannten Studien haben gezeigt, dass sich dadurch viele Spätfolgen vermeiden lassen.

Selbst wenn Sie relativ wenige Blutzucker-Selbstkontrollen durchführen, ist jede Information, die Sie über Ihren Blutzucker bekommen können, für Sie wichtig.

▶ Sie können sehen, wie verschiedene Nahrungsmittel Ihren Blutzucker beeinflussen, und Ihre Ernährung anpassen.

▶ Sie können eine Unterzuckerung aufspüren (oder verhindern) und gegebenenfalls rasch dagegen vorgehen.

▶ Sie lernen die Wirkung Ihrer Medikamente kennen und können die Dosierung besser mit Ihrem Arzt abstimmen.

▶ Sie verstehen die Schwankungen des Blutzuckers nach Insulingabe oder wenn Sie krank sind, Sport treiben oder Alkohol trinken und können dagegen vorgehen.

▶ Sie können Ihrem Arzt eine Art Blutzucker-Tagebuch vorlegen, aus dem er auf einen Blick ersehen kann, wann und warum der Blutzucker schwankt. Er kann die Therapie dann entsprechend umstellen.

Die »richtigen« Werte

Was sind die für Sie »richtigen« Werte? Sie orientieren sich natürlich an Normwerten gesunder Menschen. Bei Nichtdiabetikern setzt die Bauchspeicheldrüse genau die richtige Menge Insulin frei, wenn es gebraucht wird, damit die Zellen die Glukose aus dem Blut aufnehmen und den Blutzuckerspiegel zwischen 70 und 140 mg/dl halten können. Auch nach den Mahlzeiten sollte der Blutzucker nicht höher als etwa 140 mg/dl sein. Bei Diabetikern schwankt der Blutzucker in Extremfällen zwischen etwa 60 mg/dl vor dem Essen und 500 mg/dl danach. Dies hängt stark vom Diabetestyp, von den Pankreasfunktionen sowie vielen anderen Faktoren ab.

Ihr Ziel sollte es sein, diese starken Schwankungen zu vermeiden und Ihren Blutzuckerspiegel auf möglichst konstant normalem Niveau zu halten. Die Richtlinien für normale Werte sind ungefähr die folgenden:

▶ 80–120 mg/dl vor dem Essen
▶ Weniger als 180 mg/dl nach dem Essen
▶ 100–140 mg/dl vor dem Schlafengehen

Das sind Durchschnittswerte für Erwachsene, die wahrscheinlich auch für Sie gelten sollten; dennoch müssen sie nicht für alle Diabetiker bindend sein. Kinder beispielsweise weichen oft von diesen Werten ab und dürfen das auch bis zu einem gewissen Grad; für schwangere Frauen hingegen können sogar noch strengere Maßstäbe angelegt werden.

Wie hoch also ist zu hoch? Bei den folgenden Werten sollten Sie nach Rücksprache mit dem Arzt zusätzliche Maßnahmen ergreifen:

- ▶ Höher als 140 mg/dl vor dem Essen
- ▶ Höher als 160 mg/dl vor dem Schlafengehen

Diese Werte lassen vermuten, dass Ihr Blutzucker generell zu hoch ist, auch wenn Sie längere Zeit nichts gegessen haben. Sie sollten mit Ihrem Arzt sprechen, welche therapeutischen Maßnahmen sich für Sie eignen; vielleicht müssen Sie Insulin oder andere Medikamente nehmen oder brauchen eine engmaschigere Blutzuckerkontrolle.

Wie oft messen?

Wie oft Sie Ihren Blutzucker testen müssen, hängt davon ab, welcher Diabetestyp Sie sind und wie Sie behandelt werden.

Typ-1-Diabetiker. Wenn Sie Typ-1-Diabetes haben und insulinpflichtig sind, schwankt Ihr Blutzucker vermutlich besonders stark, da Sie Ihren Blutzucker ohne die Hilfe der Bauchspeicheldrüse konstant halten müssen. Deshalb kann auch häufiger eine Unterzuckerung auftreten. Messen Sie Ihren Blutzucker mehrmals am Tag, und zwar dann, wenn Sie sich vor den Mahlzeiten und vor dem Schlafengehen Insulin spritzen.

DAS KÖNNEN SIE TUN

Neben Ihrem täglichen Testprogramm können Sie, um gefährliche Blutzuckerentgleisungen zu vermeiden, ab und zu noch zusätzliche Kontrollen durchführen. In den folgenden Situationen bieten sich weitere Blutzuckerkontrollen an:

➲ Wenn sich in Ihrer Ernährung etwas ändert, wenn Sie z. B. zu bestimmten Tageszeiten mehr oder weniger als sonst essen

➲ Vor längeren Autofahrten

➲ Wenn sich bei Ihrer Insulinbehandlung etwas ändert

➲ Wenn Sie zusätzliche Medikamente nehmen müssen, um andere Krankheiten zu behandeln

➲ Bei der Arbeit, wenn Sie beispielsweise eine längere Sitzung mit Ihrem Chef, Kunden oder Kollegen haben

Beobachten und messen

IHR TESTFAHRPLAN

Erarbeiten Sie zusammen mit Ihrem Arzt ein individuelles Schema, wann Sie einen Blutzuckertest durchführen sollten. Die folgenden Richtlinien können Ihnen dabei helfen:

SITUATION	MÖGLICHES SCHEMA
Sie sind insulinpflichtiger Typ-1-Diabetiker.	4 x am Tag, vor den Mahlzeiten und vor dem Schlafengehen.
Sie sind Typ-2-Diabetiker und brauchen weder Insulin noch Tabletten.	2 x am Tag, nach dem Aufstehen und vor dem Abendessen.
Sie sind insulinpflichtiger Typ-2-Diabetiker.	4 x am Tag, vor den Mahlzeiten und vor dem Schlafengehen.
Sie sind Typ-2-Diabetiker und nehmen Tabletten.	3 x am Tag, nach dem Aufstehen, vor dem Abendessen und vor dem Schlafengehen.

Warum sollten Sie vor und nicht nach den Mahlzeiten messen? Wie gesagt erhöht die Nahrungsaufnahme den Blutzucker, und das gespritzte Insulin senkt ihn anschließend wieder. Indem Sie vor den Mahlzeiten (und vor dem Schlafengehen) messen, können Sie sehen, wie konstant die vorher gespritzte Insulinmenge den Blutzuckerspiegel zwischen den Mahlzeiten halten konnte. Das bedeutet natürlich nicht, dass Sie sich nicht darum kümmern müssten, was nach den Mahlzeiten passiert: Ihr Arzt empfiehlt Ihnen möglicherweise sogar, auch nach dem Essen und gelegentlich nachts einen Blutzuckertest zu machen.

Typ-2-Diabetiker Wenn Sie Diabetes Typ 2 haben, lassen sich Messempfehlungen schwieriger geben. Sprechen Sie mit Ihrem Arzt darüber. Wenn Sie den Diabetes mit Ernährung und Bewegung allein in den Griff bekommen, ist Ihr Blutzuckerspiegel wahrscheinlich recht stabil. Zweimal am Tag messen, morgens nach dem Aufstehen und abends vor dem Essen, reicht dann aus. Dass Sie häufige Blutzuckertests vermeiden können, mag ein guter Ansporn für Sie sein, Ihre Lebensgewohnheiten konsequent umzustellen. Wenn Sie und Ihr Arzt erst einmal wissen, wie sich Ihr Blutzucker generell verhält, sind vielleicht noch weniger Tests notwendig (drei-, viermal pro Woche).

Wenn Sie insulinpflichtiger Typ-2-Diabetiker sind, wird Ihr Testschema sich vermutlich an dem eines Typ-1-Diabetikers orientieren: Sie sollten dann viermal täglich oder öfter messen. Wenn Sie Tabletten nehmen, sollten Sie mindestens zweimal täglich messen, zu Beginn Ihrer Behandlung vielleicht auch öfter, wenn Ihr Arzt herausfinden will, wie die Medikamente Ihren Blutzucker beeinflussen.

Frauen mit Schwangerschaftsdiabetes Wenn an Sie Schwangerschaftsdiabetes leiden oder als Diabetikerin schwanger werden, ist eine engmaschige Blutzuckerkontrolle für Sie und Ihr Kind besonders wichtig. Sie werden also oft messen müssen – auch nach den Mahlzeiten.

Fünf Schritte zum Erfolg

Es ist nur natürlich, dass Sie bald Erfolge sehen wollen, wenn Sie die Blutzuckerkontrolle einmal begonnen haben. Es ist gut, wenn Sie Ehrgeiz entwickeln – solange Sie realistisch bleiben. Wenn Sie Ihr Ziel nicht so schnell erreichen, wie Sie gehofft haben, sind Sie vielleicht frustriert oder sogar deprimiert. Die folgenden fünf Schritte verhelfen Ihnen zum Erfolg:

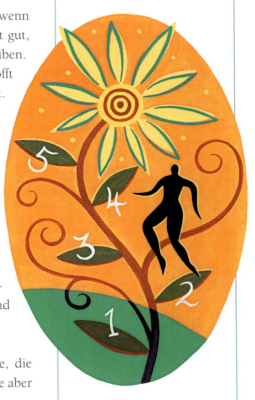

1 Setzen Sie sich zunächst überhaupt kein Ziel. Sammeln Sie erst einmal Fakten über Ihren Blutzuckerspiegel und besprechen Sie diese dann mit Ihrem Arzt.

2 Wenn Ihr Blutzuckerspiegel generell sehr hoch ist, sollten Sie sich nicht an Idealwerten orientieren. Wenn Sie diese gar nicht erreichen können, unterminiert das früher oder später Ihr Selbstvertrauen und Ihre Motivation.

3 Setzen Sie sich zusammen mit Ihrem Arzt Ziele, die zwar vielleicht keine Idealwerte beinhalten, für Sie aber auf jeden Fall eine Verbesserung darstellen.

4 Wenn Sie größere Kontrolle über Ihren Blutzucker gewinnen und Ihr Blutzuckerspiegel allmählich sinkt, setzen Sie sich zusammen mit Ihrem Arzt neue Ziele und arbeiten Sie so ganz langsam auf gesunde Werte hin.

5 Erwarten Sie nicht, perfekt zu sein. Manchmal sind Ihre Werte aus keinem erkennbaren Grund schlecht – dennoch sind die Werte schlecht, und nicht Sie.

Beobachten und messen

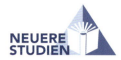

NEUERE STUDIEN

Sind die Blutzuckerwerte, die Sie Ihrem Arzt mitteilen, korrekt? In einem Versuch mit Messgeräten, die über eine versteckte Speicherfunktion verfügten, stellte sich heraus, dass die Werte, die die Patienten aufgeschrieben hatten, meist niedriger waren als die tatsächlichen Ergebnisse. Ungenauigkeiten können sich dann einstellen, wenn Sie die Werte nicht sofort aufschreiben. Und natürlich wollen Sie Ihrem Arzt auch gute Werte zeigen. Studien ergaben, dass einige Diabetespatienten sich regelrecht schuldig fühlen, wenn ihre Werte schlecht sind oder sie nicht oft genug messen. Aber die Wahrheit wird Ihnen auf lange Sicht gesehen am meisten nützen. Ungenauigkeiten verwässern das Bild und vereiteln eine erfolgreiche Therapie.

So wird gemessen

Natürlich ist das tägliche Messen des Blutzuckers nicht gerade ein Vergnügen. Die Forschung verspricht für die nahe Zukunft zwar völlig neuartige Messgeräte, die Ihnen die Aufgabe erleichtern sollen, aber im Moment führt kein Weg daran vorbei, dass Sie sich noch selbst Blut abnehmen müssen – und dazu müssen Sie sich in den Finger stechen. Die meisten Diabetiker gewöhnen sich jedoch sehr schnell an diese Routine. So funktioniert sie:

1 Waschen Sie sich gründlich die Hände, bevor Sie sich in den Finger stechen, obwohl die Gefahr einer Infektion bei einer so kleinen Verletzung natürlich sehr gering ist. Dennoch können Schmutzpartikel (oder auch Zuckerrückstände vom Essen) auf der Hautoberfläche das Messergebnis verfälschen. Trocknen Sie Ihre Hände nach dem Waschen sorgfältig ab, da auch Feuchtigkeit das Messergebnis beeinflussen kann.

2 Stechen Sie sich in den Finger, und benutzen Sie dazu eine Lanzette, ein nadelähnliches Instrument, das kaum Schmerzen verursacht. Sie können sich auch an anderen Körperstellen stechen, z. B. in den Unterarm oder ins Ohrläppchen. Die meisten Menschen kommen mit dem Finger jedoch am besten zurecht, da man die Stelle eventuell etwas drücken muss, damit Blut austritt. Und das geht am einfachsten mit dem Finger.

3 Geben Sie den Blutstropfen auf einen Teststreifen oder direkt auf den Sensor des Messgeräts, wenn der Teststreifen in Ihr Messgerät integriert ist. Vermeiden Sie es, den Teststreifen mit dem Finger zu berühren, da er durch Hautöle verunreinigt werden kann. (Es gibt auch Geräte, bei denen man das Blut direkt auf den Teststreifen aufbringt, falls Sie Schwierigkeiten haben, die Hand ruhig zu halten.) Folgen Sie der Gebrauchsanweisung Ihres Messgeräts; bei manchen muss man das überschüssige Blut vom Teststreifen wischen.

④ Setzen Sie den Streifen in das Gerät ein, und warten Sie, bis es den Messvorgang abgeschlossen hat. Anschließend können Sie das Ergebnis auf dem Display ablesen.

⑤ Schreiben Sie sich die Werte auf. An diesen Schritt denken Sie vielleicht nicht immer, er ist aber der wichtigste. Wenn Sie Buch führen wollen, um ein Muster zu erkennen, ist all die Mühe, die Sie sich gemacht haben, umsonst, wenn Sie das Ergebnis nicht festhalten. Auch wenn Ihr Messgerät eine Speicherfunktion hat, wäre es gut, wenn Sie ein Diabetestagebuch führten.

ANDERE LÄNDER, ANDERE SITTEN

In Deutschland ist es üblich, die Blutzuckerwerte in Milligramm Glukose pro Deziliter Blut (mg/dl) anzugeben. Auch in den USA wird dieses System benutzt. Einige andere Länder jedoch, darunter beispielsweise auch das Amerika benachbarte Kanada, messen den Blutzucker in Millimol pro Liter (mmol/l).

Wenn Sie auf Reisen sind und z. B. Ihr Blutzuckermessgerät kaputtgeht, müssen Sie möglicherweise einen Arzt aufsuchen; dann empfiehlt es sich, die Werte umrechnen zu können. Zur Umrechnung von mg/dl nach mmol/l müssen Sie durch 18 teilen; die Normwerte bewegen sich dann in folgendem Bereich:

Vor dem Essen: 80–120 mg/dl = 4,4–6,6 mmol/l

Nach dem Essen: unter 180 mg/dl = unter 10 mmol/l

Vor dem Schlafengehen: 100–140 mg/dl = 5,5–7,7 mmol/l

Die gängigsten Messgeräte

Es mag zwar seltsam klingen, aber es war nie günstiger, Diabetes zu haben. Ein Grund dafür ist, dass es nie mehr Geräte gab, die Ihnen bei der Überwachung und Kontrolle Ihrer Krankheit helfen. Die ersten Blutzucker-Selbsttests gab es in den 1970er-Jahren; sie bestanden aus Teststreifen, die sich je nach Höhe des Blutzuckers verfärbten. Der Streifen musste anschließend mit einer Farbskala verglichen werden.

Nicht nur farbenblinde Menschen werden nachvollziehen können, dass der Abgleich des Teststreifens mit der Farbskala viele Fehlerquellen birgt. Dieses Verfahren existiert auch heute noch und bietet sich in Notfällen an – wenn z. B. die Batterien Ihres Blutzuckermessgeräts versagen. Aber für die tägliche Blutzuckerkontrolle gibt es mittlerweile exaktere Methoden. Sie können zwischen verschiedenen Geräten wählen. Lassen Sie sich nicht von der Vielfalt abschrecken; der Umgang mit allen Geräten ist denkbar einfach, und Sie können sich das Gerät aussuchen, das Ihren Bedürfnissen am besten gerecht wird.

Lanzetten und Stechhilfen

Technisch gesehen ist eine Lanzette ein scharfes Instrument, das die Haut einritzt, während der Griff, an dem die Lanzette befestigt ist, Stechhilfe heißt. Lanzetten sind aus hygienischen Gründen Einmalgeräte – außerdem können sie stumpf werden. Manche Experten empfehlen, die Lanzette nach jedem Gebrauch zu entsorgen, damit jedes Mal eine sterile benutzt wird; doch viele Diabetiker und auch Ärzte halten dies für verschwenderisch und teuer und benutzen ihre Lanzetten mehrmals. Natürlich sollten Sie immer nur Ihre eigenen Lanzetten verwenden.

Vielen Blutzuckermessgeräten liegt eine Lanzette bei, in manche ist sie sogar eingearbeitet; Sie können aber natürlich auch jede andere Lanzette benutzen, die Ihnen angenehm ist. Theoretisch können Sie auch nur die Lanzette benutzen, aber die Stechhilfe ist zum einen einfacher zu handhaben und zum anderen weniger schmerzhaft. Die Stechhilfen verfügen über einen Federmechanismus, der das Stechen beschleunigt. Da die Haut an den Händen je nach Arbeitsgewohnheiten unterschiedlich dick ist, kann man bei den meisten Geräten eine Justierung vornehmen, wie tief die Lanzette stechen soll. Es gibt mittlerweile sogar Geräte (»Softclix«), die sich auf zehn verschiedene Stufen einstellen lassen.

Abschließend noch ein Tipp: Welches Gerät Sie auch benutzen, Sie brauchen auf jeden Fall einen Vorrat an Lanzetten. Lanzetten und Stechhilfe sind leider nicht immer kompatibel. Auch die Preise sind unterschiedlich. Informieren Sie sich darüber vor dem Kauf.

Blutzuckermessgeräte

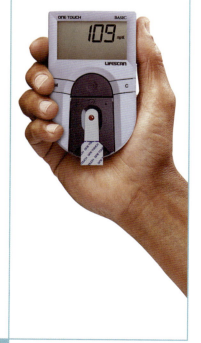

Da die Technik auf diesem Gebiet laufend enorme Fortschritte macht, kann die Auswahl des richtigen Geräts manchmal sehr mühsam sein. Damit haben Sie jedoch nicht nur die Qual, sondern auch die Wahl, ein Gerät zu kaufen, das Ihren individuellen Ansprüchen entgegenkommt. Die meisten Blutzuckermessgeräte funktionieren auf eine von zwei Arten. Einige basieren

Welches Gerät ist für Sie geeignet?

Die Hersteller versuchen, möglichst jedes Gerät so zu konstruieren, dass es einfach zu handhaben ist. Dennoch sind nicht alle Geräte gleich oder für jeden gleich gut geeignet.

HAUPTMERKMAL	VORTEILE	NACHTEILE
Speicherfunktion	Die Speicherfunktion erlaubt eine Langzeitkontrolle. Einige Geräte errechnen automatisch Durchschnittswerte.	Einige Geräte speichern nur ungefähr zehn Werte, was bei vier Messungen am Tag sehr wenig ist. Das Gerät sollte mindestens 100 Werte speichern.
Download-Fähigkeit	Das Gerät kann Ihre Werte direkt an den Computer Ihres Arztes oder an eine Software übermitteln, die nützliche Grafiken und Tabellen erstellt.	Das Gerät ist möglicherweise nicht mit dem Computer Ihres Arztes kompatibel und sehr teuer.
Sprechfunktion	Eine Stimme leitet Sie Schritt für Schritt durch den Messvorgang, um sicherzustellen, dass Sie alles richtig machen und die Werte fehlerfrei sind.	Wenn Sie die Technik einmal beherrschen, ist die Stimme überflüssig und lästig. Außerdem ist das Gerät teurer als die meisten anderen, stummen Geräte.
Saugfähiger Teststreifen	Es ist einfacher, wenn der Teststreifen das Blut aufsaugt.	Die Teststreifen sind teurer als bei anderen Geräten.

immer noch auf einem Farbsystem, bei dem der Blutzucker mit Enzymen auf dem Teststreifen reagiert. Den Farbabgleich nimmt das Gerät nun jedoch selbst vor, Sie müssen nur den Wert auf dem Display ablesen. Andere Messgeräte spüren minimale elektrische Ströme auf, die durch die Enzymreaktionen entstehen, wobei der Elektronenfluss von der Höhe der Glukose im Blut abhängt. Sie müssen wiederum nur das im Display angezeigte Ergebnis ablesen.

Ihr Arzt kann Ihnen bei der Auswahl des für Sie geeigneten Geräts behilflich sein. Er kann Ihnen ein Gerät vielleicht aus Erfahrung empfehlen, weil andere Patienten damit gut zurechtkommen oder weil es mit dem System in seiner Praxis kompatibel ist. Sie sollten sich auch bei Ihrer Krankenversicherung erkundigen, ob ein bestimmtes Gerät vorgeschrieben ist. Wenn möglich, können Sie sich auch in Fachzeitschriften kundig machen; auch dabei wird Ihnen Ihr Arzt gerne behilflich sein. Dort werden zwar in der Regel keine Empfehlungen gegeben, aber die verschiedenen Geräte miteinander verglichen. So sehen Sie auf einen Blick, was momentan auf dem Markt ist. Beim

Beobachten und messen

MESSABWEICHUNGEN

Die Blutzuckertests, die Ihr Arzt in der Praxis durchführt (z. B. den Nüchtern-Blutzuckertest), messen den Blutzucker anders als die meisten Selbsttests. Die Messergebnisse zu Hause können zwischen 10 und 15% niedriger liegen als die aus der Arztpraxis. Die einen Werte sind nicht besser oder genauer als die anderen, doch sollten Sie sich von den Diskrepanzen nicht verwirren lassen. Wenn Sie sich nur die selbst gemessenen Werte ansehen, könnten Sie glauben, Ihr Blutzuckerspiegel sei besser, als er tatsächlich ist.

Wie entstehen die Diskrepanzen? Viele Selbsttests messen das ganze Blut, d. h. das Blut, das direkt aus Ihrem Finger auf einen Teststreifen tropft. Blut besteht jedoch aus mehreren Bestandteilen, z. B. aus Plasma (der Blutflüssigkeit) und den roten Blutkörperchen. Die Labortests in Ihrer Arztpraxis trennen das Blut in seine Bestandteile und untersuchen nur das Plasma, das einen höheren Zuckergehalt als das Vollblut hat.

Einige moderne Blutzucker-Selbsttests übersetzen die Vollblutwerte automatisch in Plasmawerte; dies ist jedoch nicht unbedingt nötig. Ihr Arzt kann mit den zu Hause gemessenen Werten umgehen und Ihre Behandlung entsprechend anpassen.

Vergleich der verschiedenen Messgeräte sollten Sie auf folgende Punkte besonders achten:

Einfache Handhabung Die Messgeräte haben unterschiedliche Größen und Formen – einige sind sogar so klein wie Kreditkarten. Einige benötigen mehr Blut, um ein genaues Ergebnis zu liefern, was für Sie vielleicht wichtig sein könnte, wenn Sie eine schlechte Blutzirkulation haben. Möglicherweise spielt für Sie auch die Größe des Displays eine Rolle.

Die benötigten Informationen Welche Informationen Sie brauchen, hängt v. a. von der Art Ihrer Diabeteserkrankung ab. Wenn Sie Insulin spritzen oder Tabletten nehmen, müssen Sie vermutlich öfter messen als Typ-2-Diabetiker, die ihre Krankheit allein durch Ernährung und Bewegung kontrollieren. Wenn Sie häufig messen, kommt für Sie vielleicht ein Blutzuckermessgerät mit Speicherfunktion infrage, damit Sie zwischen den Arztbesuchen den Überblick über Ihre Werte behalten können. Einige Geräte übertragen die gespeicherten Informationen auch auf die entsprechende Software eines Computers. Wenn Sie allerdings nur ein paar Mal täglich oder noch seltener messen, können Sie auf diese technischen Raffinessen vermutlich auch verzichten.

Praktische Details Dinge, die Ihnen zunächst vielleicht trivial erscheinen, könnten immer wichtiger werden, je öfter Sie das Gerät benutzen. Einige Messgeräte z. B. benötigen lediglich Standardbatterien, die Sie überall kaufen können, während andere teurere Spezialbatterien brauchen. Bei wieder anderen Geräten kann man die Batterien überhaupt nicht wechseln, und Sie müssen jedes Mal ein neues Gerät kaufen. Dies ist normalerweise zwar erst nach mehreren tausend Messungen der Fall, doch das variiert von Modell zu Modell. Auch die einfache Reinigung Ihres Blutzuckermessgeräts spielt eine Rolle. Finden Sie ebenfalls heraus, wie schnell Ihr Messgerät ist: Die meisten liefern das Ergebnis zwar innerhalb einer Minute, aber der Unterschied zwischen 40 Sekunden und 5 ist beträchtlich.

Kosten Die meisten Messgeräte kosten je nach Ausstattung 30–70 €. Manche Hersteller bieten auch Sonderangebote an oder verschenken ihre Geräte zu Werbezwecken. Die Hauptkosten – die Teststreifen – tragen Sie bzw. Ihre Krankenkasse.

Im Internet finden Sie viele Informationen zu den Geräten, neutrale Verbrauchertests gibt es hingegen wenig. Im November 2002 veröffentlichte die Zeitschrift *Stiftung Warentest* eine Untersuchung zu im deutschsprachigen Raum häufig verkauften Geräten. Die folgenden acht erhielten gute Noten:

- Glucometer Dex 2 (Bayer Vital)
- Glucometer Elite XL (Bayer Vital)
- Omnitest Sensor (B Braun)
- Glucotouch (LifeScan)
- Onetouch Ultra (LifeScan)
- Accu-Chek Komfort (Roche Diagnostics)
- Freestyle (Disetronic)
- Accu-Chek Compact (Roche Diagnostics)

TIPPS ZUR BLUTABNAHME

Es klingt vielleicht seltsam, aber ein »guter Bluter« zu sein, ist ein Vorteil, den nicht alle Menschen haben. Wenn Sie große Schwierigkeiten haben, aus Ihrem Finger ein paar Tropfen Blut zu bekommen, können die folgenden Tipps helfen:

➲ Bewegen Sie sich vor dem Test ein wenig oder nehmen Sie ein warmes Bad, um die Durchblutung anzuregen. Wenn nur Ihre Hände kalt sind, können Sie auch ein warmes Handbad nehmen.

➲ Lassen Sie die Arme locker kreisen oder schütteln Sie die Hände, um die Durchblutung anzuregen.

➲ Wenn Sie Ihre Lanzette justieren können, stellen Sie sie auf einen tieferen Stich ein. Es hat keinen Sinn, durch einen weniger tiefen Stich Schmerzen vermeiden zu wollen, wenn Sie das Stechen wiederholen müssen.

➲ Versuchen Sie nach dem Stechen nicht sofort, Blut aus dem Finger zu drücken. Halten Sie die Hand stattdessen unterhalb der Herzlinie, und entspannen Sie sich einen Moment.

➲ Als letzte Zuflucht können Sie es auch mit einem Gummiband versuchen, mit dem Sie das Blut am Finger stauen. Entfernen Sie das Band aber sofort nach dem Stechen.

Beobachten und messen

Teststreifen

Wenn Sie Ihren Blutzucker bis zu viermal am Tag messen müssen, sind die Teststreifen ein nicht unerheblicher Kostenfaktor, den im Normalfall jedoch Ihre Krankenkasse trägt. Die meisten Geräte funktionieren nur mit den jeweils dazugehörenden Teststreifen. Wenn Sie sich ein Messgerät aussuchen, sollten Sie sicherstellen, dass Sie die Teststreifen jederzeit nachkaufen können. Fragen Sie auch nach, ob Ihre Krankenkasse die vollen Kosten für die Teststreifen übernimmt; wenn Sie sich ein Gerät mit teureren Teststreifen ausgesucht haben, spielt Ihre Versicherung möglicherweise irgendwann einmal nicht mehr mit. Für manche Geräte brauchen Sie nur Standardteststreifen, v. a. für Geräte mit Farbabgleichsystem.

Machen Sie sich auch klar, dass Sie die Teststreifen nicht beliebig lange lagern können. Ist das Verfallsdatum abgelaufen, liefern sie ungenaue Werte. Sie können die Teststreifen in verschiedenen Packungsgrößen nachkaufen. Überlegen Sie sich, wie oft Sie die Streifen brauchen, bevor Sie z. B. eine 50er-Packung kaufen. Große Packungen sind zwar billiger als einzelne Teststreifen, sie nützen Ihnen aber nichts, wenn das Haltbarkeitsdatum der Streifen abgelaufen ist, bevor Sie sie benutzen konnten.

Das Diabetestagebuch

Vielen Blutzucker-Selbsttests liegt ein Tagebuch bei, in dem Sie Ihre Werte festhalten können. Das ist sehr wichtig für Sie. Im Prinzip ist das Aufschreiben der Werte sogar der eigentliche Zweck des Messens. Wenn Ihnen das mitgelieferte Tagebuch nicht liegt, können Sie auch selbst eines anlegen. Darin vermerken Sie zusätzliche Informationen, z. B. über Tabletten, Insulin oder andere Tests. Welche Form des Tagebuchs Sie auch immer benutzen – das Wichtigste ist, dass Sie Ihre Werte überhaupt aufschreiben, inklusive Datum und Uhrzeit des jeweiligen

---

SO STICHT ES SICH LEICHTER

Lanzetten sind zwar immer etwas unangenehm, aber mit den folgenden Tipps sticht es sich leichter:

➲ Benutzen Sie eine milde Seife und warmes Wasser, keinen Alkohol, bevor Sie sich stechen. So ist die Haut Ihrer Hände weniger trocken, und das Stechen – v. a. an derselben Stelle – fällt Ihnen leichter. Warmes Wasser regt überdies die Durchblutung an.

➲ Benutzen Sie eine justierbare Stechhilfe, bei der Sie die Tiefe des Stiches der Dicke Ihrer Haut anpassen können.

➲ Stechen Sie sich seitlich am Finger; dort befinden sich weniger Nervenenden und mehr Blutgefäße.

➲ Geben Sie abschließend etwas Feuchtigkeitslotion auf die Einstichstelle, um die Haut zu beruhigen und geschmeidig zu halten.

Tests. Auf diese Weise können Sie Ihren Blutzuckerspiegel am leichtesten überwachen. Sie werden selbst gewissermaßen zum Objekt einer kleinen wissenschaftlichen Studie. Verzeichnen Sie auch, ob Sie etwas Ungewöhnliches gegessen haben, wie viel Sport Sie getrieben haben, ob Sie sich wohl fühlen oder ob Sie unter Stress stehen. Auch andere besondere Vorkommnisse haben Einfluss auf Ihre Krankheit und gehören ins Diabetestagebuch: ob Sie sich über etwas besonders geärgert oder mit jemandem heftig gestritten haben, ob Sie Sex hatten oder anstrengende Alltagstätigkeiten verrichtet haben. Diese Informationen kann auch das beste Blutzuckermessgerät nicht für Sie speichern.

Nehmen Sie Ihr Diabetestagebuch bei Ihren Arztbesuchen immer mit. Ihr Arzt wird das Tagebuch wahrscheinlich nicht von vorne bis hinten lesen, aber wenn er eine bestimmte Frage im Zusammenhang mit Ihren Werten hat, könnte das Tagebuch wichtige Hinweise geben.

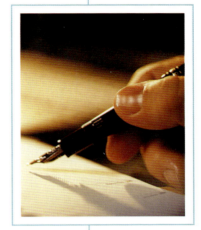

Sieben Schritte zum Erfolg

Um ihre Funktion zu erfüllen, müssen Blutzuckermessgeräte nicht nur genau, sondern auch konsequent sein. Wenn Ihre Werte also von den beim Arzt gemessenen Werten abweichen, sollten die Abweichungen wenigstens immer gleich sein. Um zuverlässige Ergebnisse zu bekommen, sollten Sie daher auf folgende Dinge achten:

① Kalibrieren Sie das Gerät. Die Teststreifen weichen in ihrer chemischen Zusammensetzung manchmal etwas voneinander ab. Da dies Ihre Testergebnisse beeinflusst, müssen Sie Ihr Messgerät vor Gebrauch auf die jeweiligen Streifen einstellen. Einige Geräte machen das automatisch, bei anderen müssen Sie selbst eine Kalibrierung vornehmen, wenn Sie neue Streifen benutzen. Entnehmen Sie dies der jeweiligen Packungsbeilage.

Beobachten und messen

2 Kontrollieren Sie die Streifen. Wenn Ihre Werte ungewöhnlich sind – täglich stark variieren oder nicht mit Ihrem Befinden übereinstimmen –, sind die Teststreifen vielleicht nicht in Ordnung. Kontrollieren Sie, ob das Haltbarkeitsdatum abgelaufen ist oder einzelne Packungen beschädigt wurden.

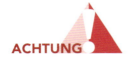

ACHTUNG

Ein weitere Fehlerquelle beim Blutzucker-Selbsttest ist, dass Sie zu wenig Blut aufgetragen haben oder das Blut durch Schweiß verdünnt ist. Achten Sie auch darauf, dass Sie die Teststreifen richtig lagern: Sie dürfen nicht feucht, nicht zu kalt und nicht zu warm sein.

3 Testen Sie Ihr Messgerät. Die Funktionen Ihres Messgeräts können Sie ab und zu mit einer speziellen Zuckerlösung überprüfen. Wenn das Gerät richtig kalibriert ist, sind die Ergebnisse vorhersagbar. Vielen Geräten liegt diese Zuckerlösung bei, Sie können sie jedoch auch in Apotheken kaufen.

4 Vergleichen Sie die Werte. Nehmen Sie Ihr Messgerät mit, wenn Sie das nächste Mal beim Arzt den Nüchtern-Blutzucker bestimmen lassen. Die Vollblutwerte Ihres Geräts sollten von den Plasmablutwerten nicht mehr als etwa 15 % abweichen.

5 Üben Sie Selbstkritik. Wenden Sie bei Ihrem Messgerät auch die richtige Technik an? Machen Sie vielleicht irgendwelche Fehler, die Ihre Ergebnisse beeinflussen? Sind Ihre Hände sauber? Berühren Sie den Teststreifen womöglich mit dem Finger? Saugen Sie das überschüssige Blut nicht mit den dafür vorgesehenen Materialien auf?

6 Kontrollieren Sie das Gerät. Vielleicht muss Ihr Messgerät auch nur einmal gründlich überholt werden. Geringe Wartung bedeutet nicht überhaupt keine Wartung. Folgen Sie bei der Reinigung der Gebrauchsanweisung Ihres Geräts, und achten Sie besonders auf die Öffnung für den Teststreifen. Kontrollieren Sie auch, ob die Batterien noch gut funktionieren.

7 Wenden Sie sich an den Hersteller. Wenn Ihre Ergebnisse nicht stimmen und Sie das Problem nicht alleine lösen können, sollten Sie sich an den Hersteller des Messgeräts wenden. In vielen Fällen tauschen die Hersteller die Geräte kostenfrei aus.

Technische Fortschritte

Die Entwicklung der Blutzucker-Selbsttests hat mittlerweile große Fortschritte gemacht; dennoch ist das Stechen unangenehm, wie sehr es auch zur Routine geworden sein mag. Die Hersteller versuchen schon seit langem, eine Lösung zu finden, und sind ihrem Ziel in letzter Zeit ein gutes Stück näher gekommen. Patienten müssen zwar nach wie vor regelmäßig messen, das Stechen findet jedoch weniger häufig statt und ist wesentlich weniger unangenehm.

Die Laserlanzette Anstatt den Finger mit einem nadelähnlichen Instrument einzuritzen, sind einige neuere Stechhilfen heute mit Laserstrahlen versehen. In den USA ist das Instrument unter dem Namen Personal Lasette auf dem Markt; es soll weniger schmerzhaft als die Standardlanzette sein, obwohl man es immer noch spürt, wenn der Laser in die Haut schneidet. Das Gerät hat jedoch auch Nachteile: Es ist relativ groß und zudem nicht ganz billig. Letzten Informationen zufolge kostet das Gerät bei uns etwa 1500 €.

Weniger empfindliche Einstichstellen Einige Messgeräte benötigen weniger Blut als den Tropfen, der aus Ihrem Finger tritt und den Sie mit einer Standardlanzette gewinnen. Dies ist u. a. neuartigen, saugfähigen Teststreifen zu verdanken, auf die man das Blut durch Berührung aufbringen kann. Da sich das Herausdrücken eines großen Tropfen Blutes erübrigt, kann das Blut auch an anderen, weniger empfindlichen Körperstellen, beispielsweise dem Unterarm, entnommen werden.

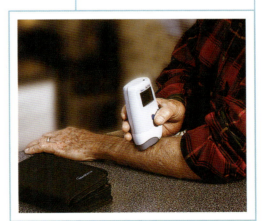

Einige Diabetesexperten vertreten die Meinung, dass dabei das Messergebnis weniger genau sei, doch Studien haben erwiesen, dass die Blutentnahme am Unterarm jedenfalls weniger schmerzhaft ist. Es ist jedoch im Allgemeinen auch schwieriger, am Unterarm überhaupt Blut zu entnehmen. Alles in allem stellen die saugfähigen Teststreifen also sicherlich eine gute Alternative dar, auch wenn sie am Finger verwendet werden.

Beobachten und messen

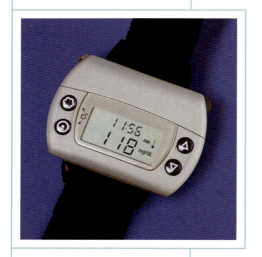

Stechfreie Messgeräte Am besten wäre es natürlich, das Stechen ganz zu vermeiden, und einige Messgeräte bewegen sich tatsächlich in diese Richtung. Es gibt Geräte, die den Blutzucker über einen Sensor am Handgelenk messen, der die Werte mithilfe eines schwachen elektrischen Impulses durch die Haut ermittelt. Andere Geräte benutzen dazu Schallwellen oder Chemikalien. Wieder andere Geräte bohren z. B. mithilfe von Lasern kleine Löcher in die Haut, die nicht größer sind als der Durchmesser eines Haares, um die Blutzuckerwerte anhand der Flüssigkeit um die Zellen herum zu messen. Noch können all diese Geräte jedoch normale Blutzuckermessgeräte nicht ersetzen, da sie etwa 20 Minuten brauchen, um ihre Werte zu errechnen – und in dieser Zeit kann sich der Blutzucker sehr verändern, v. a. wenn gegebene Medikamente zur Wirkung kommen. Die Geräte sind noch nicht ausgereift und deshalb auf dem hiesigen Markt bislang nicht erhältlich.

Implantate Eine der neuesten Techniken basiert darauf, dass ein kontinuierlicher Strom von Informationen über die Blutzuckerwerte mithilfe eines in die Haut implantierten Senders übertragen wird. 3 Tage lang liest das Gerät alle 5 Minuten die Werte ab und liefert damit ein zuverlässiges Bild der Blutzuckerwerte zwischen den normalen Messungen – auch wenn Sie schlafen. Diese Daten werden in den Computer Ihres Arztes eingespeist und helfen bei der Feinabstimmung Ihrer Behandlung. Wissenschaftler arbeiten derzeit auch an Implantaten, die länger im Körper bleiben können, ohne dass sie vom Immunsystem abgestoßen werden. Wenn es dann auch möglich wäre, über diese Geräte Insulin zuzuführen, könnten sie eines Tages vielleicht sogar die Bauchspeicheldrüse ersetzen.

Höhen und Tiefen – wie Sie mit Ausrutschern fertig werden

Blutzucker-Selbsttests wären nicht so oft nötig, wenn der Blutzuckerspiegel nicht schwanken würde. Herauszufinden, warum er schwankt, ist die wichtigste Maßnahme, um ihn unter Kontrolle zu bringen.

Nahrung als Blutzuckerquelle

Glukose aus der Nahrung erhöht den Blutzucker etwa innerhalb einer Stunde nach einer Mahlzeit. Wie hoch oder schnell er steigt, hängt davon ab, was und wie viel Sie essen – und wie insulinresistent Sie sind. Blutzuckertests helfen Ihnen dabei, herauszufinden, wie Sie auf bestimmte Nahrungsmittel reagieren.

➲ **Passen Sie Ihren Speiseplan an.** Wenn der Speiseplan, den Sie gemeinsam mit Ihrem Arzt oder Ernährungsberater erarbeitet haben, den Blutzucker nicht effizient genug unter Kontrolle bringt, sollten Sie einen neuen aufstellen. Sie nehmen vielleicht bei einer Mahlzeit zu viele Kalorien oder zu viel Zucker und Stärke zu sich, die den Blutzuckerspiegel schneller als andere Nahrungsmittel erhöhen. Eine Blutzuckerkontrolle nach

---

SOFORTMASSNAHMEN BEI UNTERZUCKERUNG

Sollten Sie bei einem Test feststellen, dass Ihr Blutzucker unter 70 mg/dl liegt, ist Ihr Blutzuckerspiegel zu niedrig, und die Gefahr einer Unterzuckerung (Hypoglykämie) droht. Warten Sie nicht auf Symptome wie geistige Verwirrtheit, Herzrasen, Schweißausbrüche und Doppelbilder, bevor Sie handeln – ergreifen Sie die folgenden Maßnahmen sofort:

Essen Sie etwas. Nehmen Sie umgehend etwa 10–15 g schnell wirkende Kohlenhydrate zu sich, um schnellstmöglich Glukose in Ihr Blut zu bringen, beispielsweise:

- 1 Täfelchen Traubenzucker
- 2 EL Rosinen
- ½ Glas (etwa 0,1 l) eines normalen, nicht zuckerfreien Colagetränks
- ½ Glas (etwa 0,1 l) Fruchtsaft

Ruhen Sie sich aus. Entspannen Sie sich 15 Minuten lang, während die Kohlenhydrate wirken.

Messen Sie den Blutzucker. Führen Sie einen zweiten Test durch, um zu sehen, ob die Werte wieder normal sind. Liegen sie immer noch unter 70 mg/dl, essen Sie noch etwas und ruhen Sie sich erneut aus. Sind die Werte wieder akzeptabel, die nächste Mahlzeit aber erst in einer Stunde fällig, sollten Sie eine kleine Zwischenmahlzeit einlegen.

---

den Mahlzeiten deckt versteckte Mechanismen auf und hilft Ihnen bei der Aufstellung eines angemessenen Speiseplans.

➲ **Seien Sie konsequent.** Regelmäßige Blutzuckertests helfen Ihnen auch bei der Auswahl der richtigen Lebensmittel. Versuchen Sie, diese Lebensmittel immer in der gleichen Menge und immer zur gleichen Tageszeit zu essen. Je mehr Kontrolle Sie über die Glukose haben, die in Ihren Körper gelangt, desto vorhersagbarer sind die Schwankungen Ihres Blutzuckerspiegels.

Beobachten und messen

➲ **Trinken Sie möglichst wenig Alkohol.** Wenn Sie Alkohol trinken, dann nur zu den Mahlzeiten. Alkohol senkt den Blutzuckerspiegel und erhöht das Risiko einer Unterzuckerung. Cocktails wiederum enthalten oft viel Zucker und Kalorien.

➲ **Ziehen Sie Medikamente in Betracht.** Wenn Sie Ihren Blutzuckerspiegel durch Ernährung und Bewegung alleine schlecht in den Griff kriegen, sollten Sie eine medikamentöse Behandlung in Betracht ziehen. Es kommen oral einzunehmende Antidiabetika wie z. B. Acarbose infrage.

Sport verheizt Glukose

Muskeltätigkeit heizt den Motor des Körpers an und treibt den Energieverbrauch in die Höhe. Das Ergebnis: Der Blutzuckerspiegel sinkt, wenn Sie körperlich aktiv sind. Das ist generell eine gute Sache, und die Blutzuckerüberwachung kann Ihnen dabei helfen, Sport strategisch dazu zu nutzen, den Blutzuckerspiegel zu senken. Sprechen Sie mit Ihrem Arzt darüber, wie Sport in Ihre Diabetestherapie einfließen kann.

➲ **Passen Sie Ihre Medikamente an.** Anstrengender Sport kann den Blutzuckerspiegel für Stunden senken – manchmal sogar für 1–2 Tage. Wenn Sie engmaschige Blutzuckerkontrollen durchführen und Insulin brauchen, kann es sein, dass Sie nach dem Sport weniger Insulin spritzen sollten, um eine Unterzuckerung zu vermeiden. Besprechen Sie auch dies mit Ihrem Arzt.

➲ **Tanken Sie vorher auf.** Wenn Sie intensiv trainieren wollen, können Sie Ihre Reserven früher auffüllen oder weniger Insulin spritzen, um sicherzustellen, dass Ihnen beim Sport genug Glukose zur Verfügung steht. Planen Sie den Sport 1–2 Stunden nach einer Mahlzeit ein, dann ist der Blutzuckerspiegel in der Regel am höchsten.

➲ **Füllen Sie die Reserven hinterher wieder auf.** Wenn Sie hart trainiert haben, sollten Sie innerhalb der nächsten 24 Stunden mehr essen, damit der Blutzuckerspiegel nicht in den gefährlichen Unterzuckerbereich absinkt.

◗ **Benutzen Sie Sport als Medizin.** Wenn Sie Insulin spritzen und durch regelmäßige Kontrollen wissen, wie Sport Ihren Blutzucker beeinflusst, kann der Sport die Insulinspritzen möglicherweise sogar ersetzen – insbesondere als Mittel, um den Blutzucker gegebenenfalls zu senken. Dies sollten Sie jedoch auf jeden Fall mit Ihrem Arzt absprechen.

◗ **Machen Sie sich auf das Unerwartete gefasst.** Einige Sportarten – Gewichtheben z. B. – setzen Glukose in den Muskeln frei und erhöhen so den Blutzuckerspiegel. Ihr Arzt berät Sie gerne, wie Sie die Insulingaben und die übrige Therapie entsprechend anpassen.

Insulin – Feinabstimmung der Kontrolle

Wenn Sie insulinpflichtig sind, müssen Sie den Blutzuckerspiegel zwar möglichst niedrig halten, doch wenn er unter ein bestimmtes Niveau sinkt, kann eine Unterzuckerung drohen. Eine Hypoglykämie kann ebenfalls auftreten, wenn Sie sich nicht zum richtigen Zeitpunkt spritzen. Auch hier hilft eine regelmäßige Blutzuckerkontrolle.

◗ **Spritzen Sie rechtzeitig, um Spitzen zu vermeiden.** Patienten, die regelmäßig (mittellang oder lang wirksames) Insulin spritzen, tun dies im Allgemeinen etwa 30–45 Minuten vor einer Mahlzeit. Wenn aus der Blutzuckerkontrolle jedoch hervorgeht, dass der Blutzuckerspiegel entweder vor oder etwa eine Stunde nach dem Essen sehr hoch ist, sollte zwischen der Mahlzeit und der Spritze mehr Zeit liegen, damit das Insulin besser wirken kann. Einen ähnlichen Effekt hat auch körperliche Bewegung. Diese Empfehlung gilt nicht für Patienten, die kurz wirksames Insulin spritzen, das nur 15 oder weniger Minuten vor einer Mahlzeit verabreicht wird.

◗ **Warten Sie bei niedrigen Werten.** Wenn Ihr Blutzucker 30–45 Minuten vor dem Essen eher niedrig ist, sollten Sie auch mit der Insulinspritze warten. Auch diese Empfehlung gilt nicht für Patienten, die kurz wirksames Insulin spritzen.

◗ **Legen Sie Zwischenmahlzeiten ein.** Wenn Sie auf Insulinspritzen häufiger mit Unterzucker reagieren, sollten Sie vormittags und nachmittags jeweils eine kleine Menge an Kohlenhydraten zu sich nehmen (z. B. eine Hand voll Rosinen), um den Blutzuckerspiegel konstant zu halten. Vielleicht empfiehlt Ihnen Ihr Arzt aber auch eine Änderung der Insulintherapie.

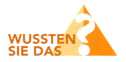

WUSSTEN SIE DAS?

Während die meisten Sportarten den Blutzucker senken, können einige Formen von körperlichem Stress (Krankheiten oder auch ein Sonnenbrand) ihn erhöhen. Schützen Sie sich mit Sonnencremes, v. a. wenn Sie bestimmte Diabetesmedikamente nehmen – sie können Ihre Haut empfindlicher machen.

Beobachten und messen

Sie sind krank – und Ihr Blutzucker ist hoch

Eine Krankheit, z. B. eine Erkältung, kann den Blutzucker in die Höhe treiben, da eventuell Hormone freigesetzt werden, die als Insulingegenspieler fungieren und die Glukosespeicher in Muskeln und Leber »anzapfen«. Natürlich ist es am wichtigsten, die Krankheit selbst auszukurieren, aber Sie sollten auch ein Auge auf Ihren Blutzuckerspiegel haben.

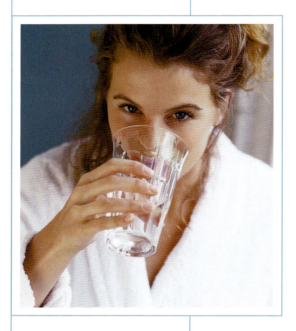

➲ **Trinken Sie viel.** Wenn der Blutzuckerspiegel ungewöhnlich hoch ist, arbeiten Ihre Nieren meist härter und produzieren mehr Urin. Als Folge des starken Harndrangs könnten Sie dehydrieren. Trinken Sie deshalb etwa halbstündlich mindestens ein Glas Wasser.

➲ **Vermeiden Sie Anstrengung.** Obwohl Sport den Blutzuckerspiegel senkt, gibt es auch Sportarten, die Glukose aus den Muskeln freisetzen. Wie dem auch sei – es ist auf jeden Fall wichtiger, dass Sie sich ausruhen, um Ihre momentane Erkrankung zu bekämpfen.

➲ **Ziehen Sie zusätzliches Insulin in Betracht.** Wenn Sie insulinpflichtig sind, sollten Sie sich mit Ihrem Arzt absprechen, ob Sie häufiger oder mehr Insulin spritzen müssen.

Das Morgenphänomen

Man sollte glauben, dass der Blutzuckerspiegel morgens am niedrigsten ist. Schließlich haben Sie ja die ganze Nacht nichts gegessen. Oft ist der Blutzucker morgens jedoch relativ hoch. Das liegt daran, dass Ihre innere Uhr insulinhemmende Hormone freisetzt, damit Sie zu Beginn des Tages mehr Energie zur Verfügung haben. Das ist ein ganz natürlicher Prozess. Wenn sich durch Tests allerdings herausstellen sollte, dass der Blutzucker morgens dramatisch hoch ist, sollten Sie sich mit Ihrem Arzt besprechen, ob Gegenmaßnahmen notwendig sind.

➲ **Spritzen Sie Insulin spätabends.** Wenn Sie abends Insulin spritzen, sollten Sie dies erst kurz vor dem Schlafengehen tun, um den Blutzucker die ganze Nacht über konstant zu halten.

➲ **Lassen Sie das Betthupferl aus.** Essen Sie abends weniger, damit Sie morgens nicht zu viel Glukose im Blut haben. Schränken Sie auch das Frühstück ein.

➲ **Treiben Sie am Abend Sport.** Da die blutzuckersenkende Wirkung von Sport viele Stunden anhalten kann, eignet sich auch ein gemäßigtes Bewegungsprogramm nach dem Abendessen zur Blutzuckerkontrolle.

Das Bild abrunden

Die Selbsttests verraten Ihnen nicht alles. Jede Messung zeigt Ihnen nur, wie hoch Ihr Blutzucker zu diesem speziellen Zeitpunkt war. 10 Minuten später kann er schon wieder ganz anders aussehen. Es ist wie bei einem Aufzug, der in einem ganz bestimmten Moment auf einem ganz bestimmten Stockwerk hält. Ihnen liegt aber nur daran sicherzustellen, dass er sich überhaupt nur zwischen einer begrenzten Anzahl von Stockwerken bewegt. Um ein Gesamtbild Ihres Blutzuckers zu erhalten, sollten Sie einige zusätzliche Tests durchführen lassen.

Der HbA_{1C}-Wert Dieser Test zeigt an, wie Ihre Blutzuckerwerte über einen Zeitraum von 2–3 Monaten hinweg waren. Wenn Sie insulinpflichtig sind, empfiehlt Ihr Arzt Ihnen wahrscheinlich, diesen Test alle 3 Monate durchführen zu lassen; wenn Sie kein Insulin brauchen, reicht eine etwa sechsmonatige Kontrolle.

Der Test liefert Langzeitergebnisse, weil er nicht nur den Blutzucker an sich misst, sondern die Reaktion des Blutzuckers mit dem Farbstoff der roten Blutkörperchen (Hämoglobin). Die Substanz Hämoglobin ist für den Transport des Sauerstoffs und den Abtransport des Kohlendioxids im Blut zuständig. Die roten Blutkörperchen haben eine Lebensdauer von etwa 4 Monaten; in dieser Zeit lagert sich an das Hämoglobin allmählich Glukose an. Die Menge an Glukose im Hämoglobin zeigt an, wie hoch der Blutzucker während der Lebensdauer der roten Blutkörperchen generell war (siehe dazu auch S. 51 f.).

Achtung: Da sich die Glukose nur sehr langsam mit dem Hämoglobin verbindet, deckt der Test keine Blutzuckerschwankungen auf. Mit anderen Worten: Die Messung des HbA_{1C}-

Beobachten und messen

Werts allein reicht nicht aus. Aber zusammen mit einer regelmäßig zu Hause durchgeführten Blutzuckerkontrolle liefert er ein recht zuverlässiges Bild des Gesamt-Blutzuckerspiegels und damit auch über die Einstellungsqualität Ihrer Therapie.

Der HbA_{1C}-Wert wird in Prozent gemessen und liegt in der Regel zwischen 4 und 13. Der empfohlene HbA_{1C}-Wert liegt bei etwa 7 %. Natürlich sollten Sie die Werte auf jeden Fall mit Ihrem Arzt besprechen: Die unterschiedlichen Labors messen den HbA_{1C}-Wert im Allgemeinen auch unterschiedlich, das Ergebnis kann also schwanken. In Amerika sind mittlerweile sogar HbA_{1C}-Wert-Messgeräte für zu Hause auf dem Markt; erkundigen Sie sich auch darüber bei Ihrem Hausarzt.

Der Fruktosamintest Ebenso wie durch die Messung des HbA_{1C}-Werts kann man auch anhand des Fruktosamintests erkennen, wie viel Blutzucker sich in den einzelnen Komponenten des Blutes angesammelt hat. Dieser Test basiert jedoch auf Proteinen, hauptsächlich auf einem Eiweiß namens Albumin.

Der Fruktosamintest wird nicht so häufig durchgeführt wie die Messung des HbA_{1C}-Werts, da die Tests sich sehr ähneln. Es gibt jedoch einen wichtigen Unterschied: Der Fruktosamintest misst den Blutzucker der letzten 2–3 Wochen. Als mittelfristiger Test zwischen Blutzucker-Selbstkontrollen und der Messung des HbA_{1C}-Werts eignet er sich also sehr gut. Ihr Arzt empfiehlt Ihnen diesen Test möglicherweise, wenn Sie neu eingestellt werden oder wenn Sie schwanger sind.

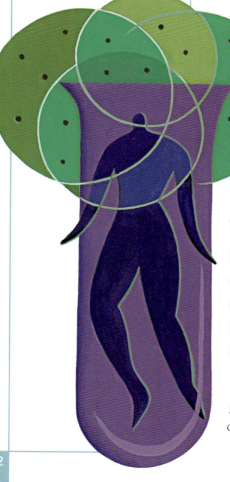

Vier weitere wichtige Tests

Die Blutzuckerkontrolle ist ein sehr wichtiger Teil der Diabetesbehandlung; sie ist jedoch nicht das einzige Instrument, das Ihnen zur Verfügung steht. Die folgenden vier Tests sagen viel über Ihre Krankheit – und Ihre Gesundheit – aus.

Azetongehalt des Urins Wenn die Selbstkontrolle ergibt, dass Ihre Blutzuckerwerte über 240 mg/dl liegen, droht die Gefahr einer Ketoazidose; dabei verbrennen die »ausgehungerten« Zellen statt Glukose Fett und setzen saure Ketonkörper im Blut frei. Ein Azetontest des Urins, den Sie zu Hause durchführen können, zeigt an, ob Sie saure Ketonkörper im Blut haben. Auch bei Symptomen wie beschleunigter Atmung, Übelkeit, Erbrechen, Fieber oder Bauchschmerzen sollten Sie einen Azetontest durchführen. Die Ketoazidose tritt v. a. bei Typ-1-Diabetespatienten auf und kann sehr gefährlich werden. Wenn der Test positiv ausfällt, rufen Sie umgehend Ihren Arzt an.

Blutfettwerte Ihre Fettwerte sollten Sie mindestens einmal im Jahr bestimmen lassen, weil vermehrte Fette im Blut auch das Risiko einer Herzerkrankung erhöhen. Da Diabetespatienten von vornherein ein beträchtlich höheres Risiko tragen, am Herzen zu erkranken, ist es bei ihnen natürlich besonders wichtig, dass die Fettwerte im Normbereich liegen (siehe auch Kasten S. 84):

> **DER TESTFAHRPLAN**
> Um Ihren Diabetes und die möglichen Spätfolgen optimal zu kontrollieren, sollten Sie regelmäßig die folgenden Werte messen lassen:
>
> **Bei jedem Arztbesuch**
> ■ Blutdruck
>
> **Einmal jährlich**
> ■ Fettwerte (Cholesterin und Triglyzeride)
> ■ Pupillenerweiterung der Augen
> ■ Mikroalbumin im Urin
>
> **Alle 3–6 Monate**
> ■ HbA_{1C}-Wert
>
> **Auf Empfehlung des Arztes**
> ■ Fruktosaminwerte

▶ **Das »schlechte« LDL-Cholesterin** Diese wächserne Substanz kann sich an den Gefäßwänden ablagern und dort verhärten; die Ablagerungen behindern dann den Blutfluss und verursachen im schlimmsten Fall einen Herzinfarkt oder einen Schlaganfall. Wenn Sie Diabetes haben, sollte Ihr LDL-Cholesterinwert 100 mg/dl nicht übersteigen.

▶ **Das »gute« HDL-Cholesterin** Diese positive Form des Cholesterins hilft dem Körper dabei, das schlechte Cholesterin von den Gefäßwänden zur Leber und anschließend aus dem Körper zu transportieren. Ein hoher HDL-Cholesterinspiegel ist gut. Bei einem Cholesterintest sollte also unbedingt das Verhältnis von LDL- zu HDL-Cholesterin bestimmt werden. Der HDL-Cholesterinwert sollte bei Männern höher als 35 mg/dl und bei Frauen höher als 45 mg/dl sein.

▶ **Triglyzeride** Das meiste Fett, das wir zu uns nehmen, besteht aus Triglyzeriden; sie werden vom Körper als Energiereserven gespeichert – oder lagern sich an den Gefäßwänden ab. Die Werte sollten 200 mg/dl nicht übersteigen.

Beobachten und messen

Blutdruck Dieser Test dürfte Ihnen bereits vertraut sein – und sollte jedes Mal durchgeführt werden, wenn Sie Ihren Arzt besuchen. Der Blutdruck zeigt an, wie schwer das Herz arbeiten muss, um das Blut durch den Körper zu pumpen. Wenn Sie unter Bluthochdruck leiden, arbeitet Ihr Herz schwerer, als es eigentlich sollte, und übt zu viel Druck auf die Blutgefäße aus. Die Spätfolgen von Bluthochdruck ähneln denen des Diabetes: Schädigungen der Nieren, Nerven und Augen. Diabetespatienten sollten einen Blutdruck von nicht mehr als 130/85 mmHg haben; der erste Wert bezieht sich auf die Kraft, die das Herz auf die Wände der Blutgefäße ausübt, wenn es sich zusammenzieht (auch systolischer Wert genannt), der zweite auf den Restdruck in den Gefäßen zwischen den einzelnen Herzschlägen (auch diastolischer Wert genannt). In vielen Fällen kann für Bluthochdruck keine organische Ursache gefunden werden; er sollte jedoch auf jeden Fall vom Arzt abgeklärt werden.

ORIENTIERUNGSWERTE

Idealer Blutzucker vor dem Essen: ...... 80–120 mg/dl
Idealer Blutzucker vor dem Schlafen: ... 100–140 mg/dl
Unterzuckergrenze: .... 70 mg/dl
Grenzwert für einen Azetontest: .... 240 mg/dl
Idealer HbA_{1C}-Wert: .... 7% oder niedriger
LDL-Cholesterin .... 100 mg/dl oder weniger
HDL-Cholesterin (Männer): ...... 35 mg/dl oder höher
HDL-Cholesterin (Frauen): .... 45 mg/dl oder höher
Triglyzeride: .... weniger als 200 mg/dl
Blutdruck: .... 130/85 mmHg oder niedriger

Mikroalbumin im Urin Durch diesen Test kann sehr früh eine Schädigung der Nieren aufgespürt werden – leider eine häufige Komplikation bei Diabetes. Er deckt minimalste Mengen des Proteins Albumin auf, das normalerweise im Blut verbleibt, sich jedoch im Urin ansammelt, wenn die Nieren Probleme beim Abtransport der Schadstoffe haben. Wenn Sie Typ-2-Diabetes haben, sollten Sie zuerst bei der Diagnose und dann einmal im Jahr einen Mikroalbumintest durchführen lassen. Wenn Sie Typ-1-Diabetiker sind und die Pubertät schon hinter sich hatten, als die Diagnose gestellt wurde, können Sie mit diesem Test 5 Jahre warten, da es eher unwahrscheinlich ist, dass Sie bereits in früheren Jahren unbemerkt einen Nierenschaden erlitten haben. Ein positives Testergebnis macht möglicherweise die Einnahme eines blutdrucksenkenden Mittels notwendig, da Bluthochdruck die Arterien, die zu den Nieren führen, verengen und die sensiblen Gefäße in den Nieren beschädigen kann.

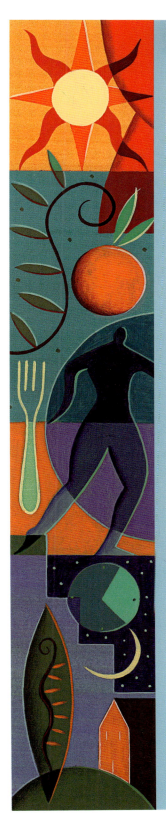

PATIENTENGESCHICHTE

DEN TEST BESTEHEN

In der Familie von Luise H. (41) hat es schon öfter Fälle von Diabetes gegeben. Sie wusste also, dass sie gefährdet war, selbst an Diabetes zu erkranken. »Als ich bemerkte, dass ich häufiger als gewöhnlich zur Toilette musste und aus unbestimmtem Grund oft müde war, ließ ich mir einen Termin beim Arzt geben«, so Luise H. aus Hildesheim. Luise, damals 37, war nicht überrascht, als der Arzt Typ-2-Diabetes diagnostizierte; sie bekam ein blutzuckersenkendes Medikament verschrieben – und eine Lebensumstellung.

Nach einigem Suchen im Internet erfuhr Luise vom HbA_{1C}-Test. »Mein Arzt hatte mir nichts darüber erzählt. Also fragte ich ihn danach.« Für Luise ist der Test seitdem eines der wichtigsten Kontrollinstrumente ihres Diabetes.

Ihr erster Wert lag bei irritierenden 8,9%, also weit über den empfohlenen 7%. »Dies ließ erahnen, dass ich durch Medikamente allein meinen Diabetes nicht in den Griff bekommen würde«, sagt Luise. Sie hatte die einschneidenden und gefährlichen Spätfolgen bei ihrer Mutter miterlebt und war entschlossen, ihre Krankheit zu besiegen. Sie führte weiterhin täglich Blutzucker-Selbsttests durch und konzentrierte sich auf die Verbesserung ihres HbA_{1C}-Werts. »Ich begann, meine Ernährung ernsthafter umzustellen und auch konsequenter, als ich dies bisher getan hatte, Sport zu treiben.«

Einstmals bekennende Stubenhockerin, trainierte sie nun täglich auf dem Fahrradergometer und wechselte Tage im Sportstudio mit Tagen ab, an denen sie 30-minütige Walkingeinheiten absolvierte. Sie warf auch einen kritischen Blick auf die Kalorienzahl, die sie täglich durch Lebensmittel wie beispielsweise Bohnen und Reis zu sich nahm, und kam zu der Ansicht, dass sie sie etwas einschränken müsse.

»6 Monate später war mein HbA_{1C}-Wert bereits auf motivierende 5,7% gesunken. Das ist sogar besser als der Normwert!«, sagt Luise. »Ich lasse den Test jetzt alle 6 Monate machen, und er bestärkt mich immer weiter in meinen Anstrengungen.«

Luise kann den HbA_{1C}-Test also wärmstens empfehlen. »Jedes Mal, wenn ich erfahre, dass jemand Diabetes hat, frage ich nach dem HbA_{1C}-Wert. Ich glaube, viele Diabetiker wissen gar nicht, dass es diesen Test gibt.« Auch ihr Ehemann lässt sich mittlerweile testen. Er ist ebenfalls Diabetiker. »Bei uns zu Hause liegen überall Blutzuckertabellen herum«, sagt Luise. »Es gibt inzwischen so viele hilfreiche und preiswerte Instrumente, um die Krankheit Diabetes in den Griff zu bekommen. Wir müssen sie nur benutzen.«

4

Diabetes und Ernährung

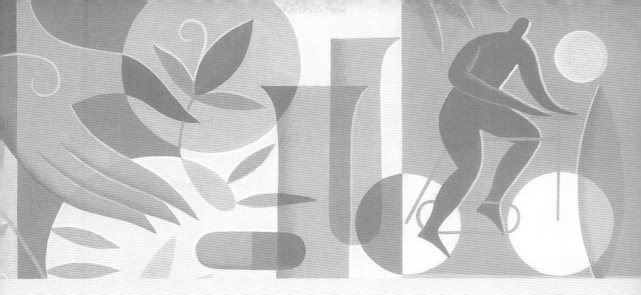

Das A und O bei Diabetes ist die Ernährung – die Quelle des Blutzuckers. Dass Sie Diabetes haben, bedeutet nicht, dass Sie künftig auf Ihre Lieblingsgerichte oder auf Süßes verzichten müssen. Es bedeutet nur, dass Sie auf Ausgewogenheit achten müssen. Mit einem individuell auf Sie abgestimmten Speiseplan können Sie Kalorien sparen, das Gewicht kontrollieren und den Blutzuckerspiegel senken. Strategien wie der Austausch von Nahrungsmitteln oder das Zählen von Kohlenhydraten helfen Ihnen bei der Auswahl der richtigen Lebensmittel.

Diabetes und Ernährung

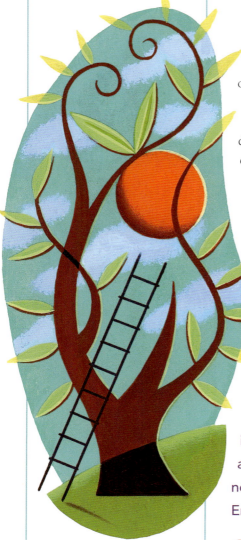

Die Tatsache, dass die Ernährung eine Schlüsselrolle bei Diabetes spielt, überrascht wenig. Schließlich beziehen wir den Zucker ja aus der Nahrung, also ist es auch logisch, dass die Nahrung Einfluss auf die Höhe des Blutzuckerspiegels hat. Sie ist jedoch nicht eigentlich das Problem, sondern eher Teil der Lösung.

Nahrung also als Medizin? Ganz sicher. Die richtige Ernährung ist eine so effektive Medizin, dass sie den Verlauf des Typ-2-Diabetes wesentlich bestimmt. Mit der richtigen Ernährung können Insulin und andere Medikamente reduziert oder vielleicht sogar ganz weggelassen werden. Bei Typ-1-Diabetes beugt sie zahlreichen Spätfolgen vor.

Glücklicherweise muss Ihre Nahrung nicht auch wie Medizin schmecken. Sie täuschen sich, wenn Sie glauben, dass eine Diabetesdiät einfalls- und geschmacklos sein muss. Eine gesunde Ernährung für Diabetiker unterscheidet sich in der Tat kaum von der gesunden Ernährung für Nichtdiabetiker. Viele Jahre lang befürworteten Ärzte eine zuckerarme Diabetesdiät; inzwischen hat sich durch wissenschaftliche Studien herausgestellt, dass Zucker gar nicht das eigentliche Problem ist. Mittlerweile hat sich eine Diabetesdiät etabliert, die den Speiseplan kaum einschränkt. Die Betonung liegt jetzt – wie bei einer ganz normalen Kost auch – auf der Ausgewogenheit der Mahlzeiten.

Ihr Ernährungsfahrplan

Wie ernährt man sich bei Diabetes am besten? Ziel ist es, den Blutzucker zu regulieren und gleichzeitig alle für die Gesundheit wichtigen Nährstoffe aufzunehmen. Dies hängt jedoch von vielen Faktoren ab. Entwickeln Sie Ihre persönliche Ernährungsstrategie.

➲ Besprechen Sie sich mit einem Ernährungsberater. Ihr Arzt kann Ihnen einen kompetenten Ernährungsberater empfehlen, der Ihre jetzigen Ernährungsgewohnheiten unter die Lupe nimmt und sich ansieht, was, wann und wie viel Sie essen. Doch keine Angst: Er wird Sie nicht gleich mit einer langen Liste von Einschränkungen überfallen. Im Gegenteil – Sie werden sich in Zukunft bestimmt flexibler ernähren. Wenn Sie sich beispielsweise bisher hauptsächlich von Kohlenhydraten ernährt haben, die den Blutzuckerspiegel stark erhöhen, wird Ihnen der Ernährungsberater diese Lebensmittel nicht strikt verbieten – er wird sie möglicherweise nur anders verteilen.

Viele Krankenversicherungen bieten ihren Mitgliedern kostenlose Ernährungsberatung an. Nach der Diagnose Diabetes sollten Sie dieses Angebot unbedingt wahrnehmen. Die Kurse bestehen aus vier bis zwölf Einheiten, was in der Regel ausreicht, um einen fundierten Ernährungsfahrplan aufzustellen. Diesen Plan können Sie und Ihr Arzt im Lauf der Zeit immer feiner auf Ihre Therapie abstimmen.

➲ **Führen Sie ein Ernährungstagebuch.** Bevor Sie das erste Mal zum Ernährungsberater gehen, sollten Sie mindestens eine Woche lang akribisch genau alles aufschreiben, was Sie essen. Notieren Sie auch, wo Sie gegessen und was Sie zu diesem Zeitpunkt sonst noch getan haben. Dies kann Ihrem Ernährungsberater Hinweise darauf geben, warum Sie essen. Wenn Sie sich z. B. oft mit Kollegen nach der Arbeit treffen, wird Ihnen Ihr Ernährungsberater diesen wichtigen sozialen Kontakt nicht verbieten – er wird aber wahrscheinlich vorschlagen, dass Sie dabei Salzstangen statt Erdnüsse knabbern. Das Ernährungstagebuch hilft jedoch auch Ihnen: Sie werden bewusster essen und Ihre Ernährung leichter umstellen können.

Als Tagebuch bietet sich ein kleiner Notizblock an, den Sie immer bei sich tragen können, um alles sofort aufzuschreiben. Sie können auch einen kleinen digitalen Terminplaner dafür benutzen. Wenn Sie Ihre Eintragung einmal nicht sofort machen können, sollten Sie dies abends nachholen.

➲ **Beziehen Sie Ihre Blutzuckerwerte mit ein.** Zeigen Sie Ihrem Ernährungsberater auch Ihre Notizen über die täglichen Blutzuckerwerte, damit er sie mit Ihren Ernährungsgewohnheiten vergleichen kann. Beim Vergleich wird sich herausstellen, wie sehr sich Ihr Blutzucker nach einer Mahlzeit erhöht, und daran wiederum wird sich Ihr Ernährungsfahrplan orientieren. Einige Diabetiker kommen mit drei ausgewogenen Mahlzeiten am Tag und weniger Süßigkeiten zurecht; andere brauchen einen detaillierteren Speiseplan mit der genauen Anzahl der Kalorien und Kohlenhydrate sowie mit der Angabe, wie viel sie wovon essen sollten.

Diabetes und Ernährung

➲ **Führen Sie alles zusammen.** Wenn Sie all diese Informationen zusammengetragen haben, kann Ihnen Ihr Ernährungsberater bestimmte Lebensmittel empfehlen. Bei einem detaillierten Ernährungsplan spielen jedoch auch noch andere Faktoren eine Rolle:

▶ **Gewicht** Je mehr Übergewicht Sie haben, desto umsichtiger und bewusster sollten Sie sich ernähren.
▶ **Sport** Nach dem Sport sinkt der Blutzuckerspiegel in der Regel; wie viele Kalorien Sie zu sich nehmen, hängt demnach davon ab, wie viel und wann Sie sich bewegen.
▶ **Insulingaben** Wenn Sie Diabetes Typ 1 haben, sollten die Mahlzeiten auf Ihre Insulinspritzen abgestimmt sein. Wenn Sie insulinpflichtiger Typ-2-Diabetiker sind, müssen auch Sie das Insulin neben den anderen Faktoren (Gewicht und Bewegung) bei der Planung der Mahlzeiten in Betracht ziehen.
▶ **Medikamente** Auch Ihre Arzneimittel, was, wie viel und wann Sie sie nehmen, beeinflussen Ihre Ernährung. Wenn Sie Diabetes Typ 2 haben, kann es sogar Ziel Ihres Ernährungsplans sein, ganz auf Medikamente zu verzichten.
▶ **Besonderheiten** Teilen Sie Ihrem Ernährungsberater auch andere Untersuchungsergebnisse mit (z. B. Cholesterinwerte, Blutdruck, Mikroalbumin). Wenn Sie bereits an einem hohen Cholesterinspiegel, an Bluthochdruck oder einer Schädigung der Nieren leiden, sollte auch Ihr Ernährungsfahrplan darauf abgestimmt werden, z.B. durch eine Reduzierung von gesättigten Fettsäuren, Salz oder Eiweiß.

➲ **Seien Sie konsequent.** Der Blutzucker bleibt konstanter, wenn Sie immer ungefähr zur gleichen Tageszeit die gleiche Menge und die gleiche Zusammenstellung an Nahrungsmitteln essen. Kleinere Sünden dadurch auszugleichen, dass Sie sich an anderen Tagen besonders bewusst ernähren, funktioniert bei Diabetes nicht; je willkürlicher die Essgewohnheiten sind, desto mehr schwankt der Blutzucker. Versuchen Sie stattdessen, einen Ernährungsplan aufzustellen, mit dem Sie auch leben können.

➲ **Haben Sie Erfolg?** Die tägliche Blutzucker-Selbstkontrolle zeigt Ihnen und Ihrem Arzt, wie gut Sie den Diabetes mit einer ausgewogenen Ernährung in den Griff bekommen. Anschließend können Sie Ernährungsplan, Bewegung, Insulingaben und andere Variablen an Ihre Bedürfnisse angleichen. Wenn Sie Typ-2-Diabetiker sind und Ihren Blutzuckerspiegel durch Ernährung und Bewegung allein nicht kontrollieren können, sollten Sie Insulin oder andere Medikamente in Betracht ziehen. Falls Sie Gewicht und Blutzucker gut unter Kontrolle haben, können Sie auf Insulin und Tabletten möglicherweise sogar verzichten.

Kalorien sind wichtig!

Wenn Sie Diabetes Typ 2 haben, ist es nicht nur wichtig, was Sie essen, sondern auch wie viel. Denn wahrscheinlich ist das wichtigste Ziel Ihres Ernährungsplans die Gewichtsreduzierung. Um dies zu erreichen, empfiehlt Ihnen Ihr Ernährungsberater eine Gesamtkalorienzahl, an die Sie sich täglich halten sollten.

Die Gewichtskontrolle basiert im Wesentlichen auf einem einfachen Gesetz: Um Ihr derzeitiges Gewicht zu halten, dürfen Sie nur so viel Energie in Form von Kilokalorien aufnehmen, wie Sie auch verbrennen. Wenn Sie abnehmen wollen, sollten Sie entweder weniger Kalorien aufnehmen oder mehr verbrennen – oder beides.

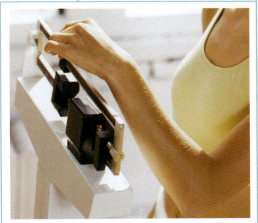

Abzunehmen ist für Typ-2-Diabetiker deshalb so wichtig, weil die Zellen mit zunehmendem Gewicht auch immer insulinresistenter werden. Wenn Sie überflüssige Pfunde abbauen, werden die Zellen auch wieder empfänglicher für Insulin; sie können Glukose besser aufnehmen und damit den Blutzuckerspiegel senken. Eine Gewichtsreduzierung verringert auch das Risiko von Herzerkrankungen, indem sie den Blutdruck reguliert und »schlechtes« LDL-Cholesterin abbaut.

Eine groß angelegte klinische Studie aus dem Jahr 2002 beweist, wie wichtig eine Gewichtsreduktion sein kann. Beim Diabetes Prevention Program wurden mehr als 3200 Erwachsene in 27 Krankenhäusern untersucht, die an gestörter Glukosetoleranz litten und deshalb besonders gefährdet waren, Diabetes zu bekommen. Einigen Patienten wurde das blutzuckerregulierende Medikament Metformin (ein Biguanid)

Diabetes und Ernährung

verabreicht, eine andere Gruppe sollte mindestens 7 % ihres überflüssigen Körpergewichts abbauen. Eine dritte Gruppe erhielt lediglich ein Plazebo. Die Ergebnisse überraschen wenig: Das Medikament reduzierte das Diabetesrisiko um 31 %, der Gewichtsverlust hingegen um erstaunliche 58 %.

Anderen Studien zufolge kann die Blutzuckerkontrolle bereits durch eine 5 %ige Gewichtsabnahme deutlich verbessert werden – ein durchaus realistisches Ziel, wenn man Ernährung und Bewegung kombiniert.

Wie viele Kalorien sollten Sie zu sich nehmen?

Der Kalorienbedarf ist individuell unterschiedlich und hängt von einer Reihe von Faktoren ab (Übergewicht, Stoffwechsel, Grad der körperlichen Aktivität). Ihr Ernährungsberater empfiehlt eine Gesamtkalorienzahl; mit der »10er-Regel« können Sie jedoch auch selbst ausrechnen, wie viele Kalorien Sie ungefähr brauchen, um Ihr derzeitiges Gewicht zu halten:

Schritt 1: Multiplizieren Sie Ihr Gewicht in Pfund mit 10. Wiegen Sie z. B. 175 Pfund, erhalten Sie 1750 kcal. Diese Kalorien verbraucht Ihr Körper, wenn er nichts tut.

Schritt 2: Mit folgenden Richtwerten können Sie herausfinden, wie viele Kalorien Sie durch körperliche Aktivität verbrennen:

- ▶ Bei überwiegend sitzender Tätigkeit geben Sie sich eine 3.
- ▶ Wenn Sie moderat aktiv sind, geben Sie sich eine 5.
- ▶ Wenn Sie sehr aktiv sind, geben Sie sich eine 7.

Schritt 3: Multiplizieren Sie Ihre Zahl (3, 5 oder 7) mit 100, und addieren Sie das Ergebnis zu der Zahl aus Schritt 1. Brauchen Sie z. B. 1750 kcal und üben Sie eine überwiegend sitzende Tätigkeit aus, müssen Sie 1750 und 300 zusammenzählen. Sie erhalten ein Gesamtergebnis von 2050 kcal pro Tag. Dies ist jedoch nur ein grober Richtwert. Die empfohlene Gesamtkalorienzahl hängt auch vom Geschlecht ab, weil Männer in der Regel mehr stoffwechselaktive Muskeln haben.

Und bei welcher Kalorienzahl nehmen Sie ab? Überlegen Sie sich Folgendes: 1 Pfund Fett enthält rund 3500 kcal. Diese Menge werden Sie gewiss nicht über Nacht verlieren. Aber ein kombiniertes Ernährungs- und Bewegungsprogramm erzeugt ein allmähliches Kaloriendefizit – und Ihre überflüssigen Pfunde schmelzen wie Schnee in der Sonne.

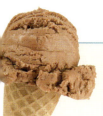

SIEBEN DIÄTIRRTÜMER

Abnehmen kann sehr schwer sein – nicht zuletzt aufgrund beliebter Missverständnisse, die zwar wahr klingen, aber im Grunde gegen Sie arbeiten.

1 Naschen ist verboten

In Ihrer Ernährung ist eigentlich alles erlaubt, v. a. das, was Sie am liebsten essen – vorausgesetzt, Sie überschreiten Ihre Gesamtkalorienzahl nicht (bzw. Ihre Broteinheiten, wenn Sie sie berechnen). Auf Ihre Lieblingsgerichte zu verzichten, führt nur zu Heißhungerattacken und letztlich zur Demotivation.

2 Man muss viel abnehmen – alles andere bringt nichts

Je näher Sie Ihrem Idealgewicht kommen, desto besser. Doch kleine, stetige Verbesserungen zu Beginn Ihrer Diät sind am effektivsten und gesündesten. Studien zufolge kann bereits eine Gewichtsabnahme von nur 2,5–5 kg die Insulinresistenz derart mindern, dass Typ-2-Diabetiker auf Spritzen oder Tabletten verzichten können.

3 Was man isst, ist wichtiger als die Menge

Beides ist wichtig, Experten sind jedoch der Meinung, dass die Gesamtkalorienzahl eine größere Rolle spielt als die Nahrungsquelle. Ein Müsliriegel z. B. scheint zwar gesünder als ein Schokoriegel zu sein, ist aber nach wie vor eine Kalorienbombe. Wenn Sie Ihren Fettkonsum insgesamt niedrig halten, ist auch ein Schokoriegel erlaubt.

4 Wenn man Sport treibt, kann man essen, was man will

Das ist eine Milchmädchenrechnung. Sie nehmen nicht ab, wenn Sie mehr Kalorien verbrennen und dafür mehr zuführen.

5 Mahlzeiten auslassen schmilzt Pfunde

Studien zufolge wiegen Menschen, die das Frühstück auslassen, oft mehr als Menschen, die frühstücken. Außerdem essen sie später mehr. Wenn Sie Diabetes haben, ist es wichtig, dass Sie viele kleine Mahlzeiten über den Tag verteilt zu sich nehmen, damit der Blutzuckerspiegel konstant bleibt und eine Unterzuckerung vermieden wird.

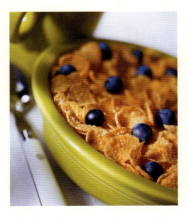

6 Stärke macht dick

Wenn Sie insulinresistent sind, wandelt Ihr Körper die Kalorien aus Kohlenhydraten vielleicht lieber in Fett um, anstatt sie als

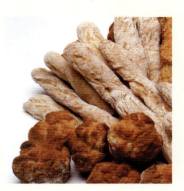

Energie zu verbrennen. Dennoch weist Stärke ebenso wie andere Kohlenhydrate eine geringere Kaloriendichte auf als andere Nahrungsmittel. Es kommt auf die Kalorien an; wenn Sie also kohlenhydratreiche Lebensmittel mit Fett überladen oder sie in großen Mengen zu sich nehmen, ergibt das insgesamt zu viele Kalorien.

7 Auch Fastfood ist verboten

Selbst das kann in Ihren Speiseplan eingearbeitet werden. Wählen Sie aber gegrillte Gerichte anstelle der frittierten, verzichten Sie auf Mayonnaise und versuchen Sie, die Portionen insgesamt kleiner zu halten.

Diabetes und Ernährung

Was steht auf dem Speiseplan?

Alle Nahrungsmittel, von Apfel bis Zucchini, können bestimmten Kategorien zugeordnet werden. Die Gesamtkalorienzahl spielt eine wichtige Rolle; es ist aber auch entscheidend, aus welchen Kategorien die Lebensmittel stammen. Während nämlich Nahrung generell den Blutzuckerspiegel innerhalb etwa einer Stunde nach dem Essen erhöht, hängen Ausmaß und Schnelligkeit des Blutzuckeranstiegs davon ab, wie viel und was Sie essen.

Essen Sie zu viele Kohlenhydrate?

Da die Hauptarten von Kohlenhydraten – Zucker und Stärke – beide in Glukose aufgespalten werden und die größte Quelle für den Blutzucker darstellen, sind sie auch sehr wichtig für die Ernährungs- bzw. Gewichtskontrolle. Kohlenhydrate sind jedoch zugleich auch die Hauptenergiequelle des Körpers und sollten somit ungefähr 60 % der gesamten Ernährung ausmachen.

Warum so viel? Dies liegt wiederum im Wesentlichen an den Kalorien. 1 g Kohlenhydrate enthält nur etwa 4 kcal, 1 g Fett hingegen rund 9 kcal. Das bedeutet, dass Sie bei gleicher Gesamtkalorienzahl ungefähr doppelt so viele Kohlenhydrate wie Fett essen können. Eine kohlenhydratreiche Ernährung erlaubt auch bei geringer Gesamtkalorienzahl eine größere Menge und damit eine größere Auswahl an Lebensmitteln, und zwar nicht nur was den Nährstoffgehalt, sondern auch was den Geschmack betrifft.

Aber sollte Zucker nicht gemieden werden? Ja, das sollte er; doch nur, weil er oft mit viel Fett und wenig Vitaminen und Mineralstoffen kombiniert ist: z. B. als Dessert, Süßigkeit oder Backware. Ansonsten ist Zucker an sich nichts Schlechtes. Man unterscheidet verschiedene Zuckerarten: Einfachzucker (Monosaccharide), die schnell ins Blut gelangen, weil sie nicht mehr aufgespalten werden müssen, Zweifachzucker (Disaccharide) und Mehrfachzucker (Polysaccharide). Zu Ersteren gehört z. B. Fruchtzucker (Fruktose), zu den Zweifachzuckern Milchzucker (Laktose) und zu den Mehrfachzuckern die Stärke in Reis, Kartoffeln und Brot. All das dürfen Sie in kleinen Mengen essen.

Stärke (komplexe Kohlenhydrate) sollte den Hauptpfeiler Ihrer Ernährung bilden. Ihr fehlt zwar die Süße des Zuckers, sie ist aber in vielen sehr nahrhaften Lebensmitteln enthalten: in Bohnen, Kartoffeln, Nudeln, Reis oder Vollkornbrot, aber auch in Brokkoli, Karotten, Mais und Erbsen. Stärkehaltige Nahrungsmittel sind also nicht nur wichtige Energie-, sondern auch unverzichtbare Vitamin- und Mineralstofflieferanten.

Die einfache Lösung: Kohlenhydrate zählen

Das Zählen der Kohlenhydrate ist eines der nützlichsten Mittel, um die Gesamtkalorienzahl und gleichzeitig den Blutzucker zu kontrollieren. Die Methode wird immer beliebter, seit Forscher herausgefunden haben, dass alle Arten von Kohlenhydraten, egal ob Zucker oder Stärke, in Glukose umgewandelt und etwa gleich schnell ins Blut transportiert werden. Fette und Eiweiße werden schließlich zwar auch in Glukose umgewandelt, doch das dauert viel länger. Der Blutzuckerspiegel wird nach einer Mahlzeit also hauptsächlich von der Menge und nicht der Art der aufgenommenen Kohlenhydrate bestimmt.

Auf diese Weise kann die Glukosemenge relativ einfach durch das Zählen der aufgenommenen Kohlenhydrate kontrolliert werden – und diese Information steht auf jeder Lebensmittelpackung. Die Methode bietet sich v. a. für Typ-1- oder insulinpflichtige Typ-2-Diabetiker an; sie erlaubt je nach Glukoseaufnahme eine präzisere Insulindosierung.

Zu Beginn Ihres Zählplans berechnet Ihr Ernährungsberater zunächst die Menge an Kohlenhydraten, die Sie bei jeder Mahlzeit und Zwischenmahlzeit essen dürfen; sie orientiert sich an Ihrem persönlichen Kalorienbedarf.

WIE GUT SIND »ZUCKERFREIE« DIÄTLEBENSMITTEL?

Viele glauben, dass Diätschokolade und Lightgetränke weniger Einfluss auf den Blutzuckerspiegel haben als normale Lebensmittel. Tatsächlich aber ist Vorsicht beim Umgang mit Diätprodukten geboten.

Der Grund: Die üblichen Zuckeraustauschstoffe wie z. B. Maltodextrin, Sorbit und Xylit sind zwar keine Saccharose (Haushaltszucker), enthalten jedoch Kohlenhydrate, die den Blutzucker genauso wie normaler Zucker erhöhen. Es gibt Süßstoffe wie z. B. Aspartam, die zwar an sich kohlenhydrat- und kalorienfrei sind; doch die Produkte, in denen sie enthalten sind (z. B. Jogurt und Colagetränke), sind es nicht.

Der Rat: Achten Sie bei Lebensmitteln weniger auf die Angabe »zuckerfrei« als vielmehr auf den Gesamtgehalt an Kohlenhydraten.

Diabetes und Ernährung

SO BEKOMMEN SIE GENUG BALLASTSTOFFE

Obwohl auf Lebensmittelpackungen oft auch die jeweiligen Ballaststoffmengen angegeben sind, brauchen Sie die nicht auch noch zu zählen. Um die empfohlenen 25–30 g pro Tag zu sich zu nehmen, sollten Sie einfach so viele Vollkornprodukte, Bohnen und so viel frisches Obst und Gemüse wie möglich essen.

■ **Es lebe das volle Korn!** Vollkornprodukte enthalten viel mehr Ballaststoffe als hochverarbeitete Lebensmittel, in denen Bestandteile wie z. B. Kleie nicht mehr enthalten sind. Vollkornbrot z. B. enthält doppelt so viele Ballaststoffe wie normales Brot.

■ **Wählen Sie Hülsenfrüchte.** Bohnen und andere Hülsenfrüchte zählen zu den wichtigsten Ballaststofflieferanten überhaupt. Schon ½ Tasse Bohnen beispielsweise deckt ein Viertel des täglichen Ballaststoffbedarfs.

■ **Essen Sie die Schale mit.** Häufig wird sie weggeworfen, aber die Schale von Obst und Gemüse enthält oft die meisten Ballaststoffe. Essen Sie Äpfel, Karotten und Kartoffeln also lieber mit Schale, aber natürlich gründlich gewaschen.

■ **Retten Sie den Strunk.** Auch der Gemüsestrunk, z. B. von Brokkoli, hat in unserer Küche kaum eine Chance. Doch darin halten sich wiederum die meisten Ballaststoffe versteckt. Um sie bekömmlicher zu machen, können Sie die Gemüsestrünke klein schneiden und etwas länger kochen.

■ **Entdecken Sie Kleie.** Kleie eignet sich hervorragend dazu, den täglichen Bedarf an Ballaststoffen zu decken. Beginnen Sie schon morgens mit einem selbst gemachten Müsli, oder geben Sie etwas Kleie über andere Gerichte wie z. B. Aufläufe oder Salate.

Idealerweise sollten Kohlenhydrate etwa 50–60 % Ihrer Gesamtkalorienmenge ausmachen. Bei der Auswahl der jeweiligen Lebensmittel sind Sie flexibel. Ein ähnliches Programm, bei dem man statt der Kohlenhydrate das Fett zählt, bietet sich für übergewichtige Typ-2-Diabetiker an.

Ihr Ernährungsberater kann Ihnen eine Lebensmittelliste mit genauen Kohlenhydratangaben zusammenstellen; ausführlichere Listen finden Sie in Büchern. Eine Faustregel besagt jedoch, dass eine Portion Stärke, Obst oder Milch etwa 15 g Kohlenhydrate enthält, Gemüse 5 g und Fleisch und Fett keine. Leider heißt das nicht, dass Sie nun unbegrenzt Fleisch essen dürfen; Ihr Hauptziel sollte Abwechslung und Ausgewogenheit sein. Verteilen Sie die Kohlenhydrataufnahme gleichmäßig über den ganzen Tag, damit Ihr Blutzuckerspiegel konstant bleibt.

Ballaststoffe: unverzichtbar und gesund

Ballaststoffe sind unverdauliche komplexe Kohlenhydrate, die z. B. in Kleie, Gemüse, Hafermehl oder Vollkorn vorkommen. Sie sollten sie nicht zuletzt deswegen zu sich nehmen, weil sie den Blutzuckeranstieg nach einer Mahlzeit verlangsamen. Wasserlösliche Ballaststoffe (u. a. in Hafer und Zitrusfrüchten enthalten) vermischen sich mit Wasser und der Nahrung zu einer quellenden Substanz, die die Verdauung verzögert und den Zucker nur langsam ins Blut entlässt. Im Rahmen einer wissenschaftlichen Untersuchung nahmen Typ-2-Diabetiker zunächst 6 Wochen lang täglich 25 g Ballaststoffe zu sich; das entspricht der auch für gesunde Menschen empfohlenen Menge. Danach erhöhten sie die Dosis weitere 6 Wochen lang auf 50 g pro Tag. Damit gelang es ihnen, den Blutzuckerspiegel um 10 % zu senken. Wasserlösliche Ballaststoffe senken zudem den Cholesterinspiegel und das Risiko für Herzerkrankungen. Nicht wasserlösliche Ballaststoffe verbessern die Verdauung, indem sie Schadstoffe aus dem Körper leiten. Und schließlich machen Ballaststoffe auch schneller satt.

Fett: Freund oder Feind?

Fett wird meist als diätetisches Übel betrachtet, weil es viele Kalorien enthält und bekanntermaßen Herzerkrankungen begünstigt. Doch Fett ist auch unverzichtbar für den Körper; es hilft beim Aufbau der Zellmembrane, verteilt fettlösliche Vitamine und schützt vor Wärmeverlust. Auch für Diabetiker hat Fett Vorteile: Es verzögert den Verdauungsprozess, wodurch Glukose langsamer ins Blut gelangt. Fett spielt bei Ihrer Ernährung also eine wichtigere Rolle als Sie ahnen; es sollte etwa 25–30 % Ihrer Gesamtkalorienmenge ausmachen.

Doch Vorsicht: Fett ist nicht gleich Fett. Unsere Nahrung sollte nur zu etwa 10 % aus dem Fett bestehen, das wir am meisten essen – aus gesättigten Fettsäuren. Es ist v. a. in tierischen Produkten wie z. B. Fleisch und Eiern oder in Milchprodukten wie Butter enthalten und erhöht die »schlechten« LDL-Cholesterinwerte; damit steigt auch das Risiko für Herzerkrankungen. Die für Diabetes so typischen Stoffwechselprobleme werden durch gesättigte Fettsäuren noch verschlimmert. Hinzu kommt, dass Lebensmittel mit gesättigten Fettsäuren an sich schon sehr viel Cholesterin enthalten.

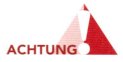

ACHTUNG

Nahrungsmittel wie Hülsenfrüchte oder Brokkoli verursachen zwar oft Blähungen, der Effekt ist jedoch vorübergehend, und Ihr Körper wird sich allmählich an mehr Ballaststoffe gewöhnen. Vielleicht ist es Ihnen angenehmer, wenn Sie die Ballaststoffzufuhr sehr langsam, über einen Zeitraum von mehreren Wochen, erhöhen. Beginnen Sie mit rund 5 g pro Tag (die Menge ist in etwa 1/2 Tasse Kidneybohnen enthalten), bis Sie schließlich 25–30 g pro Tag erreichen. Ihr Körper verwertet Ballaststoffe übrigens besser, wenn Sie viel Wasser trinken.

Diabetes und Ernährung

SO VERMEIDEN SIE FETTFALLEN

Fett wird so gerne gegessen, weil es ein vielseitiger Geschmacksträger ist: Es kann Gerichte cremig oder knusprig machen und manchmal sogar beides. Sie müssen zwar nicht allen Fettfreuden entsagen, aber einigen versteckten und unwillkommenen Fettfallen können Sie durchaus aus dem Weg gehen – ohne dass der Geschmack dabei leidet.

❶ Mager ist top

Besonders bei der Auswahl der Fleisch- und Wurstwaren sollten Sie nicht nur auf gute Qualität, sondern auch auf die Sorte achten. Bevorzugen Sie mageres Rindfleisch oder Geflügel wie Hähnchen und Pute.

❷ Weg mit dem Fett!

Um Fleisch besser von überflüssigem Fett befreien zu können, sollten Sie es vor der Verarbeitung für etwa 20 Minuten ins Gefrierfach legen; dadurch wird das Fett sichtbarer. Auch Suppen und Saucen können Sie über Nacht abkühlen lassen, um das Fett besser von der Oberfläche abzuschöpfen.

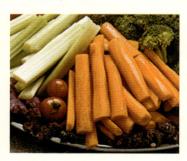

❸ Kalorienarme Snacks

Kartoffelchips und Erdnussflips enthalten meist Unmengen von gesättigten Fettsäuren. Die bessere Wahl sind Salzstangen oder Gemüserohkost mit Dips.

❹ Auf fettarm umschalten

Fast die Hälfte der in Vollmilch enthaltenen Kalorien stammen von Fett. Fettarme Milch ist die kalorienärmere Alternative. Falls Sie den Geschmack von fettarmer Milch pur nicht mögen, sollten Sie sie zumindest zum Backen und Kochen verwenden.

❺ Brotaufstrich light

Probieren Sie doch einmal so genannte Light-Brotaufstriche oder verwenden Sie gleich Fettärmeres wie Fruchtjogurt, Hüttenkäse oder Honig.

❻ Huhn ohne Haut

Das Fett in Geflügel konzentriert sich in der Haut, die Sie, da sie das Fleisch schön saftig hält, mitkochen, vor dem Essen jedoch entfernen sollten. Hähnchenkeulen enthalten übrigens doppelt so viel Fett wie Hähnchenbrust, mit oder ohne Haut.

❼ Die Pfanne macht den Unterschied

Beschichtete Pfannen machen den Gebrauch von Fett beim Braten oft überflüssig. Wenn Sie aufs Fett nicht ganz verzichten wollen, verwenden Sie Öle mit ungesättigten Fettsäuren.

❽ Seltener braten

Sogar mit gesunden Ölen bleibt das Braten eine fettige Angelegenheit. Steigen Sie aufs Backen

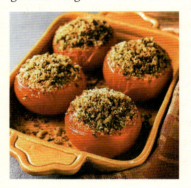

oder Grillen um; diese Garmethoden verstärken außerdem den Geschmack von Fleisch, Geflügel, Fisch und Gemüse.

❾ Fettarmer Fleischmix

Hackfleisch können Sie mit fettarmem Geflügel oder einer Mischung klein geschnittener Gemüsesorten wie z. B. Zwiebeln, Karotten oder grünen Paprikaschoten strecken.

❿ Kreativität ist gefragt

Wenn Sie Brot, Kuchen, Muffins oder anderes Gebäck backen, können Sie die Hälfte der Fettzutaten (Butter, Margarine oder Öl) problemlos durch Apfelmus oder pürierte Früchte wie z. B. Pflaumenmus ersetzen.

Wenn Sie also nur geringe Mengen gesättigter Fettsäuren zu sich nehmen sollten, welche anderen fetthaltigen Lebensmittel kommen dann für Sie infrage? Es sind hauptsächlich Lebensmittel mit einfach oder mehrfach ungesättigten Fettsäuren, die das »schlechte« LDL-Cholesterin nicht erhöhen. Einfach ungesättigte Fettsäuren erhöhen sogar den Spiegel des »guten« HDL-Cholesterins – sie eignen sich also besonders gut als Fettlieferanten. Mehrfach ungesättigte Fettsäuren, wie sie z. B. in Maisöl und Mayonnaise enthalten sind, stehen nur an zweiter Stelle. Studien zufolge verringern einfach ungesättigte Fettsäuren auch das Risiko einer Insulinresistenz.

Diese Fette sind sogar so unschädlich, dass man entweder sie oder Kohlenhydrate anstelle von gesättigten Fettsäuren essen kann – und das bis zu 60 oder 70 % des täglichen Gesamtkalorienbedarfs. Dies erlaubt eine noch größere Freiheit bei der Aufstellung des Speiseplans und der Auswahl der Lebensmittel. Wenn Sie z. B. gerne asiatisch essen, werden Sie viel Reis zu sich nehmen; bevorzugen Sie die mediterrane Küche, kochen Sie häufiger mit Olivenöl. Beide Nahrungsmittel sind erlaubt. Doch vergessen Sie nicht, dass auch einfach ungesättigte Fettsäuren viele Kalorien enthalten. Übertreiben Sie es also nicht.

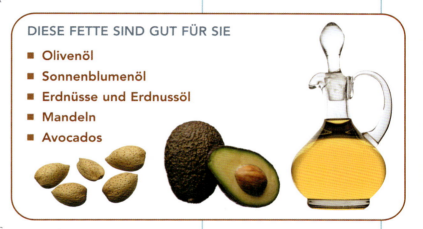

DIESE FETTE SIND GUT FÜR SIE
- Olivenöl
- Sonnenblumenöl
- Erdnüsse und Erdnussöl
- Mandeln
- Avocados

Nicht zu viel Eiweiß

Wenn Sie sich in puncto Fett und Kohlenhydrate ausgewogen ernähren, dürfte es für Sie nicht schwierig sein, auch die richtige Menge an Proteinen zu sich zu nehmen. Eiweiße machen die restlichen Prozente Ihrer Gesamtkalorienmenge aus. Proteine werden zum Aufbau und zur Erneuerung des Gewebes benötigt; sie gewährleisten das reibungslose Funktionieren der Hormone, der Zellen des Immunsystems und der hart arbeitenden Enzyme im ganzen Körper. Eiweiße machen jedoch einen geringeren Prozentsatz Ihrer täglichen Ernährung aus, als Sie vielleicht denken: bei den meisten Diabetikern nur etwa 10–20 %. Decken Sie

Diabetes und Ernährung

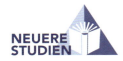

NEUERE STUDIEN

Laut einer Studie der Universität Cambridge (England) halten mehrere kleine Mahlzeiten über den Tag verteilt nicht nur den Blutzuckerspiegel konstanter, sie scheinen auch den Cholesterinspiegel zu senken. Die Studie wurde an über 14 000 Personen durchgeführt; Wissenschaftler beobachteten, wie oft sie Mahlzeiten und Snacks zu sich nahmen, und verglichen dies mit den Ergebnissen von Cholesterintests. Sie fanden heraus, dass diejenigen, die öfter als sechsmal am Tag aßen, Cholesterinwerte hatten, die etwa 4 % unter den Werten derjeniger lagen, die nur dreimal am Tag aßen, und sogar 5 % unter den Werten derjeniger, die nur ein- bis zweimal am Tag aßen.

Ihren Bedarf über eiweißreiche Lebensmittel wie Fleisch, Fisch, Hülsenfrüchte, Nüsse, Milch- und Sojaprodukte. Geringere Mengen sind auch in Gemüse und Körnern enthalten.

Viele Menschen nehmen mehr Eiweiß auf als nötig, was v. a. bei Diabetikern eine Rolle spielt. Zum einen werden die Nieren stärker gefordert, da der Körper überschüssiges Protein ausscheiden muss. Das Risiko von Nierenerkrankungen ist aber bei Diabetes generell schon erhöht, und einige Ärzte glauben, dass zu viel Eiweiß eine Schädigung der Nieren wahrscheinlicher macht. Leider wird diese Vermutung durch eine Reihe von Studien bestätigt, doch eine groß angelegte Untersuchung, 1994 im *New England Journal of Medicine* veröffentlicht, konnte den Zusammenhang zwischen einer eiweißreichen Kost und einer Schädigung der Nieren nicht untermauern. Da diese Frage immer noch ungeklärt ist, empfehlen Ärzte und Ernährungsberater weiterhin eher eine geringe Eiweißzufuhr.

Eiweiß wird zu etwa einem Drittel bis zur Hälfte in Glukose umgewandelt – weit weniger also als Kohlenhydrate und mehr als Fett. Verglichen mit Kohlenhydraten wird Eiweiß langsamer verdaut; der Blutzuckerspiegel steigt nur allmählich an.

Ist eine kohlenhydratarme Diät sinnvoll?

Bei den Ernährungsempfehlungen scheiden sich die Geister. Einige Vertreter gängiger Modelle behaupten sogar, dass bei Diabetikern diametral entgegengesetzte Maßstäbe angelegt werden sollten. Wenn Kohlenhydrate den Blutzucker derart stark und schnell erhöhen, ist es wenig sinnvoll, sie zum Hauptpfeiler der Ernährung zu machen. Weitere kritische Stimmen weisen auch auf den Zusammenhang zwischen einer hohen Kohlenhydratzufuhr und Übergewicht hin.

Wie aber kann man die Kohlenhydrate ersetzen? Die logische Antwort ist: durch Eiweiß und Fett, besonders durch einfach ungesättigte Fettsäuren. Befürworter alternativer Ernährungsmodelle behaupten entgegen der landläufigen Meinung, dass Diabetiker bei dieser Art der Ernährung abnehmen und den Blutzucker stabiler halten können. Bei einigen Patienten scheint dies auch tatsächlich zu funktionieren. Die medizinische Fachwelt ist sich jedoch weitgehend einig, dass eine Diät mit wenig Kohlenhydraten kritisch betrachtet und auf individuelle Bedürfnisse zugeschnitten werden sollte.

Für wen ist die Diät geeignet? Für einige Diabetiker kann es durchaus sinnvoll sein, die Kohlenhydratzufuhr zu senken. Bei manchen insulinresistenten Typ-2-Diabetikern beispielsweise hat man die Erfahrung gemacht, dass eine kohlenhydratreiche Ernährung den Triglyzeridspiegel erhöht und den Spiegel des »guten« HDL-Cholesterins senkt. Auch deswegen empfiehlt es sich, die 60–70 % der Gesamtkalorienmenge zwischen Kohlenhydraten und einfach ungesättigten Fettsäuren aufzuteilen. Wenn Sie hauptsächlich daran interessiert sind, den Blutzucker nach den Mahlzeiten einigermaßen konstant und die Triglyzeridwerte niedrig zu halten, ist ein Plus an einfach ungesättigten Fettsäuren vielleicht die Lösung. Wenn Sie hingegen abnehmen wollen, sollten Sie Fett einschränken und Kohlenhydrate bevorzugen. Schließlich sollten Sie auch daran denken, dass es neueren Studien zufolge wichtiger ist, wie viele Kalorien Sie insgesamt zu sich nehmen, als woher sie kommen.

Die Gefahren der Diät Abgesehen von der Tatsache, dass die kohlenhydratarme Diät keine wirklich überzeugenden Vorteile bietet, wirft sie auch einige Probleme auf:

▶ **Sie ist strikt.** Auch bei einer Diät, die viel Fett enthält, ist nicht alles erlaubt. Das Fett sollte aus Nahrungsmitteln wie z. B. Nüssen, Avocados und Olivenöl stammen; die ungesunden gesättigten Fettsäuren sollten weiterhin nur 10 % der Gesamtkalorienmenge ausmachen. Zudem sind bei der kohlenhydratarmen Diät nun wiederum einige Kohlenhydrate verboten, die Ihnen vielleicht schmecken, darunter Süßigkeiten, Gebäck und Desserts (außer zuckerfreie mit Gelatine) sowie Bohnen, Brot, Cornflakes, Müsli, Mais, Karotten, Kartoffeln und die meisten Tomatenprodukte.

▶ **Sie ist nährstoffärmer.** In der oft verbotenen Stärke sind viele Ballaststoffe, Vitamine und Mineralstoffe enthalten, die Ihr Körper dringend braucht.

▶ **Sie ist wissenschaftlich nicht fundiert.** Die allgemein anerkannten Ernährungsempfehlungen bei Diabetes sind gerade deswegen allgemein anerkannt, weil sie auf jahrelanger Forschung und Erfahrung basieren. Die kohlenhydratarme Diät hingegen bedient sich zwar gewisser Forschungsergebnisse, kann im Großen und Ganzen jedoch auf keinen wissenschaftlich fundierten Hintergrund zurückgreifen.

Diabetes und Ernährung

▶ **Sie ist möglicherweise gefährlich.** Während die Frage, ob eine eiweißreiche Ernährung Nierenschäden begünstigt, immer noch ungeklärt ist, haben viele Diabetiker bereits eine nicht diagnostizierte Schädigung der Nieren; eine Überforderung dieser Organe wäre also sehr gefährlich.

Kleine Wunder: Vitamine und Mineralstoffe

In der Regel gilt: Wer sich ausgewogen ernährt, bekommt auch alle nötigen Nährstoffe. Bei Diabetikern scheint ein Mangel an bestimmten Vitaminen und Mineralstoffen jedoch recht häufig zu sein. Zu diesen Nährstoffen zählen vor allem die folgenden:

Vitamin C Diabetiker leiden oft an Vitamin-C-Mangel, da auch Vitamin C, ähnlich wie Glukose, Insulin braucht, um in die Zellen zu gelangen. Es findet sich in vielen Nahrungsmitteln; bereits eine Tasse gekochter Brokkoli enthält 123 mg – und deckt somit den Tagesbedarf.

Magnesium Insbesondere bei Typ-1-Diabetikern liegt oft ein Magnesiummangel vor. Der Mangel kann Schädigungen der Augen begünstigen, eine häufigere Komplikation bei Diabetes.

Vitamin E Als Antioxidans schützt Vitamin E die Augen, Nerven und Nieren vor einer Schädigung. Da es in der Nahrung relativ selten vorkommt, bieten sich Präparate zur Nahrungsergänzung an. Besprechen Sie dies mit Ihrem Arzt.

Vitamin B_{12} Einige Antidiabetika, z. B. Metformin, können die Aufnahmefähigkeit des Körpers für Vitamin B_{12} beeinträchtigen und somit möglicherweise zu Mangelerscheinungen führen.

Konsultieren Sie Ihren Arzt, bevor Sie Nahrungsergänzungsmittel nehmen. Normalerweise sollten Mangelerscheinungen durch eine erhöhte Zufuhr des Nährstoffs aus der Nahrung ausgeglichen werden. Vitamin- und Mineralstoffpräparate können in zu hoher Dosierung auch schädlich sein; zudem bekommt der Körper mit der Nahrung auch Ballaststoffe, die ihm bei der Aufnahme und Verwertung der Nährstoffe helfen.

NÄHRSTOFFE UND IHRE LIEFERANTEN

Vitamin C
Zitrusfrüchte, Tomaten, Spinat, Paprikaschoten, Brokkoli, Erdbeeren

Magnesium
Grünes Blattgemüse (z. B. Spinat), Vollkorn, Milchprodukte, Naturreis, Aprikosen, Bananen

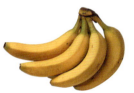

Vitamin E
Viele Nussarten wie z. B. Mandeln, Paranüsse und Erdnüsse sowie Vollkornmehl

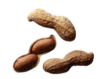

Vitamin B_{12}
Geflügel, Meeresfrüchte wie z. B. Venus- und Jakobsmuscheln, Krabben, Shrimps

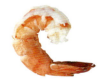

Abschließend gibt es auch einen Mineralstoff, den Sie vielleicht meiden sollten: Natrium. Diabetes geht oft mit Bluthochdruck einher, und Studien zufolge senkt eine natriumarme Diät den Blutdruck. Verwenden Sie Salz daher nur sehr sparsam, und meiden Sie konservierte Lebensmittel. Greifen Sie auch beim Kochen lieber zu Kräutern und Gewürzen.

Was ist der glykämische Index?

Wie schnell oder langsam sich Ihr Blutzucker nach dem Essen erhöht, hängt wesentlich davon ab, was Sie essen. In den 1980er-Jahren entwickelten kanadische Wissenschaftler ein System, das bestimmte Lebensmittel nach ihrer blutzuckererhöhenden Wirkung bewertet: den glykämischen Index oder GI.

Ein mittlerer glykämischer Index von 100 entspricht der Wirkung von 102 g Weißbrot. Nahrungsmittel mit höherem glykämischen Index erhöhen den Blutzucker stärker, Nahrungsmittel mit niedrigerem glykämischen Index weniger stark. Hilfreich bei der Planung der Mahlzeiten sind auch Listen, auf denen der jeweilige GI angegeben ist; Sie bekommen sie beim Ernährungsberater, in Buchhandlungen oder über das Internet.

Studien zufolge haben Diabetiker, die sich überwiegend von Lebensmitteln mit niedrigem GI ernähren, generell auch einen niedrigeren Blutzuckerspiegel sowie niedrigere Triglyzerid- und LDL-Cholesterinwerte. Einige Forscher zweifeln die Wirkung des GI jedoch an. Zum einen haben viele gesunde Nahrungsmittel (z. B. Kartoffeln und Vollkornbrot) einen relativ hohen GI – dennoch sollten sie kaum gemieden werden. Zum anderen ist die Berechnung des GI sehr komplex; die Planung der Mahlzeiten ist bei dieser Methode (im Gegensatz zum Zählen der Kohlenhydrate) meist schwierig.

Die Nachteile des GI

Jeder Mensch reagiert unterschiedlich auf Nahrung. Auch der Blutzucker ist – bei gleicher Nahrung – individuellen Schwankungen unterworfen. Das an sich stellt noch kein Problem dar, da man auch den GI individuell unterschiedlich nutzen kann. Doch auch andere Faktoren erschweren die Interpretation des GI. Die glykämische Wirkung der Nahrung verändert sich z. B. mit zunehmendem Alter und zunehmender Insulinresistenz. Es kann sich aber auch der GI ein und desselben Nahrungsmittels

GLYKÄMISCHER INDEX

Wissenschaftler haben den GI von hunderten von Nahrungsmitteln berechnet. Hier eine Auswahl, von hohem bis niedrigem glykämischen Index:

Gebackene Kartoffeln	121
Cornflakes	119
Salzstangen	116
Waffeln	109
Donuts	108
Wassermelonen	103
Rosinen	91
Hafermehl	87
Frische Aprikosen	82
Polierter Reis	81
Naturreis	79
Mais	78
Bananen	77
Süßkartoffeln	77
Pumpernickel	71
Karotten	70
Erbsen	68
Spaghetti	59
Äpfel	52
Nudeln	46
Fettarme Milch	46
Kidneybohnen	42
Graupen	36
Sojabohnen	25

verändern, je nachdem wie es verarbeitet wurde oder wie Sie es zubereiten. Wird ein Nahrungsmittel beispielsweise püriert, erhöht sich sein GI. Und sogar der Reifegrad kann eine Rolle spielen: Eine grüne Banane z. B. hat einen GI von 51, eine überreife einen von 84. Wenn Sie ein Nahrungsmittel mit hohem GI (Cornflakes) mit einem mit niedrigem GI (fettarme Milch) kombinieren, errechnet sich der Gesamt-GI aus dem Durchschnitt der Einzel-GIs. Aus diesem Grund, so die Experten, erübrigt sich der GI ganz – wenn Sie sich ausgewogen ernähren.

Lebensmittelaustausch leicht gemacht

Ein weiteres Instrument zur Planung der Mahlzeiten ist ein Lebensmittelaustauschsystem, das nicht nur Kohlenhydrate, sondern die Ernährung als Ganzes betrachtet. Dabei werden die Lebensmittel in verschiedene Gruppen eingeteilt: in Brot und Stärkehaltiges, Obst, Gemüse, Milch, Fleisch und Eiweißreiches, Fette und sonstige Kohlenhydrate. Das System eignet sich nicht nur für Diabetiker – es hilft auch Nichtdiabetikern dabei, sich ausgewogen zu ernähren.

Die Idee bei diesem System ist, dass jedes Nahrungsmittel einer bestimmten Kategorie den gleichen Nährstoffgehalt wie jedes andere Nahrungsmittel der gleichen Kategorie hat und somit austauschbar ist. Sie sollten sich nur an die jeweiligen Portionsgrößen halten. Der große Vorteil des Systems ist, dass Sie bei der Auswahl der Lebensmittel sehr flexibel sind, sofern Sie sich innerhalb Ihres Ernährungsfahrplans bewegen.

Da die Portionen bei den meisten Gruppen ähnlich groß sind, bekommen Sie sehr schnell ein intuitives Gespür dafür, wie viel Sie essen dürfen. Die Lebensmittel der Kategorie Brot/Stärke beispielsweise werden meist in Scheiben gemessen; bisweilen wird – wie bei Gemüse – $1/2$ Tasse als Maßeinheit verwendet. Eine Fleischportion beträgt in der Regel etwa 30 g – viel weniger übrigens als die Portion, die im Allgemeinen in Ernährungspyramiden angegeben wird.

Das Lebensmittelaustauschsystem bietet Ihnen eine Reihe von Nährstoffen aus vielen unterschiedlichen Nahrungsmitteln an. Es ist dabei jedoch viel präziser als die Lebensmittelpyramide. Über den richtigen Gebrauch des Systems sollten Sie sich allerdings beraten lassen. An die Kategorien selbst werden Sie sich vermutlich erst gewöhnen müssen, da sie sich am Kalorien- und Nährstoffgehalt, und nicht an der Art des Lebensmittels orientieren. Käse z. B. gehört zur Fleischgruppe und nicht zu den Milchprodukten, weil Käse und Fleisch einen ähnlichen Protein- und Fettgehalt haben. Mais, Erbsen und Kartoffeln gehören zur Stärkegruppe, nicht zum Gemüse, weil sie reich an Kohlenhydraten sind. Haben Sie sich jedoch einmal an das System gewöhnt, hält es Ihren Blutzuckerspiegel niedrig und versorgt Sie gleichzeitig mit allen wichtigen Nährstoffen.

DIE VERSCHIEDENEN KATEGORIEN

Einige Lebensmittelaustauschlisten unterteilen die Kategorien noch einmal, z. B. in sehr mageres Fleisch (im Unterschied zu fetterem Fleisch) oder fettarme Milchprodukte (im Unterschied zu Vollmilchprodukten). Die Nahrungsmittel innerhalb einer Kategorie sind jedoch austauschbar.

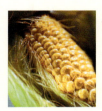

Stärke
1 Scheibe Weißbrot
80 g gekochte Linsen
60 g gekochte Nudeln
100 g Zuckermais (Dose)
1 mittelgroße Kartoffel

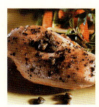

Sehr mageres Fleisch
30 g Hähnchenbrust (ohne Haut)
30 g Dosenthunfisch (in Wasser)
30 g fettarmer Käse
75 g fettarmer Hüttenkäse
2 Eiweiß

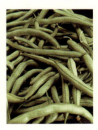

Gemüse
100 g gekochte Karotten
100 g gekochte Bohnen
1 Bund Radieschen
1 Portion grüner Salat
1 mittelgroße Tomate

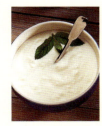

Fettarme Milchprodukte
¼ l fettarme Milch
250 g fettarmer Naturjoghurt
250 g fettarmer Fruchtjoghurt (mit Süßstoff)
250 g Magerquark
¼ l Buttermilch

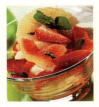

Obst
1 kleine Banane
1 große Birne
125 Weintrauben
2 EL Rosinen
2 Kiwis

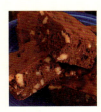

Sonstige Kohlenhydrate
1 kleines Stück Biskuit-Obsttorte
50 g Kekse
1 kleine Scheibe Marmorkuchen
1 kleiner Eierpfannkuchen
2 EL Fruchtaufstrich

Diabetes und Ernährung

Ist Alkohol erlaubt?

Neben den beiden offensichtlichen Gründen, Alkohol zu meiden – Trunkenheit und Sucht –, gibt es noch viele andere. Doch auch wenn Sie verantwortungsbewusst mit Alkohol umgehen – dürfen Sie ihn als Diabetiker trinken? Die Experten sind sich einig: ja. Alkohol kann sogar einen positiven Einfluss auf einige Spätfolgen von Diabetes, speziell auf Herzerkrankungen, haben.

Eine Studie der Universität Harvard aus dem Jahr 2002 fand heraus, dass Frauen, die im Lauf einer Woche einige alkoholische Getränke zu sich nahmen, ein fast um 15 % geringeres Risiko aufwiesen, Bluthochdruck zu bekommen, als Frauen, die keinen Alkohol tranken. Weiteren Studien zufolge erhöht Alkohol den HDL-Cholesterinspiegel; er verdünnt auch das Blut leicht und wirkt so Gerinnseln entgegen, die zu Herzinfarkt oder Schlaganfall führen können.

Die Nachteile des Alkohols

Die Grenze zwischen gesundem und schädlichem Alkoholkonsum verwischt leicht. Einer weiteren Harvardstudie zufolge hatten Frauen, die mehr als anderthalb alkoholische Getränke täglich zu sich nahmen, ein um 30 % höheres Bluthochdruck-Risiko als andere Frauen. Gerade als Diabetiker dürfen Sie die Folgen des Alkohols nicht unterschätzen. Die größte Gefahr ist die Unterzuckerung. Alkohol gelangt in die Leber, in der auch Glukose gespeichert und freigesetzt wird. Die Folge: Alkohol behindert die Leber in ihrer Funktion, was noch einen Tag nach seinem Konsum zur Unterzuckerung führen kann. Die Symptome der Hypoglykämie ähneln darüber hinaus einem Schwips, und Sie ordnen sie möglicherweise falsch ein.

Zu beachten ist auch, dass 1 g Alkohol 7 kcal hat, was beinahe dem Kaloriengehalt von Fett entspricht; dagegen enthält er keinerlei Nährstoffe, stellt beim Abnehmen also mit Sicherheit die falsche Wahl dar. Wenn Sie Medikamente nehmen müssen, dürfen Sie vermutlich ohnehin keinen Alkohol trinken. Sprechen Sie also mit Ihrem Arzt darüber. Auf jeden Fall sollten Sie Folgendes im Hinterkopf behalten:

⊃ **Trinken Sie nur ein Gläschen.** Wenig Alkohol schadet meist auch wenig. »Ein Gläschen« ist ein kleines Bier, ein halbes Glas Wein oder eine Spirituose wie z. B. 2 cl Whisky oder Wodka, der höchstens mit zuckerfreiem Sodawasser oder purem Wasser gemischt werden sollte.

⊃ **Essen Sie etwas.** Durch Nahrung wird Alkohol langsamer ins Blut aufgenommen, und die Leber kann besser mit Glukose und Alkohol gleichzeitig fertig werden. Trinken Sie auch langsam, um Ihrer Leber die Arbeit zu erleichtern.

⊃ **Meiden Sie süße Getränke.** Süße Weine und Liköre sind nicht nur aufgrund des Alkohols so kalorienreich, sie enthalten zusätzlich jede Menge Kohlenhydrate. Auch zuckerhaltiges Wasser in Mixgetränken treibt den Kaloriengehalt in die Höhe.

⊃ **Berechnen Sie den Alkohol.** Alkoholische Getränke – mit Ausnahme von Bier – können zwei Nahrungsmittel der Kategorie Fett ersetzen. Bier ersetzt nur anderthalb Nahrungsmittel der Kategorie Fett und eines der Kategorie Stärke. Doch generell sind die Ärzte dagegen, ein Nahrungsmittel vom Speiseplan zu streichen, um Platz für Alkohol zu schaffen.

So purzeln die Pfunde

Die richtige Ernährung zu kennen, ist eine Sache. Sie in die Praxis umzusetzen – insbesondere dann, wenn Sie abnehmen wollen –, eine ganz andere. Jeder, der schon einmal eine Diät gemacht hat, weiß, wie leicht sie schief gehen kann, zumindest vorübergehend. Doch keine Angst: Abnehmen ist ein langfristiges Unternehmen, bei dem Rückschläge ganz normal sind. In der Zwischenzeit helfen Ihnen die folgenden Tipps, die überflüssigen Pfunde loszuwerden.

Die Kalorienzufuhr kontrollieren

Wissenschaftler in den USA haben in jüngster Zeit ein interessantes Phänomen beobachtet: Die Übergewichtsrate in Amerika ist angestiegen, obwohl die Amerikaner insgesamt weniger Fett zu sich nehmen. Dies ist mittlerweile als Amerikanisches Paradox bekannt. Liegt es also nicht am Fett, wenn wir zunehmen?

Diabetes und Ernährung

Doch. Denn obwohl Fett einen geringeren Prozentsatz der Gesamtkalorienmenge ausmacht, nehmen wir immer noch insgesamt zu viele Kalorien zu uns. Mit anderen Worten: Wir essen einfach zu viel.

Die Kalorienzufuhr zu überwachen ist das A und O jeder Diät. Doch das ist beim heutigen Nahrungsangebot manchmal nicht so einfach. Beginnen Sie mit den folgenden kleinen Veränderungen in Ihren Essgewohnheiten:

▶ **Portionen vorbereiten** Wenn Sie zum Abendessen einen großen und appetitanregenden Käse- und Wurstteller auf den Tisch stellen, ist die Versuchung größer, alles aufzuessen. Machen Sie sich stattdessen kleinere Portionen zurecht.

▶ **Nicht aus der Tüte essen** Wenn Sie direkt aus der Tüte essen, verlieren Sie den Überblick noch schneller. Einen Sinn dafür, wie viel Sie essen, bekommen Sie nur, wenn Sie sehen, dass eine Portion aufgegessen ist. Dies signalisiert Ihrem Gehirn auch, dass Sie satt sind.

▶ **Kleinere Teller** Auf kleineren Tellern sehen die Portionen größer aus. Nutzen Sie diesen optischen Trick.

▶ **Immer schön langsam** Es dauert etwa 20 Minuten, bis Ihr Gehirn registriert hat, dass sich Nahrung im Magen befindet, und Ihnen zu verstehen gibt, dass Sie satt sind. Machen Sie deshalb zwischendurch immer wieder kleinere Pausen und trinken Sie etwas Wasser.

▶ **Fürs Essen arbeiten** Wenn Sie erst etwas tun müssen, bevor Sie essen können – eine Orange schälen, Krabbenfleisch vom Panzer befreien oder eine Pellkartoffel schälen – verzögert dies das Essen noch mehr.

▶ **Küche als Treffpunkt abschaffen** Die Küche scheint als sozialer Treffpunkt sehr beliebt zu sein, doch dort geraten Sie auch in Versuchung zu naschen.

Zehn Schritte zum klügeren Einkaufen

Sie kamen, sahen – und kauften ein. Aber zu Hause stellen Sie fest, dass sich fettreiche Knabbereien und süße Schokoriegel in Ihre Einkaufstüte geschlichen haben. Wie das? Sie haben Ihren Ernährungsfahrplan völlig außer Acht gelassen und eingekauft, was Ihnen gerade über den Weg lief. Das können Sie in Zukunft mit den folgenden Tricks und Tipps verhindern:

⭢ **Machen Sie sich eine Einkaufsliste.** Der Speiseplan, den Sie zusammen mit Ihrem Ernährungsberater erarbeitet haben, sagt Ihnen genau, was Sie einkaufen sollten. Gehen Sie streng nach Liste vor.

⭢ **Gehen Sie seltener einkaufen.** Gehen Sie nur ein- bis zweimal pro Woche einkaufen – dann geraten Sie auch nicht so oft in Versuchung.

⭢ **Gehen Sie nie mit leerem Magen einkaufen.** Denn wenn Sie Hunger haben, greifen Sie viel unüberlegter zu Süßigkeiten und Knabbereien.

CLEVERE ALTERNATIVEN

Kalorien sparen ist überraschend einfach, wenn Sie immer wieder große Sünden durch kleinere ersetzen. Wählen Sie Ihre Lebensmittel cleverer aus.

ANSTATT	VERSUCHEN SIE ES MIT	UNTERSCHIED
1 Glas Vollmilch	1 Glas fettarme Milch	32 kcal
1 EL Kaffeesahne	1 EL leichte Kondensmilch (4 % Fett)	5 kcal
1 EL Doppelrahmfrischkäse	1 EL Magerquark	65 kcal
1 EL Butter	1 EL Halbfettmargarine	76 kcal
1 EL Butter (Brotaufstrich)	1 EL Crème fraîche	90 kcal
1 Portion Hering in Remouladensauce	1 Portion Hering in Gelee	124 kcal
1 Portion Backfisch	1 Portion Fischfilet natur	113 kcal
1 Portion Spaghetti mit Sahnesauce (z. B. Carbonara)	1 Portion Spaghetti mit Tomatensauce (z. B. Napoli)	217 kcal
1 Teller Cremesuppe (z. B. Spargelcreme)	1 Teller Brühe mit Einlage (z. B. Hochzeitssuppe)	80 kcal
1 Portion Bratkartoffeln	1 Portion Salzkartoffeln	78 kcal
100 g gemischtes Hackfleisch	100 g Tatar	117 kcal
1 Portion Pommes frites aus der Friteuse	1 Portion Backofen-Pommes-frites	160 kcal
1 Portion Tiefkühl-Pfannengemüse	1 Portion naturbelassenes Tiefkühlgemüse	88 kcal
1 Scheibe Jagdwurst	1 Scheibe Geflügelsülze	28 kcal
1 Tasse Cappuccino mit Sahne	1 Tasse Cappuccino mit Milch	67 kcal

Diabetes und Ernährung

➲ **Bleiben Sie bei Ihren Regalen.** Beschränken Sie sich auf die Regale, die Nahrungsmittel enthalten, die auf Ihrer Einkaufsliste stehen: frisches Obst und Gemüse, mageres Fleisch und frischer Fisch, fettarme Milchprodukte. Meiden Sie, wenn möglich, die Regale mit Süßwaren und Knabbereien, denn auch die führen Sie nur unnötig in Versuchung.

➲ **Achten Sie auf die Nährstoffangaben.** Die Kekse sehen aber gut aus – und enthalten nur 12 g Kohlenhydrate! Doch Vorsicht: Nicht die Packung Kekse, sondern ein einziger Keks enthält 12 g Kohlenhydrate. Schon drei Kekse haben ungefähr den Nährwert einer gebackenen Kartoffel.

➲ **Misstrauen Sie den Bildern.** Milch, Eier, Mehl – lauter gute und gesunde Sachen, die da auf der Kekspackung abgebildet sind. Sehen Sie lieber auf die Seite der Packung, auf der die harten Fakten in Form von Nährwertangaben stehen.

➲ **Greifen Sie zum vollen Korn.** Sie möchten ein Brot mit vielen Ballaststoffen? Entscheiden Sie sich beim Bäcker immer für die Vollkornvariante. Wenn es einmal abgepacktes Brot sein muss, sollten Sie sich auch hier ganz genau die Nährwertangaben ansehen.

➲ **Achten Sie auf das Etikett.** Hüten Sie sich vor Produkten mit der Aufschrift »ohne Zuckerzusatz«. Es hat nämlich einen guten Grund, warum dies auf der Packung steht: Meist enthält das Produkt schon eine Unmenge natürlichen Zucker.

➲ **Bringen Sie Würze in Ihr Leben.** Sie können Fett als Geschmacksträger sehr gut durch Kräuter und Gewürze ersetzen. Greifen Sie zu Basilikum, Schnittlauch, Zimt, Kreuzkümmel, Curry, Knoblauch, Ingwer, Meerrettich, Muskatnuss, Oregano, Paprika, Petersilie und Tabascosauce. All diese Würzmittel müssen Sie nicht mit berechnen.

➲ **Bleiben Sie standhaft.** Es ist sicher kein Zufall, dass Supermärkte ihre Süßwaren an der Kasse platzieren, wo Sie in einer Schlange stehen und warten müssen. Ein guter Trick: Nehmen Sie etwas aus dem Einkaufskorb in die Hand, so können Sie nicht mehr nach den Schokoriegeln greifen.

Geheimwaffe Sport

Um ein Pfund pro Woche abzunehmen, müssen Sie 3500 kcal in der Woche bzw. 500 kcal pro Tag weniger essen. Sie können aber genauso gut auch 250 kcal weniger essen und den Rest durch körperliche Aktivität verbrennen. Studien zufolge ist ein kombiniertes Sport- und Ernährungsprogramm nicht nur der sicherste Weg abzunehmen – auf diese Weise kehren die überflüssigen Pfunde auch nicht wieder.

Die neuesten Empfehlungen lauten, dass Sie pro Tag mindestens 40, besser aber 60 Minuten körperlich aktiv sein sollten, um Ihr Gewicht dauerhaft zu reduzieren. Das klingt zunächst

WIE VIEL SÜSSSTOFF DARF MAN ZU SICH NEHMEN?

Trotz der immer wiederkehrenden Diskussionen, ob Süßstoffe schädlich sind, haben die Weltgesundheitsorganisation (WHO) und eine Reihe anderer internationaler Expertenkommissionen Süßstoffen die gesundheitliche Unbedenklichkeit voll bestätigt.

■ **DIE MENGE MACHT'S** Die WHO hat einen so genannten ADI-Wert (*Acceptable Daily Intake* = unbedenklicher Tagesverzehr) festgelegt. Er gibt an, wie viel ein Mensch vom jeweiligen Süßstoff höchstens zu sich nehmen sollte, falls er ihn sein Leben lang täglich konsumiert. Der Grund für die Begrenzung liegt nicht so sehr in den Süßstoffen selbst, sondern in leichten Verunreinigungen durch die jeweiligen Herstellungsverfahren.

■ **NUMMER SICHER** Wer unbesorgt möglichst viel synthetische Süße verwenden möchte, wählt am besten Aspartam, dessen ADI-Wert mit 40 mg pro Kilogramm Körpergewicht sehr viel höher liegt als der von Saccharin (2,5 mg/kg), Cyclamat (11 mg/kg) und Acesulfam (9 mg/kg). Von Aspartam (Markenname Canderel) können Sie pro Kilogramm Körpergewicht etwas mehr als zwei Tabletten konsumieren. Das bedeutet: Bei 60 kg Körpergewicht dürfen Sie bis zu 120 Tabletten Süßstoff täglich verzehren.

■ **VORSICHT!** Anders sieht die Sache bei Kombinationsprodukten aus Saccharin und Cyclamat aus. Hier sollten Sie bei einem Körpergewicht zwischen 60 und 80 kg nur 18–24 Tabletten konsumieren – wenn Sie es jeden Tag tun. Der Süßstoff Acesulfam ist bis heute nur in einigen Industrieprodukten enthalten.

■ **RISIKEN** Für eine kleine Personengruppe ist das an sich sehr günstige Aspartam übrigens gefährlich. Die Aminosäure Phenylalanin, ein Bestandteil des Süßstoffs und vieler eiweißreicher Lebensmittel, wird von Menschen mit der angeborenen Stoffwechselkrankheit Phenylketonurie nicht vertragen. Ein Hinweis darauf steht auf den entsprechenden Verpackungen.

■ **WAS FOLGT DARAUS?** Mittlerweile sind sich Ärzte und Verbraucherschutzverbände einig, dass Aspartam und Saccharin in den Mengen, in denen sie normalerweise verzehrt werden, unschädlich sind. Zudem sind heute auch andere Süßstoffe auf dem Markt, die mit Saccharin und Aspartam gemischt werden können, was mögliche Nebenwirkungen eines Bestandteils deutlich reduziert.

Diabetes und Ernährung

schlimmer, als es ist. Denn auch wenn Sie die 60 Minuten in mehrere 10- bis 15-minütige Einheiten aufteilen, werden Sie Ihr Ziel erreichen.

Sport, v. a. Krafttraining, hat einen großen Vorteil: Der Stoffwechsel wird angeregt. Ein Pfund Muskeln verbrennt ungefähr 45 kcal pro Tag, wohingegen ein Pfund Fett nur etwa 2 kcal täglich verbrennt. Wenn Sie also Muskelmasse aufbauen, werden Sie zu einer wahren Kalorienverbrennungsmaschine. Wissenschaftler der Universität von Alabama fanden heraus, dass Erwachsene mittleren Alters, die 6 Monate lang dreimal pro Woche ein Krafttraining absolvierten, genug Muskelmasse aufbauten, um ihren Ruhestoffwechsel um 80–150 kcal pro Tag zu erhöhen. (In Kapitel 5 erfahren Sie, wie – und warum – Sie als Diabetiker Sport treiben sollten.)

Auf die Einstellung kommt es an

Viele Experten sind der Meinung, dass eine Diät nicht nur eine körperliche, sondern auch eine geistige Herausforderung darstellt. Der erste Schritt ist die Erkenntnis, dass sich Ihre Gesundheit verbessern kann.

Diäten, die schnelle Resultate versprechen, gibt es im Überfluss. Es ist jedoch kontraproduktiv zu glauben, der Erfolg stelle sich über Nacht ein. Einige Diäten führen sicherlich zu einem schnellen Gewichtsverlust, doch der hält meist nicht lange an. Um dauerhaft schlank und gesund zu bleiben, müssen Sie eine Ernährungsumstellung als Teil Ihres Lebens akzeptieren. Wenn Sie beispielsweise nur 100 kcal weniger pro Tag essen (ein halber Schokoriegel) und 100 kcal mehr verbrennen (15–20 Minuten Walking), nehmen Sie fast ein halbes Pfund pro Woche und insgesamt 10 kg im Jahr ab. Diese Art der Diät ist zwar nicht schnell, funktioniert aber.

Wenn Sie Ihre Ernährung dauerhaft umstellen, schützt Sie das auch vor vielen moralischen Tiefpunkten einer Diät. Wenn Sie Ihre Diät als vorübergehende Maßnahme sehen, um schnell ein paar Pfunde loszuwerden, wird Durchhalten zum obersten Gebot, und schon kleinere Sünden bereiten Ihnen ein schlechtes Gewissen und demotivieren Sie. Sie werden mehr Erfolg haben, wenn Sie Ihre Ernährung dauerhaft umstellen; dann können Sie sich Fehler leichter verzeihen und sie das nächste Mal einfach wieder gutmachen.

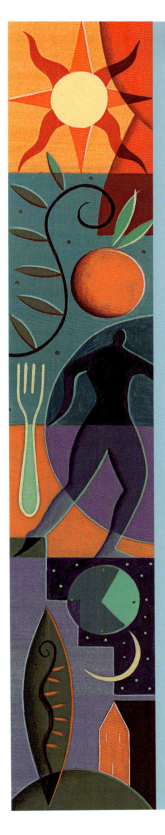

PATIENTENGESCHICHTE

MAHLZEITEN AUFTEILEN UND DIABETES BESIEGEN

Es mag seltsam klingen, aber Melanie B., 57, aus Hagen verdankt es ihrem Diabetes, dass sie fitter und gesünder ist als noch vor einigen Jahren. »Ich wog etwa 140 kg, mein Rücken tat mir weh und mir war oft schwindlig. Ich brauchte sogar einen Stock beim Gehen.« Als sie sich nach der Behandlung einer Ohreninfektion immer noch schwach fühlte, wenn sie aufstand, suchte Melanies Arzt nach einem anderen Grund – und fand einen Blutzuckerspiegel, der über 250 mg/dl lag.

»An dem Tag, an dem mein Arzt mir mitteilte, dass ich Insulin spritzen müsste, suchte ich sofort einen Ernährungsberater auf. Meine Mutter hatte auch Diabetes, stellte aber ihre Ernährung nicht um. Meist aß sie Kartoffelchips anstatt einer richtigen Mahlzeit. Sie brauchte mindestens eine Insulinspritze am Tag, musste jeden Morgen einen Harntest und viermal am Tag einen Blutzuckertest machen. Sie hasste es, tat aber nichts dagegen. Ich wollte mein Leben weiterhin genießen – also musste ich es drastisch verändern.«

Damals ließ Melanie Mahlzeiten aus, trank aber den ganzen Tag lang gesüßten Tee und gab sich vor dem Zubettgehen einer regelrechten Fressorgie hin. Das richtete verheerenden Schaden bei ihrem Blutzucker an und ließ sie enorm zunehmen. »Ich aß riesige Fleischportionen und tiefgekühltes Hühnchen – natürlich mit Haut.« Heute teilt Melanie ihre Mahlzeiten auf und isst sie über den Tag verteilt: zum Frühstück ein paar Cornflakes, einige Stunden später eine Scheibe Toastbrot, zum Mittagessen mageres Rindfleisch oder Huhn, das – ohne Haut – gegrillt oder gebacken wurde, mit verschiedenen Gemüsesorten und abends ein halbes belegtes Brot, die andere Hälfte etwas später. »Mein Mann und ich haben früher vier Laibe Brot in der Woche gegessen – heute essen wir weniger als einen.« Den Tee trinkt Melanie auch heute noch – allerdings mit Süßstoff.

Melanie spricht von einer Ernährungsumstellung und keiner Diät. Sie hat ihr Leben positiv beeinflusst: Melanies Blutzuckerwerte liegen jetzt bei etwa 110 mg/dl und auch Blutdruck und Cholesterinwerte sind gesunken. Sie hat 40 kg abgenommen und kann nun auf den Stock verzichten. »Ich laufe jeden Tag etwa 30 Minuten auf der Stelle oder gehe mit dem Hund raus. Früher habe ich nur schlabberige Kleider getragen, heute trage ich Jeans. Und mein Mann findet mich wieder sexy! Doch das Beste ist: Ich fühle mich wieder so richtig wohl. Ich brauche keine Spritzen und habe meinen Diabetes im Griff. Ich genieße mein Leben und weiß, ich gebe mein Bestes.«

5

Bewegung als Medizin

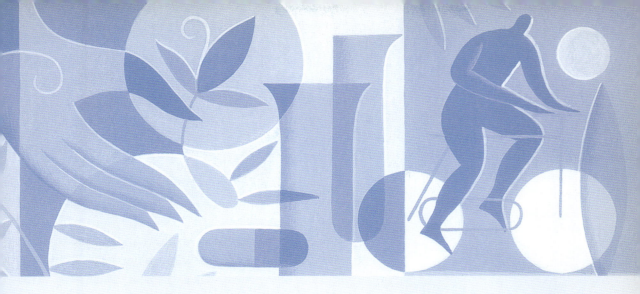

Bewegung lässt die Pfunde purzeln – ein wichtiger Punkt beim Kampf gegen Diabetes. Doch Bewegung kann noch mehr: In ihrer Fähigkeit, den Blutzuckerspiegel zu senken, ähnelt sie dem Insulin. Ein aktiver Körper kann Insulin auch besser verwerten. Das macht Bewegung zum Hauptverbündeten gegen Diabetes, und ganz nebenbei senkt sie noch das Herzinfarkt- und Schlaganfallrisiko. Es ist kein großer Aufwand, täglich kleinere Bewegungseinheiten in Ihren Zeitplan einzubauen, und macht obendrein eine Menge Spaß.

Bewegung als Medizin

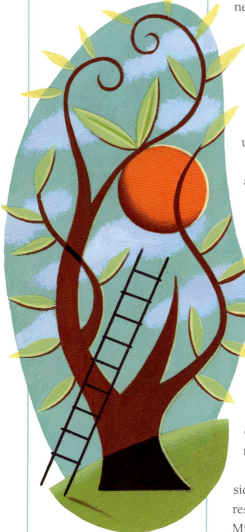

Nehmen wir einmal an, eine neue Behandlungsform sei in der Lage, Ihren Blutzucker von 386 auf 106 mg/dl zu senken, Ihr Gewicht in 14 Monaten um 100 Pfund zu reduzieren und Insulin überflüssig zu machen. Wären Sie interessiert? Thomas H., 53, aus Bonn war es – die oben genannten Ergebnisse sind seine. Und wie heißt diese unglaubliche neue Therapie? Sport.

Thomas geht mit seinen drei Hunden etwa 8 km pro Tag spazieren, macht Push-ups und Sit-ups und arbeitet viel im Garten. Sein Bewegungsprogramm rundet er mit einer Ernährung ab, die überwiegend aus frischem Gemüse, Fisch und Geflügel besteht. »Ich fühle mich wie neu geboren. Ich bin der lebende Beweis, dass man Diabetes mit Ernährung und Bewegung in den Griff bekommen kann.«

Dass Sport gut für Sie ist, wissen Sie schon lange. Er hat aber v. a. für Diabetiker zahlreiche Vorteile – eine Erkenntnis, die sich schon die alte indische und chinesische Medizin zunutze gemacht haben. Inzwischen hat man genau herausgefunden, warum Bewegung für Diabetiker so gut ist.

Bewegung senkt den Blutzucker. Wenn Sie Ihre Muskeln bewegen, ist das etwa so, als ob Sie in Ihrem Auto aufs Gaspedal treten: Es entsteht sofort Treibstoffbedarf, und zwar in Form von Glukose. Ist der Glukosevorrat in den Muskeln erschöpft, wird auf die Speicher in der Leber und anschließend auf den Blutzucker zurückgegriffen – der Blutzuckerspiegel sinkt. Nach dem Sport werden zuerst die Speicher in Muskeln und Leber wieder aufgefüllt, der Blutzucker bleibt also über mehrere Stunden hinweg niedrig. Dies kann sogar einige Tage anhalten, je nachdem, wie hart Sie trainiert haben.

Bewegung macht empfänglicher für Insulin. Wenn Sie sich regelmäßig bewegen, können Sie sogar Ihre Insulinresistenz verringern. Denn durch Bewegung verwerten die Muskeln Glukose effektiver, da die Zellen besser Insulin aufnehmen können – sie brauchen mehr Insulin, also arbeiten sie auch härter, um es zu bekommen. Sport erhöht auch die Anzahl der Insulinrezeptoren. Mit einem regelmäßigen Bewegungsprogramm können Sie Ihren Blutzucker also viel besser kontrollieren. Der positive Effekt kann sogar bis zu 72 Stunden anhalten, auch wenn Sie in dieser Zeit nicht körperlich aktiv sind. Selbst wenn Sie schon seit Jahren ein eingefleischter Stubenhocker sind, können Sie Ihre Insulinempfänglichkeit mit Sport binnen einer Woche steigern.

Sport verbrennt Fett. Was geschieht, wenn die Muskeln die Glukosespeicher in Leber und Blut angreifen? Nach ungefähr 30 Minuten kontinuierlicher Bewegung greift der Körper auf Fettsäuren sowohl in Fettpölsterchen als auch im Blut zurück. Die Fettverbrennung beim Sport senkt den LDL-Cholesterin- und Triglyzeridspiegel und erhöht den »guten« HDL-Cholesterinspiegel. Zudem wird vermehrt das Fett am Bauch abgebaut, was das Diabetes- bzw. Spätfolgenrisiko verringert.

Beim Sport purzeln die Pfunde. Wenn Sie Ihrem Sport noch ein Ernährungsprogramm zur Seite stellen, werden Sie ein Kaloriendefizit schaffen, das sich am Zeiger Ihrer Waage bemerkbar macht. Außerdem baut Sport Muskelmasse auf, und Muskeln verbrennen Energie schneller als andere Gewebearten. Das bedeutet, dass Sie auch in Ruhe mehr Kalorien verbrennen.

Sport schützt das Herz. Bewegung verringert das Herzinfarkt- und Schlaganfallrisiko deutlich. Im Rahmen einer Studie konnten Typ-2-Diabetiker, die nur 3 Monate lang moderaten Ausdauersport betrieben, ihre Triglyzerid- und HDL-Cholesterinwerte um etwa 20 % verbessern; darüber hinaus konnte auch der Blutdruck deutlich gesenkt werden. Doch nicht nur Typ-2-Diabetiker können von den Vorteilen des Sports profitieren: Wissenschaftler der Universität von Pittsburgh fanden heraus, dass das Risiko, an einer Herzerkrankung zu sterben, bei Typ-1-Diabetikern, die sich selten bewegen, dreimal höher ist als bei Patienten, die regelmäßig rund 2000 kcal pro Woche durch Sport verbrennen.

Sport steigert das Wohlbefinden. Mit einer chronischen Krankheit leben zu müssen, ist manchmal entmutigend, anstrengend oder sogar deprimierend. Beim Sport jedoch werden Glückshormone ausgeschüttet – Ihre Stimmung steigt und Sie werden entlastet. Sport steigert auch Ihr Selbstvertrauen. Nach dem Sport haben Sie das gute Gefühl, etwas geleistet zu haben. Wenn Sie das schaffen, schaffen Sie es auch, Ihre Krankheit in den Griff zu bekommen und Ihre Lebensqualität zu verbessern.

Sport macht attraktiver. Auch das kann viel zu Ihrer Motivation beitragen. Mit Ihrer Fitness verbessert sich auch Ihr optisches Erscheinungsbild. Sie bauen Fettpölsterchen ab und

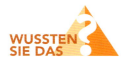

WUSSTEN SIE DAS

Da Muskeln mehr wiegen als Fett, kann es einige Zeit dauern, bis Sie durch Sport abnehmen. Die Pfunde schmelzen zwar langsam, aber sie schmelzen – und kommen wahrscheinlich auch nicht wieder. Menschen, die eine Diät machen, aber keinen Sport treiben, verlieren anfangs sehr viel Gewicht (bis zu 15 Pfund in wenigen Monaten); sie bauen dabei jedoch oft auch Muskelmasse ab, was den Stoffwechsel verlangsamt. Vielleicht ist der Gewichtsverlust deshalb nicht von Dauer. Menschen, die andererseits nur Sport treiben, verlieren in der gleichen Zeit vielleicht nur ein oder zwei Pfund, können ihr Gewicht dann aber auch besser halten.

Bewegung als Medizin

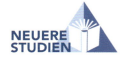

NEUERE STUDIEN

Besteht ein Zusammenhang zwischen Bewegungsmangel und Diabetes? Eine US-amerikanische statistische Untersuchung aus dem Jahr 2002 legt diese Vermutung nahe. Laut dieser Untersuchung bewegen sich 70 % aller amerikanischen Erwachsenen nicht regelmäßig, d. h. 5-mal pro Woche 30 Minuten lang moderat oder 3-mal pro Woche 20 Minuten lang intensiver. 4 von 10 Erwachsenen treiben überhaupt keinen Sport. In den Landstrichen, in denen der größte Bewegungsmangel vorherrschte, war auch die Diabetesrate am höchsten.

Muskelmasse auf. Außerdem gewinnen Sie an Stärke und Energie, was Sie lebendiger macht und vielleicht sogar jünger erscheinen lässt. Wer kann dazu schon Nein sagen?

Vorteile am Rande

Mit Bewegung können Sie Ihren Diabetes kontrollieren und viele Risiken senken. Sport hat aber auch noch andere Vorteile:

▶ Verringerung des Risikos, an Krebs zu erkranken
▶ Verbesserung der Durchblutung – auch in den Geschlechtsorganen, was zu mehr Freude am Sex führt
▶ Erhaltung der kognitiven Funktionen (z. B. Gedächtnis)
▶ Verzögerung des Knochenabbaus (Osteoporose)
▶ Steigerung der Abwehrfähigkeiten des Immunsystems
▶ Verlangsamung des körperlichen Abbaus und damit des Alterungsprozesses
▶ Milderung von Arthritisschmerzen durch Stärkung und Dehnung der Muskeln, Sehnen und Bänder
▶ Vorbeugung von Rückenschmerzen durch Stärkung der Rückenmuskulatur
▶ Verbesserung der Verdauung und Vorbeugung von Darmerkrankungen
▶ Verbesserung des Schlafs

Maßgeschneidertes Training

Bewegung kann so effektiv wie Medikamente sein. Doch das Training sollte individuell auf die Erkrankung abgestimmt werden. Erarbeiten Sie mit Ihrem Arzt ein Bewegungsprogramm, das auf Ihre Bedürfnisse zugeschnitten ist; dies hängt sowohl von der Diabetesform als auch von der bisherigen Behandlung ab.

Für welche Sportart Sie sich auch immer entschieden haben – Sie wollen den Blutzuckerspiegel senken. Doch übertreiben Sie es nicht. Um Ihren Blutzuckerspiegel im Auge zu behalten, sollten Sie eine Stunde vor und eine halbe Stunde nach dem Sport einen Blutzuckertest machen. Wenn Ihre Werte zu niedrig sind, sollten Sie in Zukunft etwa 15 g Kohlenhydrate vor dem Sport zu sich nehmen. Falls Ihr Blutzucker steigt, brauchen Sie vielleicht mehr Insulin. Ist Ihr Blutzuckerspiegel einigermaßen konstant, müssen Sie wahrscheinlich weniger oft messen, doch ein Test nach dem Sport empfiehlt sich immer. Die Messergebnisse bestimmen auch, wie Sport in Ihre Diabetesbehandlung integriert werden kann.

Training bei Typ-1-Diabetes

Typ-1-Diabetiker müssen beim Sport besonders vorsichtig sein. Wenn sie zu schnell nach der Insulinspritze mit dem Sport beginnen, sinkt der Blutzuckerspiegel vielleicht zu rasch oder zu stark. Das kann gefährlich sein. Andererseits kann sich bei zu wenig Insulin zu viel Glukose im Blut ansammeln. Die Folge: Ketoazidose. Um völlig sicherzugehen, sollten Sie die folgenden Schritte mit Ihrem Arzt besprechen.

➲ **Stimmen Sie das Training zeitlich ab.** Trainieren Sie nicht, wenn das Insulin seine volle Wirkung erreicht. Dies ist je nach Insulin ein bis zwei Stunden nach einer Spritze der Fall.

➲ **Passen Sie die Insulindosierung an.** Sie können Ihre täglichen Insulingaben insgesamt möglicherweise um ungefähr 20–30 % verringern, wenn Sie vor dem Sport weniger spritzen. Fragen Sie Ihren Arzt, wie viel Insulin Sie bei welchem Training weglassen können – und lassen Sie dann aber das Training nicht aus!

➲ **Trainieren Sie nach dem Essen.** Die Gefahr einer Unterzuckerung droht weniger, wenn Sie das Training ein bis zwei Stunden nach einer Mahlzeit beginnen. Dann ist der Blutzucker generell höher, und Ihren Muskeln steht ausreichend Glukose zur Verfügung.

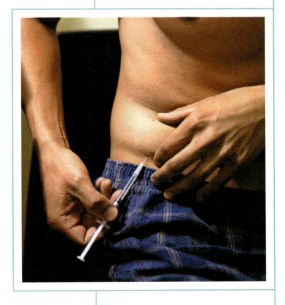

➲ **Spritzen Sie sich in den Bauch.** Wenn Sie das Insulin in die Muskeln spritzen, die Sie benutzen, werden sie es schneller aufnehmen, und der Blutzucker fällt. Wenn Sie also nicht gerade mit Sit-ups beginnen, sollten Sie sich in das weiche Bauchgewebe spritzen. Mit Bauchübungen sollten Sie bis etwa eine Stunde nach der Spritze warten; dann hat sich das Insulin im ganzen Körper verteilt.

➲ **Essen Sie eine Kleinigkeit.** Wenn Sie während des Sports einen kleinen, fettarmen Snack zu sich nehmen, der etwa 20 g

Bewegung als Medizin

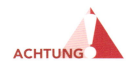

Besprechen Sie Ihr Bewegungsprogramm mit Ihrem Arzt. Sollte sich bei einem Belastungstest eine Herzerkrankung herausgestellt haben, kommt für Sie vielleicht eher Walking als Laufen infrage. Wenn Sie an hohem Blutdruck oder einem Augen- bzw. Nierenschaden leiden, sollten Sie Gewichtheben vermeiden. Und wenn Sie eine Schädigung der Nerven im Bereich der Füße aufweisen, sind Wassersportarten wie Aquarobic oder Aquajogging vielleicht genau das Richtige für Sie.

Kohlenhydrate enthält, läuft Ihr Blutzucker nicht so schnell Gefahr, ins Bodenlose zu sinken. Snacks sind besonders wichtig, wenn Sie eine Stunde oder länger trainieren.

Training bei insulinpflichtigem Typ-2-Diabetes

Für Typ-2-Diabetespatienten kann Sport eine einschneidende Lebensveränderung bedeuten. Ist die Insulinempfänglichkeit durch Sport – idealerweise kombiniert mit der richtigen Ernährung – wiederhergestellt, bewegt sich der Blutzucker vielleicht auch wieder im Normbereich, und die Insulinmenge kann reduziert werden. Manchmal kann auf Insulin sogar ganz verzichtet werden.

➲ **Steigern Sie das Training nur langsam.** Sie können zwar Ihr Ziel im Auge behalten – weniger oder gar kein Insulin mehr –, doch Sie sollten sich damit Zeit lassen. Wenn Sie insulinpflichtig sind, droht auch Ihnen, ähnlich wie Typ-1-Diabetikern, die Gefahr einer Unterzuckerung beim Sport. In diesem Fall gelten die oben genannten Empfehlungen auch für Sie.

➲ **Vermeiden Sie Zwischenmahlzeiten.** Wenn Ihnen beim Sport eine Unterzuckerung droht, müssen Sie eine Kleinigkeit essen, damit der Blutzucker nicht zu stark absinkt. Das kann jedoch auch schlecht für Sie sein, da Sie zusätzliche Kalorien vermeiden sollten. Anstelle von Zwischenmahlzeiten sollten Sie Ihr Training also lieber nach dem Essen einplanen, damit der Blutzucker während des Sports hoch genug ist.

➲ **Halten Sie den Plan ein.** Auch wenn Sie eine Zwischenmahlzeit beim Sport einlegen, sollten Sie sich danach an Ihren Ernährungsfahrplan halten – dort also keine Kalorien einsparen. Auch nach dem Sport brauchen Sie Kalorien, da der Blutzucker einen ganzen Tag lang niedriger sein kann.

Training bei tablettenpflichtigem Typ-2-Diabetes

Wenn Sie blutzuckerregulierende Medikamente wie beispielsweise das Antidiabetikum Metformin nehmen, können Sie auch diese durch ein regelmäßiges Bewegungsprogramm verringern oder sogar ganz absetzen. Sprechen Sie mit Ihrem Arzt über eine Anpassung der Therapie, wenn Sie herausgefunden haben, auf welche Weise Sport Ihren Blutzucker beeinflusst. Dennoch ersetzen Bewegung und Ernährung allein keine Antidiabetika, und umgekehrt sind die Tabletten auch keine Ausrede dafür, überhaupt keinen Sport zu treiben. Oft wirken die Medikamente sogar besser, wenn sie mit Ernährung und Bewegung kombiniert werden.

➲ **Stimmen Sie das Training zeitlich ab.** Wenn Sie Medikamente nehmen, sollten Sie nicht trainieren, wenn diese ihre vollste Wirksamkeit erreichen, da Ihr Blutzucker dann gefährlich tief sinken kann. Wenn Sie die Dosis Ihrer Medikamente verringern wollen, empfiehlt Ihnen der Arzt vielleicht, vor dem Sport einmal keine zu nehmen. Auf lange Sicht kann Sport die Medikamente eventuell sogar ersetzen.

➲ **Achten Sie auf Nebenwirkungen.** Einige Antidiabetika verursachen Muskelschmerzen oder Müdigkeit, während andere Schwindel oder Übelkeit auslösen können. Teilen Sie Ihrem Arzt mit, wie intensiv Sie trainieren wollen, und erkundigen Sie sich danach, ob die Nebenwirkungen Ihrer Medikamente das Training möglicherweise einschränken.

➲ **Trinken Sie viel Wasser.** Nur wenn der Körper mindestens 2 l Flüssigkeit pro Tag bekommt, ist er gut hydriert. Warten Sie mit dem Trinken nicht, bis Sie durstig sind; das ist bereits ein Zeichen von hohem Blutzucker und kann Ihr Training abrupt beenden. Trinken Sie ein bis zwei Gläser Wasser 15 Minuten vor dem Sport, mindestens ein halbes Glas alle 15 Minuten während des Sports und ein bis zwei Gläser danach.

DAS SPORT-BLUTZUCKER-PARADOX

Warum steigt der Blutzucker nach dem Sport manchmal und sinkt ein anderes Mal? Muskeln brauchen Glukose, um arbeiten zu können, also sinkt der Blutzucker bei körperlicher Aktivität, da der Körper Glukose aus der Leber und dem Blut in die Zellen transportiert. Das setzt jedoch voraus, dass genug Insulin vorhanden ist, um dabei zu helfen. Wenn Sie eine zu niedrige Insulindosis spritzen, sammelt sich die Glukose während des Sports im Blut an und verursacht eine Überzuckerung (Hyperglykämie). Deshalb sollten Sie unbedingt mit Ihrem Arzt sprechen, bevor Sie mit dem Training beginnen, und regelmäßig vor und nach dem Sport Blutzucker-Selbsttests durchführen.

Training bei gestörter Glukosetoleranz

Am eindrucksvollsten ist der Effekt, den Sport auf Diabetes haben kann, bei Menschen mit gestörter Glukosetoleranz belegt. In einer Studie der Universität von Pennsylvania stellte sich heraus, dass mit jeden 2000 kcal, die pro Woche durch Sport verbrannt wurden, das Diabetesrisiko um 24 % sank, und zwar besonders bei Patienten mit gestörter Glukosetoleranz.

➲ **Beginnen Sie sofort.** Nur weil Sie noch nicht an Diabetes leiden, heißt das noch lange nicht, dass Sie Zeit zu verlieren hätten. Denn wenn Sie Ihr Leben jetzt nicht umstellen, wird die

Bewegung als Medizin

WENN DER TEST STOPP SAGT

Wenn Ihr Blutzucker in Ordnung ist, gibt es keine ungünstige Zeit für Sport. Doch ein Blutzuckertest verrät Ihnen, wann Sie das Training lieber sein lassen sollten, zumindest bis Ihr Glukose- und Insulinspiegel den Anforderungen der Muskeln wieder gerecht werden kann.

■ Um eine Unterzuckerung zu vermeiden, sollten Sie bei Werten unter 100 mg/dl keinen Sport treiben. Essen Sie stattdessen etwas Obst o. Ä., das etwa 15 g Kohlenhydrate enthält, und führen Sie nach 20 Minuten einen zweiten Test durch. Essen Sie weiter, bis der Blutzucker wieder über 100 mg/dl liegt.

■ Testen Sie auf Azetongehalt im Urin (siehe S. 82 f.), wenn der Blutzucker vor dem Sport über 240 mg/dl liegt. Ist der Test positiv, verschieben Sie das Training, bis Sie mehr Insulin gespritzt haben.

■ Ist der Test negativ, sollten Sie als Typ-2-Diabetiker bei Blutzuckerwerten über 400 mg/dl, als Typ-1-Diabetiker bei Blutzuckerwerten über 300 mg/dl besser auf das Training verzichten.

Insulinresistenz nur schlimmer. Durch Sport werden Ihre Zellen bereits innerhalb einer Woche empfänglicher für Insulin, und Sie haben die Chance, die Diagnose Diabetes zu umgehen.

➲ **Überwachen Sie Ihren Blutzucker.** Auch Menschen mit gestörter Glukosetoleranz müssen den Blutzucker kontrollieren. Vielleicht nicht so häufig wie Diabetiker, aber dennoch oft genug, um den Blutzuckerspiegel jederzeit im Auge zu behalten – und zwar nicht nur durch Blutzucker-Selbsttests, sondern auch durch Check-ups beim Arzt.

➲ **Bleiben Sie dran.** Für Menschen mit gestörter Glukosetoleranz ist regelmäßige Bewegung ebenso wichtig wie für Diabetiker. Sie haben damit sogar die Chance, Diabetes ganz zu vermeiden.

Sicheres Schwitzen

Wenn Sie Ihr Training planen, d. h. Insulin und andere Medikamente sowie Ihren Ernährungsfahrplan mit in Betracht ziehen, können Sie eine Unterzuckerung meist vermeiden. Doch Sie sollten sich auch gegen böse Überraschungen wappnen:

➲ **Wenn nötig – hören Sie auf.** Wenn Sie Anzeichen einer Unterzuckerung wie z. B. Verwirrtheit, Zittern der Hände, Schwindel oder Sprachstörungen bemerken, sollten Sie das Training sofort beenden. Machen Sie sich auch bewusst, dass die Symptome ganz normalen Ermüdungserscheinungen beim Sport ähneln können (Schwitzen, schnellerer Herzschlag).

➲ **Vergessen Sie den Snack nicht.** Eine kleine Zwischenmahlzeit kann den Blutzucker im Notfall auffangen – aber nur, wenn Sie sie auch dabei haben.

➲ **Trainieren Sie mit einem Partner.** Manchmal merken Sie selbst nicht, dass Sie unterzuckert sind; es ist also sinnvoll, sich einen Partner zu suchen, der Ihnen im Notfall helfen kann.

➲ **Nehmen Sie ein Kärtchen mit.** Es empfiehlt sich, eine Art Visitenkarte mitzunehmen, auf der Ihr Name, Ihre Adresse und Telefonnummer verzeichnet sind – und die Telefonnummer Ihres Arztes. Es ist auch sinnvoll, Insulin und andere Medikamente in ihrer jeweiligen Dosierung aufzuschreiben.

⟶ **Passen Sie auch hinterher auf.** Der Blutzucker kann noch lange nach dem Sport niedrig bleiben. Achten Sie bis zu 24 Stunden nach dem Training auf Anzeichen einer Unterzuckerung.

Ausdauersport

Schnell: Wie verbringen Sie die nächsten 20 Minuten? Vor dem Fernseher? Vor dem Computer? Am Telefon plauschend? Passive Freuden, sicherlich, doch denken Sie einmal über Alternativen nach. 20 Minuten Walking oder Fahrradfahren kann Ihre Arterien durchspülen, Ihren Blutzucker regulieren und Bauchspeck zum Schmelzen bringen.

Ausdauersportarten wie Laufen oder Radfahren sollten den Hauptteil Ihres Sportprogramms ausmachen. Sie halten den Körper über einen längeren Zeitraum hinweg in Bewegung, leeren die Glukosespeicher und senken den Blutzuckerspiegel. Sie regen auch die Herztätigkeit und Atemfrequenz und somit die Durchblutung an; der Körper wird mit Sauerstoff überflutet, Herz und Gefäße bleiben in Form. Zudem ist Ausdauersport der effektivste Weg, um Fett zu verbrennen.

Bei Ausdauersportarten werden normalerweise wiederholt große Muskelgruppen, z. B. die Beine, bewegt; dazu braucht der Körper viel Sauerstoff (deswegen werden sie auch als aerobe Sportarten bezeichnet). Jede Aktivität, die Puls und Atmung beschleunigt, zählt. Dazu gehören natürlich Laufen, Radfahren und Schwimmen. Sie betreiben jedoch gewissermaßen auch Ausdauersport, wenn Sie viel im Garten arbeiten, gerne und lange spazieren gehen oder die Nacht durchtanzen.

Mit Ausdauersport zu beginnen, ist nicht schwer – schon der Gang von der Couch an die frische Luft ist ein guter Anfang. Wenn Sie es jedoch gezielter angehen wollen, sollten Sie der HID-Formel folgen – Häufigkeit, Intensität, Dauer.

Häufigkeit – der Kampf mit dem Terminplan

Wie oft sollten Sie Sport treiben? Es sind Ihnen keine Grenzen gesetzt, es sei denn, Sie trainieren wirklich hart und brauchen Zeit zur Regeneration. Ansonsten sollten Sie Sport treiben, so oft Sie können (wenn Ihr Arzt damit einverstanden ist). Doch ein Zuviel an Bewegung ist wahrscheinlich kaum das Problem. Generell gilt, dass Sie an mindestens 3–5 Tagen in der Woche trainieren sollten. Wenn Sie gerade erst damit angefangen haben und sich zunächst ein wenig überfordert fühlen, ist es vielleicht gut zu wissen, dass jedes noch so kleine Bisschen an körperlicher Aktivität Ihnen gut tut. Ihrer Gesundheit hilft schon eine Bewegungseinheit pro Woche. Nach einer Weile werden Sie jedoch feststellen, dass Sie mindestens dreimal in der Woche Sport brauchen, um Fortschritte zu machen.

Intensität – wie hart Sie trainieren sollten

Der Sport sollte so intensiv sein, dass Ihr Körper gefordert wird, aber wiederum nicht so intensiv, dass Sie die Belastung nicht einige Zeit lang durchhalten könnten. Die Überlastungsgrenze ist natürlich individuell unterschiedlich schnell erreicht. Einige laufen in 10 Minuten mehr als 1,5 km, während andere schon

SO MESSEN SIE RICHTIG

Um die optimale Herzfrequenz während des Trainings einzuhalten, müssen Sie Ihren Puls messen. Das funktioniert so:

⊃ Finden Sie eine Arterie entweder seitlich am Handgelenk oder am Hals unterhalb des Kiefers.

⊃ Drücken Sie leicht mit Zeige- und Mittelfinger darauf, um den Puls zu fühlen.

⊃ Zählen Sie 10 Sekunden lang die Anzahl der Pulsschläge.

⊃ Sie müssen keine 60 Sekunden lang zählen: Je länger Sie anhalten, um zu zählen, desto niedriger wird Ihre Herzfrequenz. Multiplizieren Sie stattdessen das 10-Sekunden-Ergebnis mit 6.

⊃ Alternativ können Sie auch das zu erwartende Ergebnis berechnen, indem Sie Ihre Zielherzfrequenz durch 6 teilen. Liegt diese z. B. zwischen 90 und 153 Schlägen pro Minute, sollte das 10-Sekunden-Ergebnis zwischen 15 (90 geteilt durch 6) und 25 (153 geteilt durch 6) liegen. Wenn Sie sich diese Zahlen merken können, erspart es Ihnen die Rechnerei während des Trainings.

⊃ Eine weitere Möglichkeit ganz ohne Mathematik: Machen Sie den Sprechtest. Wenn Ihre Atemfrequenz erhöht ist, Sie sich aber während des Trainings noch locker unterhalten können, bewegen Sie sich vermutlich im Bereich Ihrer Zielherzfrequenz.

DIE OPTIMALE HERZFREQUENZ (HF)

ALTER	25	30	35	40	45	50	55	60	65	70	75	80
Maximale HF (HFmax)	195	190	185	180	175	170	165	160	155	150	145	140
50 % der HFmax (niedrige Intensität)	97	95	92	90	87	85	82	80	77	75	72	70
85 % der HFmax (hohe Intensität)	166	162	157	153	149	145	140	136	132	128	123	119
Schläge pro 10 Sek., 50–85 % der HFmax	16–27	16–27	15–26	15–25	15–25	14–24	14–23	13–23	13–22	13–21	12–20	12–20

bei einem kleinen Spaziergang aus der Puste geraten. Es ist wichtig, dass Sie die für Sie richtige Intensität finden, die Ihrer aktuellen physischen Kondition angemessen ist, damit Sie sich nicht überfordern.

Am besten können Sie die Intensität Ihres Trainings anhand der Herzfrequenz messen. Ihr Ziel sollten 50–85 % Ihrer maximalen Herzfrequenz (HFmax) sein. Zu Beginn Ihres Bewegungsprogramms sollten Sie es zunächst bei einer geringeren Intensität belassen (50 % der HFmax) und sich erst allmählich, mit zunehmender Kondition, zum oberen Ende der Skala hinaufarbeiten (85 % der HFmax).

Die maximale Herzfrequenz schwankt von Person zu Person nicht so sehr, nimmt aber mit zunehmendem Alter immer mehr ab. Ihre Zielherzfrequenz orientiert sich also hauptsächlich an Ihrem Alter:

▶ Ihre maximale Herzfrequenz berechnen Sie, indem Sie Ihr Alter von 220 abziehen. Wenn Sie z. B. 40 Jahre alt sind, liegt Ihre maximale Herzfrequenz bei 180 Schlägen pro Minute (220 − 40 = 180).

▶ Multiplizieren Sie diese Zahl jeweils mit 0,5 und 0,85, um das obere und untere Ende Ihrer optimalen Herzfrequenzskala zu bekommen. In obigem Beispiel beträgt der Ziel-Herzfrequenzbereich 90–153 Schläge pro Minute.

Besprechen Sie sich mit Ihrem Arzt, um sicherzustellen, dass Ihre Zielherzfrequenz auch gesund ist für Sie. Messen Sie Ihren Puls während des Trainings (siehe Kasten S. 124). Wenn Ihr Puls im Zielbereich liegt, bekämpft jeder einzelne Herzschlag Ihren Diabetes und seine möglichen Spätfolgen für die Gefäße.

Bewegung als Medizin

Doch auch weniger anstrengendes Training hat seinen Wert: Auch geringere körperliche Aktivität verbrennt Kalorien, und ein bisschen Sport ist besser als gar keiner.

Dauer – darauf kommt es an

Der dritte HID-Faktor bezieht sich darauf, wie lange Ihre jeweilige Trainingseinheit dauert. Generell sollten Sie sich 20–40 Minuten zum Ziel setzen; in dieser Zeit kommen Herz und Lunge ausreichend auf Trab, Sie ermüden jedoch noch nicht. Je mehr Kondition Sie haben, desto länger können Sie auch trainieren.

Wenn Sie die 20–40 Minuten am Stück nicht erübrigen können, sollten Sie es mit zwei kürzeren Einheiten probieren, z. B. morgens und abends. Eine Reihe wissenschaftlicher Studien belegt, dass man durch mehrmaliges kürzeres Training am Tag fast genauso fit wird wie durch eine einzige längere Einheit. In einer Studie der Universität Stanford z. B. konnten Testpersonen, die dreimal am Tag 10 Minuten lang trainierten, fast ebenso viel Sauerstoff aufnehmen wie Personen, die 30 Minuten am Stück trainierten. (Die Sauerstoffaufnahme ist ein Indikator für die Gesundheit der Gefäße.) Eine Übergewichtsstudie der Universität Pittsburgh, die an Frauen durchgeführt wurde, ergab ähnliche Resultate. Darüber hinaus zeigten Personen, die mehrmals kleinere Bewegungseinheiten absolvierten, ein größeres Durchhaltevermögen.

Dies verleiht Ihnen eine ungeheure Flexibilität beim Sport. Wenn Sie morgens Staub saugen, mittags einmal um den Block gehen und abends Blätter auf dem Rasen zusammenrechen, können Sie Ihr Bewegungsprogramm absolvieren, ohne sich umzuziehen oder hinterher duschen zu müssen.

BERECHNEN SIE IHREN KALORIENVERBRAUCH

Hier finden Sie die ungefähre Zahl der Kalorien, die Sie bei Ihrem individuellen Gewicht in 30 Minuten verbrennen.

TÄTIGKEIT	63 KG	77 KG	90 KG
Aerobic, Low Impact	139	155	166
Gartenarbeit	139	155	166
Gewichtheben (moderat)	84	92	100
Golfspielen	125	140	150
Laubrechen	111	125	133
Laufen (moderat)	223	245	266
Putzen im Haushalt	97	110	117
Radfahren, Ergometer (moderat)	195	215	233
Radfahren, im Freien (moderat)	223	245	266
Rasenmähen	153	170	183
Reiten	111	125	133
Rudern, Maschine (moderat)	195	215	233
Schwimmen	167	185	200
Seilspringen	279	310	333
Steppertraining	167	185	200
Tanzen	125	140	150
Tennisspielen	195	215	233
Tischtennis	111	125	133
Walking (moderat)	97	107	117

Einige Wissenschaftler betrachten diese kurzen Trainingseinheiten immer noch mit Argwohn, und mittlerweile sind sich die Experten einig, dass Blutzucker, Insulinempfänglichkeit, Herzgesundheit und allgemeine Fitness am meisten davon profitieren, wenn man länger trainiert. Doch es sei noch einmal betont: Wenig ist besser als nichts. Und wer weiß? Wenn Sie sich die Schuhe anziehen, um einen kurzen Spaziergang zu machen, wird daraus vielleicht ein längerer – wenn Ihr Körper wieder einmal gemerkt hat, wie gut ihm Bewegung tut.

HID – ein variables System

Sie haben heute keine Lust auf Sport? Kein Problem. Wenn Sie einmal eine der HID-Variablen ändern, können Sie sie mit einer anderen wieder ausgleichen. Wenn Sie z. B. mit geringerer Herzfrequenz trainiert haben (geringere Intensität), können Sie dafür länger trainieren (größere Dauer). Wenn Sie ein Training auslassen (geringere Häufigkeit), können Sie entweder die Intensität oder die Dauer Ihres nächsten Trainings erhöhen – so lange Sie es nicht übertreiben.

Krafttraining

Wenn Sie sich für eine Sportart entscheiden, sollte es Ausdauersport sein. Das Sportarsenal verfügt jedoch noch über eine weitere Waffe im Kampf gegen Diabetes: Krafttraining. Ausdauersportarten trainieren, wie der Name schon sagt, die Ausdauer; Krafttraining hingegen trainiert die Kraft und baut Muskelmasse auf. Mehr Muskeln brauchen auch mehr Treibstoff, mit anderen Worten: mehr Glukose, was den Blutzuckerspiegel senkt. Dabei wird auch der Stoffwechsel angeregt, sogar, wenn Sie nicht aktiv sind. Moderates Krafttraining erleichtert überdies viele Alltagstätigkeiten wie z. B. das Schleppen von Getränkekisten.

Im Gegensatz zu Ausdauersport beinhaltet Krafttraining Übungen, die die Muskeln schnell ermüden. Beim Krafttraining arbeiten die Muskeln gegen einen Widerstand, z. B. gegen Hanteln.

(Fortsetzung auf S. 130)

MIT AUSDAUER ZUM ZIEL

Keine Ausdauersportart ist an sich besser als eine andere. Ihr einziges Ziel ist es, Ihren Körper zu bewegen, Ihre Herzfrequenz zu erhöhen und Spaß dabei zu haben. Welche Sportart Sie wählen, bleibt ganz Ihnen überlassen; sprechen Sie mit Ihrem Arzt, ob vielleicht ein Ausdauersport besser für Sie als Diabetiker geeignet ist als ein anderer. Hier sehen Sie auf einen Blick, welche Vorteile die einzelnen Sportarten haben.

WALKING

Vorteile

Es kostet wenig und belastet die Gelenke kaum; Sie können es fast jederzeit und überall durchführen – auf der Straße, im Wald oder in einem Park. Durch seine niedrige Intensität bietet es sich besonders als Einstiegstraining an, doch wenn Sie allmählich schneller werden oder in hügeligem Gelände walken, reicht es als Herz-Kreislauf-Training aus.

Tipps

Beginnen Sie zunächst mit dem Gang vor die Tür. Atmen Sie die frische Luft ein. Lassen Sie Ihre Gedanken schweifen. Versuchen Sie, am Anfang mindestens 10 Minuten lang zu gehen, und steigern Sie die Dauer dann allmählich. Halten Sie die Geschwindigkeit niedrig, bis Sie 20–30 Minuten am Stück walken können, und werden Sie dann schneller. Sie können sich auch einen Kilometerzähler oder einen Herzfrequenzmesser zulegen (erhältlich in jedem Sportgeschäft) – beides ist gut für die Motivation.

WALKINGPLAN FÜR EINSTEIGER

Walking ist gerade für Anfänger gut geeignet. Probieren Sie es doch einmal mit diesem Sechs-Wochen-Plan – Sie werden sehen, danach können Sie Ihren Blutzucker schon viel besser kontrollieren!

	DAUER	INTENSITÄT	HÄUFIGKEIT
Woche 1	10–15 Minuten	So langsam Sie wollen	3–5-mal
Woche 2	15 Minuten	50–60% der HFmax	3–5-mal
Woche 3	20 Minuten	50–60% der HFmax	5-mal
Woche 4	20 Minuten	60% der HFmax	5-mal
Woche 5	25 Minuten	60–70% der HFmax	5-mal
Woche 6	30 Minuten	60–70% der HFmax	5-mal

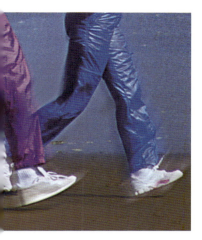

LAUFEN

Vorteile
Es ist fast so praktisch wie Walking. Da es jedoch intensiver ist, bekommen Sie in der gleichen Zeit mehr Bewegung. Es ist anstrengender als Walking (und sieht auch so aus), was Ihr Selbstvertrauen stärkt und zu Ihrer Motivation beiträgt.

Tipps
Anstatt gleich loszulaufen, können Sie es am Anfang erst einmal mit »Wogging« probieren, einer Mischung zwischen Walking und Jogging. Gehen Sie zügig, und fangen Sie dann an zu laufen. Wenn Sie ermüden, gehen Sie wieder. Mit zunehmender Kondition werden Sie immer weniger Gehpausen einlegen. Wenn Sie Probleme mit den Gelenken haben, setzen Sie ein bis zwei Tage mit dem Training aus oder walken Sie wieder. Achten Sie unbedingt auf gute Laufschuhe.

RADFAHREN

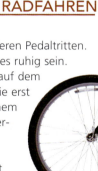

Vorteile
Neben den gesundheitlichen Vorteilen kann man beim Radfahren auch die Natur genießen – es sei denn, Sie trainieren auf einem Ergometer. Ein optimales Herz-Kreislauf-Training!

Tipps
Beginnen Sie mit geringer Kraft und schnelleren Pedaltritten. 80–100 Umdrehungen pro Minute können es ruhig sein. Viele Ergometer verfügen über ein Display, auf dem Sie diesen Wert ablesen können. Erhöhen Sie erst im Lauf der Zeit Ihren Kraftaufwand. Bei einem Ergometer können Sie einen größeren Widerstand einstellen, beim Fahrrad machen Sie Tempo oder fahren in Richtung Berge. Die Königsetappe über den Alpenpass steht erst ganz am Ende des Trainings.

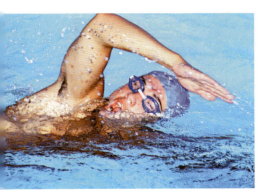

SCHWIMMEN

Vorteile
Beim Schwimmen ist die Verletzungsgefahr am geringsten, da es die Gelenke am wenigsten belastet. Es eignet sich auch hervorragend bei Übergewicht. Es stärkt Herz, Muskeln und Lunge.

Tipps
Beginnen Sie mit niedrigem Tempo und achten Sie auf eine saubere Ausführung der Armzüge und Beinschläge – sonst drohen Überlastungsschäden. Sehr gut für die Gelenke sind auch Aquajogging und, wenn Sie es actionreicher mögen, Aquarobic. Fragen Sie in Ihrem Schwimmbad nach Kursen.

RUDERN

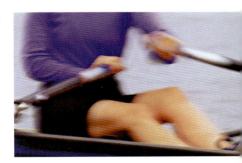

Vorteile
Beim Rudern werden neben Armen und Beinen fast alle Muskeln des Körpers bewegt und die Ausdauer trainiert.

Tipps
Sie sollten Arme und Beine gleichzeitig bewegen, den Rücken möglichst gar nicht. Wenn Sie die Technik beherrschen (bitten Sie im Fitnessstudio um Anleitung), können Sie mit 5-minütigen Einheiten beginnen und allmählich auf 30 Minuten steigern. Anschließend können Sie den Widerstand erhöhen.

Bewegung als Medizin

Aus diesem Grund sind die einzelnen Übungen relativ kurz. Die Muskeln sollen konsequent beansprucht und der Widerstand (d.h. die Gewichte) allmählich erhöht werden.

Glauben Sie nicht, dass Krafttraining nur etwas für Muskelprotze sei oder dass Sie zu alt dafür wären. Studien zufolge können sogar über 80-Jährige ihre Muskeln mit Krafttraining in Form halten, von Extravorteilen wie stabileren Knochen oder mehr Vitalität ganz zu schweigen.

So bauen Sie Muskelmasse auf

Kraftübungen trainieren nicht den ganzen Körper auf einmal, wie dies Ausdauersportarten tun. Stattdessen führen Sie unterschiedliche Übungen aus, die unterschiedliche Muskelgruppen beanspruchen. Wenn Sie ein Fitnessstudio besuchen, können Sie an speziellen Geräten trainieren. Sie können Krafttraining aber auch zu Hause durchführen; Sie müssen dazu nur einige grundlegende Übungen kennen, mit oder ohne Hanteln, die in jedem gut sortierten Sportfachgeschäft erhältlich sind. Sie können natürlich auch improvisieren – mit leeren oder gefüllten Mineralwasserflaschen beispielsweise. Wie schwer die Gewichte sein sollten, hängt davon ab, wie viel Sie bequem heben können und welche Übung Sie machen. Idealerweise sollten Sie sich also verschiedene Hanteln zulegen, wobei Hanteln mit 1,5 kg, 2,5 kg und 5 kg ausreichen. Krafttrainingsübungen finden Sie auf S. 134 f. Beachten Sie aber Folgendes:

➲ **Ermüden Sie die Muskeln.** Im Gegensatz zum Ausdauersport wollen Sie mit dem Krafttraining Ihre Muskeln schnell ermüden. Sie sollten so viele Gewichte auflegen, dass Ihre Muskeln nach 8–12 Wiederholungen erschöpft sind. Sie sollten aber mit kleineren Gewichten anfangen, mit denen Sie mühelos 12 Wiederholungen schaffen, bis sich Ihre Muskeln an das Training gewöhnt haben.

➲ **Lassen Sie sich Zeit.** Muskelaufbau ist eine langwierige Angelegenheit. Wenn Sie mit mehr Gewicht beginnen, als Sie mühelos heben können, kann dies zu Muskelentzündungen führen und Sie demotivieren. Wenn Sie ein bestimmtes Gewicht mühelos 12-mal heben können, legen Sie mehr Gewicht auf, bis Sie 8 Wiederholungen gut, 12 aber kaum schaffen. Bleiben Sie dann bei diesem Gewicht und steigern Sie allmählich die Anzahl der Wiederholungen, bis Sie 12 wieder mühelos schaffen.

➲ **Machen Sie langsame Bewegungen.** Vermeiden Sie ruckartige, schnelle Bewegungen mit den Gewichten; dies belastet Muskeln, Bänder und Gelenke zu sehr. Bei langsamen, kontrollierten Bewegungen machen wirklich Sie die Arbeit, und nicht der Schwung. Um das Gewicht zu heben, brauchen Sie etwa 2 Sekunden, um es wieder zu senken, etwa 4 Sekunden.

➲ **Atmen Sie ruhig.** Halten Sie beim Heben der Gewichte nicht den Atem an – Ihre Muskeln brauchen den Sauerstoff. Atmen Sie beim Heben aus und beim Senken ein.

➲ **Fangen Sie mit großen Muskelgruppen an.** Große Muskelgruppen wie Brust, Beine und Rücken sollten Sie zuerst trainieren, kleinere wie Bi- und Trizeps zum Schluss. Auf diese Weise ermüden die kleineren Muskeln, die die großen beim Training unterstützen, nicht so schnell.

Die ersten Schritte

Aller Anfang ist schwer – und auch hier ist Motivation gefragt. Wenn Sie nur schwer in die Gänge kommen, sollten Sie mit kleinen Schritten beginnen, z. B. mit dem vor die Haustür. Wenn Sie den inneren Schweinehund erst einmal besiegt haben, können Sie sich einen detaillierteren Trainingsplan aufstellen.

Experten haben herausgefunden, dass die Menschen bestimmte Phasen durchlaufen, wenn sie Fitness zu einem Teil ihres Lebens machen. Zunächst macht sich Unwissen oder mangelndes Interesse bemerkbar – Sport geht Sie eigentlich überhaupt nichts an. Es folgt eine Zeit des In-sich-Gehens – Sie sind interessiert, unternehmen aber nichts. Als Nächstes kommt eine Zeit der Vorbereitung, in der Sie sich bewegen – aber noch nicht genug. In dieser Phase gibt es die meisten Hindernisse, angefangen beim Zeitmangel bis zum Mangel an Selbstvertrauen. Da lautet das Motto meist: »Das schaffe ich nie!« Doch die eigentliche Frage ist: Was schaffen Sie? Können Sie 20 Minuten lang körperlich aktiv sein, indem Sie beispielsweise herumlaufen, wenn Sie

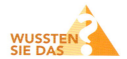

WUSSTEN SIE DAS

Eine gute Alternative zu Hanteln stellt das Thera-Band® dar; auch das bekommen Sie im Sportfachhandel. Das Gummiband bietet Ihren Muskeln Widerstand und lässt sich bei vielen verschiedenen Übungen einsetzen. Die unterschiedlichen Farben signalisieren die unterschiedlichen Stärken des Bandes – so können Sie den Trainingseffekt allmählich steigern.

Bewegung als Medizin

auf jemanden warten, anstatt sich dabei hinzusetzen? Dann fangen Sie doch dort an. Je mehr Sie sich bewegen, desto schneller folgen die nächsten Phasen: Aktivität – Sie trainieren nun regelmäßig – und Durchhaltevermögen – Sie machen das neue Hobby zu einem permanenten Teil Ihres Lebens.

Der ideale Trainingsplan

Der Übergang in die Aktivitätsphase kann so allmählich vor sich gehen, dass Sie es zunächst gar nicht bemerken. Wenn Sie allerdings das Gefühl haben, Ihr Training organisieren zu müssen, sind Sie angekommen. Wenn Sie sich die Trainingstermine in Ihren Kalender schreiben, ist eine bestimmte Zeit für körperliche Aktivitäten reserviert. Dadurch verlieren Sie auch Ihre Ziele nicht aus den Augen. Der Idealplan sieht eine Mischung aus Ausdauersport (20–30 Minuten, 3–5-mal pro Woche) und Krafttraining (2-mal pro Woche) vor. Mit den folgenden Strategien können Sie diesen Plan auch einhalten:

Abwechslung Zwischen den Ausdauer-Trainingseinheiten sollten Sie jeweils einen Tag Pause machen. An diesen Tagen machen Sie Ihre Kraftübungen. Auf diese Weise haben Sie einen recht komplexen Trainingsplan in nur 5 Tagen absolviert – und sogar noch 2 Tage frei. Durch die unterschiedliche Beanspruchung bei Ausdauer- und Kraftsport können sich auch Ihre Muskeln besser regenerieren.

Kombinationen Wenn Sie wirklich einmal gar keine Zeit haben, sollten Sie ein kombiniertes Kraft- und Ausdauertraining durchführen – wenn möglich allerdings nicht an zwei aufeinander folgenden Tagen. Diese Einheiten sind dann zwar auch länger, doch die meisten Menschen haben

---

FITNESSSTUDIO NACH MASS

Wenn Sie an Geräten trainieren, Aerobic-Kurse machen und beim Training ausgebildetes Personal um sich haben wollen, sollten Sie sich ein Fitnessstudio suchen. Mitglied in einem Fitnessstudio zu sein, kann Ihnen auch dabei helfen, Ihr Trainingsprogramm durchzuhalten. Die folgenden Tipps verraten Ihnen, wie Sie ein gutes Fitnessstudio finden:

- Suchen Sie sich ein Studio aus, das nicht mehr als 15 Minuten von Ihrer Wohnung entfernt liegt.

- Sehen Sie sich genau um, bevor Sie einen Vertrag unterschreiben, und vereinbaren Sie eine Probestunde. Fragen Sie auch andere Mitglieder nach ihrer Meinung.

- Stellen Sie sicher, dass Sie es mit ausgebildetem Fachpersonal zu tun haben, und erkundigen Sie sich auch nach Zertifikaten.

- Sehen Sie sich das Publikum an, v. a. zu Zeiten, in denen Sie am häufigsten trainieren werden. Liegen Ihnen die anderen Mitglieder des Studios, oder fühlen Sie sich aus irgendeinem Grund eher unwohl?

- Einige Studios bieten nur Fitnessgeräte und Kurse an, andere verfügen z. B. auch über Tennisplätze, Swimmingpool, Sauna und verschiedene soziale Einrichtungen. Dies ist natürlich auch eine Frage des Geldes, aber es hat wenig Sinn, Mitglied in einem Studio zu sein, das Ihren Interessen nicht entgegenkommt.

kaum Schwierigkeiten damit, noch 20 oder 30 Minuten an das Training anzuhängen, wenn sie erst einmal bei der Sache sind. Beginnen Sie mit dem Ausdauersport, der Ihre Muskeln warm und geschmeidig macht. Wenn Sie mit dem Krafttraining anfangen, erhöht sich nicht nur die Verletzungsgefahr, Sie ermüden dann auch schneller beim Ausdauersport.

Sieben Schritte zum Erfolg

Es ist ganz normal, dass Sie am Anfang von Zweifeln geplagt werden – das Training ist zu schwierig, Sie schaffen es nicht, Sie haben zu wenig Kondition. Aber so schaffen Sie es doch:

① Mit Spaß dabei Sport als Medizin, die bitter sein muss, damit sie wirkt? Falsch! Natürlich halten Sie besser durch, wenn Ihnen das Training Spaß macht. Ob das angenehme soziale Kontakte im Fitnessstudio, das eigene Ergometer oder das Laufen in der freien Natur sind, bleibt ganz Ihnen überlassen.

② Keine Vergleiche mit den guten alten Zeiten Wie sportlich Sie auch früher einmal waren – der Vergleich mit den guten alten Zeiten wird Sie nur frustrieren. Akzeptieren Sie die Veränderungen Ihres Körpers, und arbeiten Sie an Ihrer neuen Fitness.

③ Ziele setzen Ziele, besonders klare und nahe liegende, motivieren enorm. Setzen Sie sich realistische Ziele, die darauf gerichtet sind, was Sie tun, nicht wie Sie irgendwann einmal sein wollen. »Nächstes Mal laufe ich 5 Minuten länger« ist besser als »Morgen bin ich ein Pfund leichter«.

④ Den Erfolg an sich selbst messen Achten Sie nicht auf den Waschbrettbauch Ihres Nachbarn oder die fehlende Zellulite Ihrer Nachbarin. Was Sie tun, hat nur mit Ihnen selbst zu tun. Feiern Sie kleine Erfolge – auch wenn Sie nur 5 Minuten länger gelaufen sind!

⑤ Dokumentation Halten Sie Ihr Training in einem Notizbuch fest. So wird dokumentiert, welche Fortschritte Sie gemacht haben – oder auch nicht. Halten Sie fest, wie lange oder schnell Sie gelaufen sind und welche Übungen Sie mit wie vielen Wiederholungen absolviert haben.

(Fortsetzung auf S. 136)

NEUERE STUDIEN

Sie haben wenig Zeit für Krafttraining? Schon zwei Einheiten pro Woche genügen. Wissenschaftler der Universität von Arkansas ließen eine Gruppe von Frauen 3-mal pro Woche ein Krafttraining absolvieren, eine andere nur 2-mal pro Woche. Die zweite Gruppe arbeitete mit etwas leichteren Gewichten und führte sechs Wiederholungen mehr pro Übung aus. Dies verlängerte ihr Training um etwa 5 Minuten. Das Ergebnis: Die zweite Gruppe erzielte nach 8 Wochen fast die gleichen Resultate wie die erste Gruppe; sie steigerten ihre Kraft um etwa 15 % und bauten mehr als 2 % Körperfett ab.

KLEINES EINMALEINS DES KRAFTTRAININGS

Die folgenden sieben Übungen bieten ein Ganzkörper-Workout, das alle großen Muskelgruppen trainiert. Am Anfang sollten Sie die Übungen nur jeweils einmal machen. Wenn sich Ihre Muskeln an das Training gewöhnt haben, können Sie jede Übung zweimal oder häufiger durchführen. Die Übungen lassen sich auch gut mit anderen ergänzen. Sie sollten jedoch vor Aufnahme des Trainings mit Ihrem Arzt sprechen.

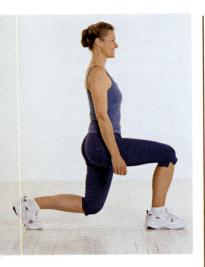

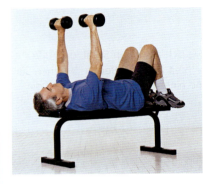

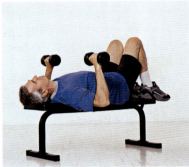

BEINE
Ausfallschritt
1. Stellen Sie sich mit schulterbreit geöffneten Beinen hin. Halten Sie den Rücken gerade, und machen Sie mit dem rechten Fuß einen großen Schritt nach vorn, sodass Ihr Knie in einem Winkel von 90° gebeugt ist. Es sollte jedoch nicht über die Zehen ragen. Der linke Fuß bleibt in der Ausgangsposition, das Knie wird jedoch ebenfalls gebeugt, und die Ferse hebt vom Boden ab.

2. Drücken Sie sich kraftvoll mit dem rechten Bein vom Boden ab, sodass Sie in die Ausgangsposition zurückkommen, und wiederholen Sie die Übung mit dem anderen Bein.

BRUST
Brustpresse mit Hanteln
1. Legen Sie sich auf eine Bank, und winkeln Sie die Beine an. Nehmen Sie in jede Hand eine Hantel, und halten Sie die Arme seitlich vor der Brust. Strecken Sie die Arme nun nach oben (nie ganz durchdrücken!), und atmen Sie dabei aus.

2. Mit dem Einatmen senken Sie die Hanteln in Richtung Brust ab; die Ellbogen befinden sich nun knapp unterhalb der Rumpflinie.

Achtung: Umfassen Sie die Hanteln mit festem Griff, damit sie Ihnen nicht aus der Hand rutschen und Sie verletzen können.

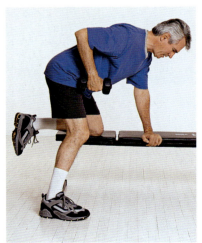

RÜCKEN
Einarmiges Rudern mit Hantel
1. Platzieren Sie das linke Knie und die linke Hand auf einer Bank. Beugen Sie das rechte Knie leicht. Umfassen Sie mit der rechten Hand die Hantel, und halten Sie den Arm seitlich am Körper. Halten Sie den Rücken gerade, der Kopf blickt zum Boden. Ziehen Sie die Hantel zum Rumpf, und atmen Sie dabei aus.

2. Beim Einatmen bewegen Sie die Hantel zurück in die Ausgangsposition. Wechseln Sie anschließend die Seite.

Achtung: Achten Sie auf einen geraden Rücken, und bewegen Sie den Rumpf möglichst wenig, damit keine Überlastungsschäden auftreten.

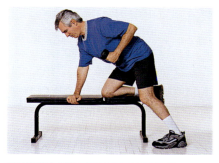 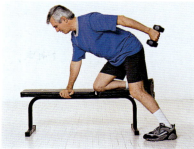

TRIZEPS
Kickbacks mit Hantel

1. Platzieren Sie rechtes Knie und rechte Hand auf einer Bank, und strecken Sie das linke Bein mit leicht gebeugtem Knie nach hinten. Halten Sie die Hantel mit der linken Hand, die Handfläche zeigt in Richtung Körper. Beugen Sie den rechten Arm im 45°-Winkel.

2. Strecken Sie den Arm, ohne den Ellbogen zu bewegen; die Hantel geht dabei nach hinten. Gehen Sie dann zurück in die Ausgangsposition, und führen Sie die Übung mit der anderen Seite durch.

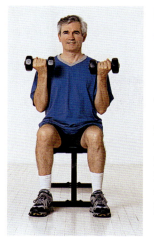

BIZEPS
Bizepscurl

1. Setzen Sie sich auf einen Stuhl, die Füße stehen schulterbreit auf dem Boden. Nehmen Sie in jede Hand eine Hantel, und halten Sie die Arme gestreckt seitlich am Oberkörper; die Handflächen zeigen in Richtung Beine.

2. Halten Sie die Ellbogen nahe am Körper, und führen Sie die Hanteln in einem Bogen an Ihre Schultern. Die Handflächen zeigen nun zu den Schultern. Senken Sie die Gewichte wieder, die Ellbogen bleiben jedoch immer leicht gebeugt.

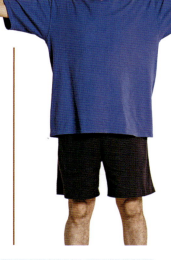

BAUCH
Crunches

1. Legen Sie sich auf den Boden, die Beine sind angewinkelt, die Füße etwa hüftbreit auseinander. Die Fußspitzen zeigen zur Decke. Verschränken Sie die Hände leicht hinter dem Kopf. Heben Sie nun den Oberkörper langsam vom Boden ab, und atmen Sie dabei aus. Halten Sie während der gesamten Übung den unteren Teil des Rückens fest am Boden.

2. Beim Einatmen bewegen Sie den Oberkörper wieder langsam in Richtung Boden. Legen Sie Kopf und Hände bei der Übung nie ganz ab.

SCHULTERN
Seitheben

1. Stellen Sie sich mit schulterbreit geöffneten Beinen hin. Halten Sie die Hände mit den Hanteln seitlich am Körper; die Ellbogen sind leicht gebeugt, die Handflächen zeigen zum Körper.

2. Halten Sie den Rücken gerade, und spannen Sie die Bauchmuskeln an. Heben Sie die Arme auf Schulterhöhe. Handgelenke, Ellbogen und Schultern bilden eine Linie. Halten Sie die Position kurz, und senken Sie die Arme wieder.

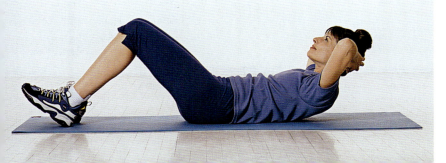

Bewegung als Medizin

6 **Zu zweit trainieren** Versuchen Sie, einen Freund als Trainingspartner zu gewinnen. Ein Partner unterstützt Sie und bekämpft gemeinsam mit Ihnen den inneren Schweinehund. Es kann sich sogar ein freundschaftlicher Wettstreit entwickeln, der Sie anspornt. Wenn Sie Diabetiker sind, kann ein Trainingspartner Ihnen im Notfall, d. h. bei einer eventuellen Unterzuckerung, helfen.

7 **Prioritäten setzen** Was ist Ihnen wichtiger: ein sauberes Bad oder die Erfüllung Ihres Trainingsplans? Auf lange Sicht gesehen, kann Sport Ihnen sogar das Leben retten. Kurzfristig gesehen, werden Sie sich durch Sport einfach wohler fühlen. Vielleicht muss Ihr Bad tatsächlich mal wieder geputzt werden – aber Ihre Gesundheit geht vor!

Fit im Alltag

Fühlen Sie sich nicht als Versager, wenn es Ihnen nicht gelingen sollte, einen regelmäßigen Trainingsplan einzuhalten. Bauen Sie stattdessen kleine körperliche Aktivitäten in Ihren Alltag ein. Studien zufolge kann auch das Ihren Fitnessgrad erhöhen. Mit den folgenden Tipps werden Sie, ehe Sie es sich versehen, zum Perpetuum mobile:

➲ Wenn Sie das nächste Mal im Büro eine längere Sitzung haben, bleiben Sie nicht sitzen. Stehen Sie in den Pausen auf, und laufen Sie herum. Wenn eine Treppe in der Nähe ist, haben Sie bereits die ideale Möglichkeit gefunden, sich zwischendurch fit zu halten.

➲ Sie warten auf den Fahrstuhl? Schlagen Sie ihm ein Schnippchen und überholen Sie ihn auf der Treppe.

➲ Schieben Sie Ihre Couch beiseite und stellen Sie stattdessen ein Ergometer vor den Fernseher – so können Sie das Angenehme mit dem Nützlichen verbinden.

➲ Anstatt sich um einen Parkplatz vor der Haustür zu balgen, nehmen Sie einen in der nächsten Querstraße und laufen Sie nach Hause.

➲ Führen Sie den Hund aus. Wenn Sie keinen haben, ist Ihr Nachbar Ihnen bestimmt sehr dankbar, wenn er selbst mal nicht raus muss.

➲ Verbannen Sie alle Fernbedienungen aus Ihrer Reichweite.

➲ Wenn Sie sich mit Freunden treffen, gehen Sie einmal nicht ins Café, sondern eine Runde im Park spazieren.

PATIENTENGESCHICHTE

DEM DIABETES DAVONLAUFEN

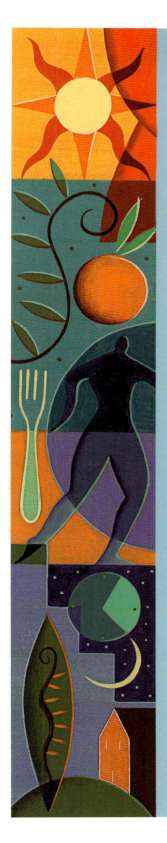

Als Stephanie R., 53, aus Stuttgart während einer Erkältung mit Dehydrierung ins Krankenhaus eingeliefert wurde, erwartete sie eines ganz gewiss nicht: die Diagnose Diabetes Typ 2. Ihre Blutzuckerwerte lagen über 300 mg/dl, ihr HbA_{1C}-Wert bei 11,7 %. Ihre Ärzte hätten nie geglaubt, dass sie nur 4 Monate später bereits keine Medikamente mehr brauchen würde. Stephanies Blutzuckerspiegel liegt heute durchschnittlich bei 82 mg/dl, ihr HbA_{1C}-Wert unter 6 %. Sie ist dem Diabetes buchstäblich davongelaufen.

»Als ich die Diagnose bekam, sagte ich mir: Okay, damit kann ich leben«, erinnert sie sich. »Mein Arzt stimmte mir zu und erzählte mir, dass einige Aspekte meiner Therapie ganz in meiner Hand lagen, besonders Ernährung und Bewegung. Er empfahl mir Walking – dazu braucht man nur ein gutes Paar Schuhe.« Am Tag nach ihrer Entlassung ging Stephanie in eine Buchhandlung, um sich mit Informationen über Diabetes zu versorgen. Und dann fing sie mit Walking an.

Jeden Tag schnallt sich Stephanie ihren Schrittzähler um und walkt etwa 10 000 Schritte (rund 8 km). Doch das ist noch nicht alles. Stephanie hat sich den Rat der Experten zu Herzen genommen und viele kleine Bewegungseinheiten in ihren Alltag integriert. »Ich muss mein Auto immer ein paar Straßen von meinem Arbeitsplatz entfernt abstellen. Früher hat mich das geärgert. Heute freue ich mich über die Gelegenheit, ein paar Extraschritte zu gehen.«

Stephanie hat eine Diabetesschulung mitgemacht, und dort hat sie sich auch ihre Ziele gesetzt: Sie wollte auf Medikamente verzichten können, die sie nun zweimal am Tag nehmen musste. »Mir war klar, dass das nicht ganz einfach werden würde. Aber ich wollte meinen Diabetes im Griff haben – nicht umgekehrt.«

Stephanie stellte ihrem Bewegungsprogramm eine gesunde und ausgewogene Ernährung zur Seite, und damit gelang es ihr, ihre Tablettendosis in nur wenigen Monaten zu halbieren. 2 Monate später musste sie gar keine Medikamente mehr nehmen. Und weitere 2 Monate später erreichte sie noch ein wichtiges Gesundheitsziel: Sie hatte von ihren ursprünglichen 107 kg stolze 31 kg abgenommen.

All dies schaffte Stephanie sogar während der Wintermonate, wenn regelmäßiges Training schon mal hart sein kann. »Wenn es mir draußen zu kalt ist, laufe ich eben in meiner Wohnung herum«, sagt Stephanie. »Meine Familie hält mich für ein bisschen verrückt, aber ich sage immer zu ihnen: Man tut, was man tun muss.«

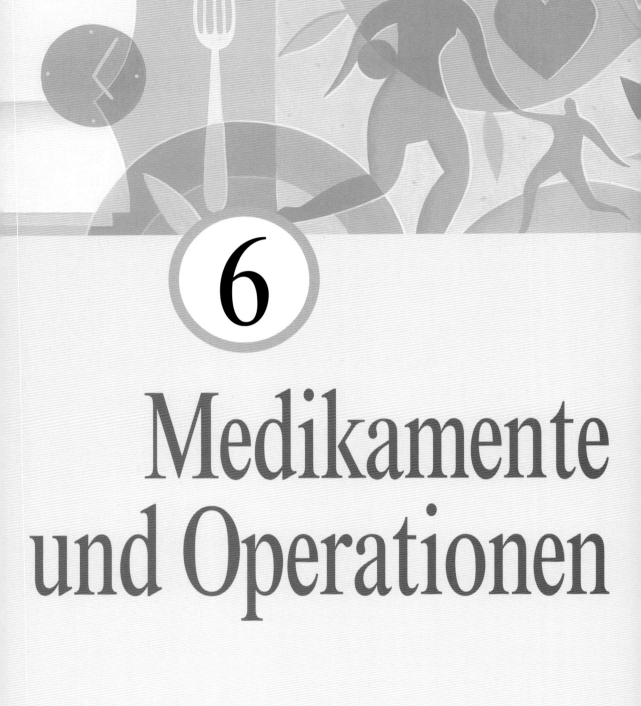

6

Medikamente und Operationen

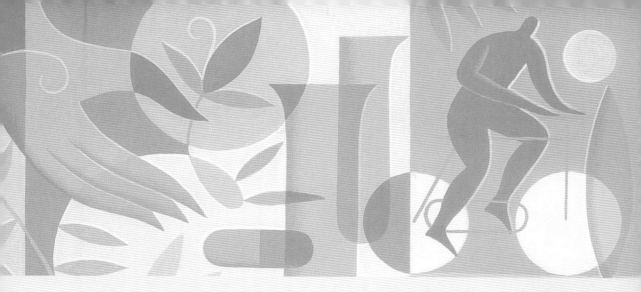

Noch vor weniger als einem Jahrhundert konnte man Diabetes überhaupt nicht behandeln. Dann kamen das Insulin und die ersten Tabletten für Typ-2-Diabetes. Heute bieten neue Behandlungsoptionen eine nie dagewesene Flexibilität: kurz wirksames und Verzögerungsinsulin sowie verschiedene Antidiabetika, die untereinander kombiniert werden können. Mittlerweile gibt es sogar Instrumente, die den Körper von außen ohne Nadel mit Insulin versorgen; auch Operationen stellen in manchen Fällen eine Behandlungsalternative dar.

Medikamente & Operationen

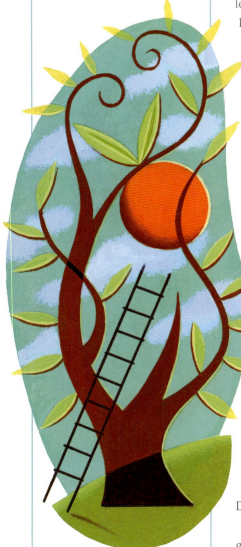

Sie ernähren sich richtig, Sie treiben Sport, aber Ihr Blutzucker ist immer noch zu hoch. Was nun? Mit Ernährung und Bewegung kann man den Blutzucker zwar schon sehr gut kontrollieren, aber manchmal ist das leider nicht genug. Für Typ-1-Diabetespatienten sind Insulinspritzen sogar lebenswichtig. Auch Menschen mit Diabetes Typ 2 können von Insulin profitieren, doch hier reichen Tabletten meist aus.

Noch vor kurzem waren die medizinischen Möglichkeiten bei der Diabetesbehandlung sehr begrenzt. Anfangs gab es zur Blutzuckerregulierung nur Insulin und seit den 1950er-Jahren als oral einzunehmende Medikamente die so genannten Sulfonylharnstoffe und Biguanide. Erst Mitte der 1990er-Jahre kamen auch andere Medikamente auf den Markt. Mittlerweile haben Sie als Typ-2-Diabetiker die Wahl zwischen einer ganzen Reihe von Antidiabetika, die den Blutzucker auf jeweils unterschiedliche Art und Weise regulieren. Dies hat die Behandlungsmöglichkeiten immens erweitert; die verschiedenen Medikamente stellen nicht nur an sich einen Fortschritt dar, sie können auch mannigfaltig untereinander kombiniert werden, um individuellen Reaktionsweisen zu genügen.

Diabetestabletten – Antidiabetika – sind übrigens nicht einfach oral einzunehmendes Insulin. Die Säuren des Verdauungstrakts würden das Insulin aufspalten und es somit nutzlos machen, bevor es vom Körper verwendet werden kann; deshalb muss Insulin gespritzt werden. Da Tabletten wiederum meist nur wirken, wenn die Bauchspeicheldrüse die Insulinproduktion noch nicht ganz eingestellt hat, kommen sie für Typ-1-Diabetiker nicht infrage. Die Behandlung der beiden Hauptformen unterscheidet sich also in erster Linie dadurch, dass die meisten Typ-2-Diabetiker zunächst mit Diät und Tabletten einstellbar sind.

Antidiabetika haben Millionen von Typ-2-Diabetikern dabei geholfen, ein gesünderes und erfüllteres Leben zu führen; dennoch können sie Diabetes nicht heilen, ebenso wenig wie Insulinspritzen. Und natürlich sollten Sie, auch wenn Sie Tabletten nehmen oder Insulin spritzen, die beiden anderen Grundpfeiler der Diabetesbehandlung nicht außer Acht lassen: Ernährung und Bewegung. Im Gegenteil: Dadurch könnten Sie vielleicht sogar ganz auf Medikamente verzichten.

Wann sollten Sie Medikamente nehmen?

Ernährung und Bewegung sind auch deshalb so wichtig, weil die meisten Medikamente leider nicht nur eine Wirkung, sondern auch Folgewirkungen haben. Dennoch verordnen Ärzte ihren Patienten manchmal direkt nach der Diagnose Tabletten oder Insulin. Wann müssen auch Sie Medikamente nehmen?

Im Wesentlichen hängt dies von Ihrem Blutzucker ab. Die Diagnose Diabetes wird gestellt, wenn der Nüchtern-Blutzucker über 126 mg/dl liegt und Sie ihn auf etwa 120 mg/dl senken sollten. Darüber hinaus sollte Ihr HbA_{1C}-Wert unter 7 % liegen – besser bei 6,5 %. Diese Faktoren wird Ihr Arzt als Erstes in Betracht ziehen.

Es gibt keine strikte Indikation, wann Sie Medikamente nehmen sollten; dies muss von Fall zu Fall entschieden werden. Ärzte halten sich dabei jedoch an einige grobe Richtlinien, die im Folgenden skizziert sind.

Testergebnisse und andere Faktoren

Im Allgemeinen rät Ihnen Ihr Arzt zunächst dazu, Ihren Blutzucker mit Ernährung und Bewegung zu regulieren – so lange Ihr Nüchtern-Blutzucker nicht höher als 150 mg/dl ist. Doch auch der HbA_{1C}-Wert ist entscheidend. Liegt er bei etwa 7 %, reicht möglicherweise eine Umstellung der Lebensgewohnheiten aus. Liegt er bei 7,5 % oder darüber, müssen Sie wahrscheinlich zusätzliche Maßnahmen ergreifen. Dies entscheidet sich in der Regel in den ersten 3 Monaten nach Stellung der Diagnose. Wenn Ihr HbA_{1C}-Wert auch nach einer Umstellung der Lebensgewohnheiten über 7 % liegt, werden Sie um Medikamente vermutlich nicht herumkommen.

Wenn Ihr Nüchtern-Blutzucker höher als 150 mg/dl ist und Ihr HbA_{1C}-Wert bei 8 % liegt, verordnet Ihnen Ihr Arzt wahrscheinlich gleich Medikamente. Das bedeutet jedoch nicht, dass Sie sie nun immer nehmen müssten. Meist soll damit ein akut zu hoher Blutzuckerspiegel sofort gesenkt werden, bis die Werte wieder normal sind.

Medikamente & Operationen

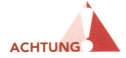

ACHTUNG

Alle Diabetesmedikamente, die die Insulinproduktion erhöhen, haben meist eine gemeinsame Folgewirkung: Sie können eine Unterzuckerung verursachen. Um zu verhindern, dass der Blutzucker zu stark sinkt, sollten Sie sich genau an die Anwendungshinweise in der Packungsbeilage bzw. an die Vorschriften Ihres Arztes halten. Eine vergessene Einnahme beispielsweise kann nicht dadurch ausgeglichen werden, dass Sie das nächste Mal einfach die doppelte Dosis nehmen. Lassen Sie auch keine Mahlzeiten aus, und tragen Sie immer etwas Traubenzucker o. Ä. bei sich, um im Notfall schnell Glukose zuführen zu können.

Die Blutzuckerwerte sind jedoch nicht der einzige Faktor, der über eine eventuelle Medikation entscheidet. Wenn beispielsweise Ihre Werte nur leicht erhöht sind und Sie kein Übergewicht haben (10–20 % aller Typ-2-Diabetiker) oder Sie sich bereits bewusst ernähren und Sport treiben, ist es eher unwahrscheinlich, dass ein Keks weniger oder 10 Minuten Sport mehr viel ausmachen; in diesem Fall wird Ihnen Ihr Arzt früher Medikamente verordnen als jemandem, der zwar ähnliche Werte, dafür aber Übergewicht hat und sich kaum bewegt.

Andererseits wird Ihnen Ihr Arzt eventuell keine Medikamente verschreiben, wenn Sie noch andere gesundheitliche Probleme haben, die dagegen sprechen. Metformin z. B., ein sehr beliebtes Antidiabetikum, kann eine potenziell tödliche Ansammlung von Milchsäure im Blut verursachen (Laktazidose), wenn Sie an Nieren-, Herz- oder Leberbeschwerden leiden. In diesem Fall sollte auf das Medikament verzichtet werden.

Das größte Geschütz: Insulin

Auch wenn Sie Medikamente nehmen, überwacht Ihr Arzt Ihren Blutzucker genau. Wirkt ein Medikament nicht optimal, versucht er es mit einem anderen oder mit einer Kombination verschiedener Medikamente. Eventuell müssen Sie bis zu fünf-, sechsmal die Medikation wechseln, bevor Ihr Arzt größere Geschütze auffährt. Falls Medikamente, Ernährung und Bewegung den Blutzucker nicht unter Kontrolle bringen, verordnet Ihnen der Arzt abends bzw. vor dem Schlafengehen vielleicht eine zusätzliche Insulinspritze, um die Glukose, die nachts von der Leber freigesetzt wird, in Schach zu halten.

Für einige Typ-2-Diabetiker kommt auch sofort eine Insulintherapie infrage. Dies ist z. B. der Fall, wenn die restliche Eigeninsulinausschüttung zu gering ist, sie bestimmte Tabletten nicht vertragen oder Nieren- bzw. Leberbeschwerden vorliegen. Manchmal wird der Insulinbedarf auch durch eine Verletzung, eine Infektion oder großen Stress erhöht.

Typ-2-Diabetiker brauchen meist weniger Spritzen als Typ-1-Diabetiker, weil der Körper immer noch Insulin produziert bzw. das vorhandene besser nutzen kann. Mit fortschreitender Krankheit und bei anhaltendem Übergewicht erhöht sich allerdings auch meist der Insulinbedarf – was jedoch nicht heißt, dass Sie bei der Behandlung Ihres Diabetes versagt haben.

Der Medikamentenfahrplan

Mittlerweile sind zahlreiche Diabetesmedikamente auf dem Markt, die nach ihrer Wirkungsweise unterschieden werden. Einige erhöhen die Insulinproduktion des Körpers, andere verbessern die Fähigkeit der Zellen, Insulin aufzunehmen, oder verzögern die Glukoseabgabe ins Blut.

Die Wahl des richtigen Medikaments kann recht kompliziert sein, und Sie sollten sich dabei ganz auf Ihren Arzt verlassen. Dennoch ist es wichtig, sich vorher zu informieren, damit Sie einen besseren Überblick über die verschiedenen Möglichkeiten gewinnen, sollte ein Medikament einmal nicht die gewünschte Wirkung zeigen. Die meisten dieser Medikamente wirken am besten bei Patienten, die noch keine 10 Jahre an Diabetes leiden. Das liegt daran, dass sie auf die Fähigkeit des Körpers angewiesen sind, noch selbst Insulin zu produzieren, und dass diese Fähigkeit mit fortschreitender Krankheit abnimmt. Deshalb ist es gut, die Medikation wechseln zu können.

Sulfonylharnstoffe: alte und neue Generation

Sulfonylharnstoffe sind gewissermaßen die Großväter der Diabetesmedikamente. Einige gibt es bereits seit 50 Jahren, und sie gehören immer noch zu den am häufigsten verschriebenen Antidiabetika. Viele Jahre lang gab es vier verschiedene Sulfonylharnstoffe, die Medikamente der ersten Generation. In jüngerer Zeit sind noch eine zweite und dritte Generation dazugekommen. Sie alle docken an die Betazellen der Bauchspeicheldrüse an und stimulieren die Insulinproduktion. Unterschiedlich ist nur die Dosis, die Häufigkeit der Einnahme und wie schnell bzw. wie lange sie wirken. Die Medikamente der zweiten Generation z. B. sind stärker und müssen niedriger dosiert werden. Sie weisen auch weniger Wechselwirkungen auf.

Nebenwirkungen Die meisten Diabetiker kommen mit Sulfonylharnstoffen gut zurecht, die Medikamente können jedoch Magenbeschwerden und Hautirritationen infolge von intensiver Sonnenstrahlung hervorrufen. Suchen Sie Ihren Arzt

Medikamente & Operationen

SULFONYLHARNSTOFFE – EINE AUSWAHL

Die Medikamente der ersten Generation haben sich bewährt, werden aber seltener verschrieben. Die neueren Medikamente der zweiten und dritten Generation haben bei kleinerer Dosis eine größere Wirksamkeit; Ihr Arzt wird also möglicherweise mit einem solchen Medikament beginnen.

WIRKSTOFF	MEDIKAMENT	WIRKUNG
ERSTE GENERATION (Dosierung im Grammbereich, mehrmals täglich)		
Tolazamid	Tolinase Norglycin	Wird nur sehr langsam absorbiert; wirkt erst nach etwa 4 Stunden und hält rund 20 Stunden lang an
Tolbutamid	Orabet® Rastinon®	Am schnellsten wirksam (nach rund 1 Stunde); eine gute Wahl bei kaum zu kontrollierenden Blutzuckerspitzen nach den Mahlzeiten
ZWEITE GENERATION (Dosierung im Milligrammbereich, mehrmals täglich)		
Glipizid	Glucotrol Glucotrol XL	Wirkt innerhalb 1 Stunde; wird normalerweise vor den Mahlzeiten eingenommen, um Blutzuckerspitzen danach zu vermeiden
Glibenclamid	Euglucon® und Generika	Mittellang wirksam; bleibt 12–16 Stunden im Körper aktiv
DRITTE GENERATION (Dosierung im Milligrammbereich, einmal täglich)		
Glimepirid	Amaryl®	Lang wirksam; wird normalerweise nur einmal am Tag (zum Frühstück) eingenommen, um den Blutzuckerspiegel konstant zu halten

auf, wenn diese Beschwerden anhalten. Einige Menschen sind allergisch auf Sulfonamid (in Sulfonylharnstoffen enthalten); in diesen – recht seltenen – Fällen können allergische Hautausschläge auftreten; es können sogar Schwellungen der Atemwege auftreten, die im Extremfall lebensbedrohlich sind. Sulfonylharnstoffe sind ebenfalls nicht angezeigt bei Leber- und Nierenschäden sowie in der Schwangerschaft.

Hochpotentes Metformin

Die Biguanide werden bereits seit den 1960er-Jahren in der Therapie eingesetzt. Metformin, ein Biguanid, erlebt seit etwa 10 Jahren eine Renaissance und kommt z. B. als Glucophage® in den Handel. Die kleine, zwei- bis dreimal täglich einzunehmende Tablette verfügt über eine erstaunlich große Zahl an Wirkungen. Metformin reduziert die Glukosemenge, die aus den Speichern in der Leber freigesetzt wird. Dies hält den Blutzuckerspiegel nicht nur nach, sondern auch zwischen den Mahlzeiten und nachts niedrig. Metformin verzögert auch die

Glukoseaufnahme aus der Nahrung. Im Unterschied zu Sulfonylharnstoffen verursacht das Medikament keine Unterzuckerung, da es die Zellen nicht dazu veranlasst, die Glukose aus dem Blut zu ziehen. Darüber hinaus lässt es sich sehr gut mit Sulfonylharnstoffen kombinieren.

Ein weiterer Vorteil ist, dass viele Patienten mit Metformin abnehmen. Ein Grund dafür kann sein, dass die durch Unterzuckerung ausgelösten Hungerschübe ausbleiben. Es kann darüber hinaus appetithemmend wirken, weil es Einfluss auf den Magen-Darm-Trakt hat und Speisen einen oft metallischen Beigeschmack verleiht. Auch hat Metformin einen günstigen Einfluss auf den Fettstoffwechsel, indem es den Triglyzeridspiegel senkt. Der Triglyzeridwert ist einer der Blutfettwerte und sollte unter 200mg/dl liegen. Deshalb eignet sich Metformin v.a. für übergewichtige Typ-2-Diabetiker. Zudem senkt es den Spiegel des schlechten LDL-Cholesterins und den Triglyzeridspiegel, während es den Spiegel des guten HDL-Cholesterins erhöht. Die Muskeln werden insulinempfänglicher. Metformin wirkt so gut, dass Studien zufolge das Diabetesrisiko bei Menschen mit gestörter Glukosetoleranz um 31 % gesenkt werden kann.

Nebenwirkungen Abgesehen von dem unappetitlichen Beigeschmack, den es Speisen verleiht, und den Störungen des Magen-Darm-Trakts (Übelkeit, Völlegefühl, Blähungen), kann Metformin auch Hautausschläge verursachen. Diese Nebenwirkungen halten allerdings meist nur einige Wochen lang an und treten bei allmählich gesteigerten Dosierungen kaum auf. Kontraindiziert ist Metformin bei Nieren- und schweren Leberschäden, in der Schwangerschaft sowie bei bestimmten Herzerkrankungen (Herzsuffizienz mit Stauungssymptomen). In diesen Fällen kann es eine gefährliche Laktazidose hervorrufen (siehe S. 142). Wer Metformin nimmt, sollte ganz auf Alkohol verzichten, denn Alkohol erhöht das Risiko einer Laktazidose.

Empfänglichkeitstraining für die Zellen

Eine weitere Klasse von Medikamenten hat einen leider fast unaussprechlichen Namen: die so genannten Thiazolidinedionen – auch Glitazone genannt. Sie senken den Blutzucker auf eine dritte Art: Sie machen die Zellen wieder empfänglicher für Insulin und damit aufnahmefähiger für Glukose. Deswegen empfehlen sich die Medikamente besonders, um den

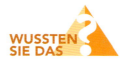

WUSSTEN SIE DAS

Zu den Sulfonamiden gehören auch Chemotherapeutika, die im Zweiten Weltkrieg erstmals auf dem Schlachtfeld verwendet werden konnten. Als ein französischer Feldarzt bemerkte, dass das Medikament bei einigen Patienten Symptome einer Unterzuckerung hervorrief, schrieb er einem Kollegen davon, der mit einer Reihe von Experimenten begann, die zeigten, dass Sulfonamide bei Tieren den Blutzucker senken konnten. Aus diesen Entdeckungen heraus entwickelten sich die ersten Diabetestabletten, die Sulfonylharnstoffe, die in den ersten 10 Jahren nach dem Krieg auf den Markt kamen.

Medikamente & Operationen

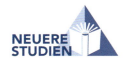

NEUERE STUDIEN

Manche Ärzte sind so begeistert von Metformin, dass sie die möglichen Nebenwirkungen nicht ernsthaft genug in Betracht ziehen. Einer jüngeren Studie zufolge hätte etwa ein Viertel der Patienten das Medikament gar nicht nehmen dürfen, da sie ein Nierenleiden oder eine Herzinsuffizienz hatten und somit besonders anfällig für die gefährliche Laktazidose waren.

Blutzucker unmittelbar nach den Mahlzeiten niedrig zu halten. Wenn Sie insulinpflichtiger Typ-2-Diabetiker sind, können Ihnen die Tabletten, die Sie normalerweise einmal am Tag nehmen müssen, dabei helfen, die Insulindosis zu reduzieren.

Auch die Glitazone, waren anfangs umstritten. Troglitazon, das erste auf dem amerikanischen Markt erhältliche Medikament dieser Art, wurde im Jahr 2000 verboten, nachdem bei einigen Patienten ernsthafte Lebererkrankungen auftraten. Die Ärzte müssen ihre Patienten gründlich überwachen, v. a. im ersten Jahr, in dem sie diese Medikamente nehmen, doch bisher sind keine weiteren Probleme aufgetreten. In Deutschland sind zwei Glitazone unter den Namen Avandia® und Actos® seit Juli 2000 erhältlich.

Erwarten Sie keine sofortigen Ergebnisse; es dauert bis zu 12 Wochen, bis die Muskel- und Fettzellen auf die Tabletten ansprechen. Doch auch sie senken den Cholesterin- und Triglyzeridspiegel und verursachen keine Unterzuckerung.

Nebenwirkungen Thiazolidinedione verursachen bei vielen Patienten eine vorübergehende Gewichtszunahme und Schwellungen durch Wassereinlagerungen, v. a. an den Fußknöcheln. Auch Übelkeit und Erbrechen, eine Gelbfärbung der Haut und Kopfschmerzen können auftreten. Kontraindiziert ist das Medikament ebenfalls in der Schwangerschaft, und wenn Sie nicht schwanger werden wollen: Thiazolidinedionen steigern die Fruchtbarkeit und können empfängnisverhütende Mittel auf Hormonbasis (wie die Antibabypille) in ihrer Wirksamkeit beeinträchtigen.

Alpha-Glukosidasehemmer: die Zuckerstopper

Die so genannten Alpha-Glukosidasehemmer, zu denen Acarbose und Miglitol gehören, hindern das Enzym Alpha-Glukosidase im Verdauungstrakt daran, komplexe Kohlenhydrate in Glukose aufzuspalten; die Kohlenhydrate werden später von Darmbakterien zersetzt. Dadurch wird die Abgabe von Glukose ins Blut verzögert und der Blutzuckerspiegel nach einer Mahlzeit niedrig gehalten. Normalerweise werden Alpha-Glukosidasehemmer unmittelbar vor oder mit dem Essen eingenommen.

Auch bei diesen Medikamenten tritt in der Regel keine Unterzuckerung auf, es sei denn, sie werden beispielsweise mit Sulfonylharnstoffen kombiniert. Sollte dennoch eine Unterzuckerung auftreten, nehmen Sie am besten etwas Traubenzucker zu sich, da dieser weniger auf das Medikament anspricht als die Saccharose, die beispielsweise in Süßigkeiten oder Fruchtsaftgetränken enthalten ist.

Nebenwirkungen Da die Kohlenhydrate im unteren Verdauungstrakt von Bakterien zersetzt werden müssen, verursachen die Medikamente Blähungen, Völlegefühl und ähnliche Beschwerden (u. a. auch Durchfall). Oftmals lassen die Beschwerden nach einiger Zeit jedoch nach. Manchmal hilft es, mit einer niedrigen Dosierung zu beginnen und diese allmählich zu steigern, wenn der Körper sich an das Medikament gewöhnt hat. Kontraindiziert sind Alpha-Glukosidasehemmer jedoch z. B. bei Reizdarm, Colitis ulcerosa, Nieren- oder Leberschäden sowie in der Schwangerschaft.

Glinide

Obwohl sie sich chemisch von den Sulfonylharnstoffen unterscheiden, wirken die beiden Medikamente dieser Kategorie (Repaglinide und Nateglinide), ganz ähnlich: Sie entlocken der Bauchspeicheldrüse Insulin. Einziger Unterschied: Die beiden Medikamente wirken schneller, Sie können sie also mit den Mahlzeiten einnehmen (oder höchstens eine halbe Stunde vorher). Außerdem wirken sie nicht so lange. Die Konzentration der Nateglinide im Blut z. B. nimmt schon 90 Minuten nach Einnahme des Medikaments deutlich ab. Aus diesem Grund verursachen sie auch seltener eine Unterzuckerung. Und da sie so schnell wirken, lassen sie Ihnen die Freiheit, auch einmal ungeplant etwas zu essen. Meist werden Glinide mit Metformin kombiniert.

Nebenwirkungen Auch Glinide können eine Hypoglykämie verursachen, doch da sie in den meisten Fällen bei ohnehin

---

WECHSELWIRKUNGEN

Bevor Ihnen Ihr Arzt ein Diabetesmedikament verschreibt, sollten Sie ihn darüber informieren, was Sie sonst noch nehmen müssen. Ebenso sollten auch andere behandelnde Ärzte wissen, dass Sie Diabetes haben: Viele Medikamente erhöhen den Blutzucker. Andere wiederum senken den Blutzuckerspiegel, und die Dosierung muss entsprechend angepasst werden.

POTENZIELL BLUTZUCKERERHÖHENDE MEDIKAMENTE

Bluthochdrucktabletten: z. B. Betablocker, Kalzium-Blocker, harntreibende Mittel

Medikamente gegen HIV: z. B. Megesterol-Azetat, Pentamidine, Proteasehemmer

Antidepressiva: z. B. Lithium, Phenothiazine

Tuberkulosemedikamente: z. B. Isoniazid, Rifampizin

POTENZIELL BLUTZUCKERSENKENDE MEDIKAMENTE

Schmerzmittel: z. B. Acetylsalicylsäure (z. B. Aspirin®), Acetaminophen (Paracetamol)

Bluthochdrucktabletten: z. B. Alpha-Blocker, ACE-Hemmer

Medikamente gegen Infektionen: z. B. Ganciclovir, Pentamidin, Chinin, Sulfonamide, Tetrazykline

Antidepressiva: z. B. Doxepin, MAO-Hemmer

Medikamente & Operationen

hohem Blutzuckerspiegel eingenommen werden, stellt das kein größeres Problem dar. Es können gelegentlich auch Übelkeit, eine geringe Gewichtszunahme, Juckreiz und andere Hautirritationen auftreten, aber meist nicht besonders stark. Nicht angezeigt sind Glinide in der Schwangerschaft und Stillzeit sowie auch bei Leber- und Nierenschäden.

Medikamentenkombinationen

Manchmal wirken zwei Medikamente besser als eines alleine, insbesondere wenn sie unterschiedlich wirken. Mittlerweile gibt es sogar Kombinationen von Wirkstoffen in einer einzigen Tablette, was die Medikation deutlich vereinfacht. Neueren Studien zufolge soll das Kombinationspräparat sogar besser wirken als seine beiden Bestandteile einzeln.

Im Folgenden sind einige Kombinationen von Medikamenten aufgelistet, die für Sie vielleicht infrage kommen – v. a., wenn ein einzelnes Medikament den Blutzucker nicht ausreichend reguliert. Natürlich sollten Sie besonderes Augenmerk auf die jeweiligen Nebenwirkungen haben.

- ▶ **Metformin plus Sulfonylharnstoff**
  Wann die Kombination sinnvoll ist: Um die Insulinproduktion anzuregen und den Blutzuckerspiegel generell niedrig zu halten. Es ist die beliebteste und wahrscheinlich effektivste Kombination von Diabetesmedikamenten.
  Worauf Sie achten sollten: Unterzuckerung, Magen-Darm-Beschwerden (leichter Durchfall, Magenschmerzen)
- ▶ **Sulfonylharnstoff plus Thiazolidinedione**
  Wann die Kombination sinnvoll ist: Falls die Sulfonylharnstoffe der in Deutschland üblichen zweiten Generation das Pankreas nicht mehr effektiv zur Insulinproduktion anregen, erhöhen die Thiazolidinedione möglicherweise die Insulinempfänglichkeit.
  Worauf Sie achten sollten: Die Zweifachwirkung von vermehrter Insulinproduktion und gesteigerter Insulinempfänglichkeit erhöht die Gefahr einer Unterzuckerung.

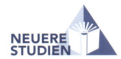

NEUERE STUDIEN

Sollten Kinder Medikamente wie z. B. Metformin einnehmen? Diese Frage ist umstritten, da viele Medikamente, die Erwachsene gut vetragen, für Kinder gefährlich sein können. Untersuchungen zu diesem Thema werden derzeit durchgeführt, doch einige Vorabergebnisse gibt es jetzt schon. In einer Studie der Universität von Kalifornien konnten Kinder, denen Metformin verabreicht wurde, ihren Nüchtern-Blutzuckerspiegel um durchschnittlich 42 mg/dl senken, und zwar ohne zusätzliche Nebenwirkungen. Die Wissenschaftler schlossen daraus, dass Metformin für Kinder ebenso geeignet ist wie für Erwachsene.

- **Sulfonylharnstoff plus Alpha-Glukosidasehemmer**
  Günstige Effekte der Kombination: Medikamente wie Acarbose, die die Glukoseaufnahme hemmen, halten den Blutzuckerspiegel nach den Mahlzeiten zusätzlich niedrig.
  Worauf Sie achten sollten: Verdauungsbeschwerden, Unterzuckerung
- **Metformin plus Alpha-Glukosidasehemmer**
  Günstige Effekte der Kombination: Für die Wirksamkeit dieser Kombination gibt es zahlreiche wissenschaftliche Belege. Der Alpha-Glukosidasehemmer hilft, den Blutzucker unter Kontrolle zu halten, v. a. nach dem Essen.
  Worauf Sie achten sollten: Blähungen, Völlegefühl und andere Nebenwirkungen der bakteriellen Zersetzung
- **Metformin plus Thiazolidinedione**
  Günstige Effekte der Kombination: Diese Kombination ist dann besonders nützlich, wenn die Sulfonylharnstoffe an

MEDIKAMENTE UND DOSIERUNGEN

Die meisten Medikamente sind in vielen Dosierungen erhältlich; dies ermöglicht es Ihrem Arzt, die Therapie individuell auf Ihre Bedürfnisse abzustimmen. Vermutlich werden Sie mit einer geringen Dosierung beginnen und sie dann allmählich steigern.

KATEGORIE	WIRKSTOFF	MEDIKAMENT	DOSIERUNG
Sulfonylharnstoffe	Tolbutamid	Orabet®, Rastinon®	500 mg
	Glibornurid	Gluborid®, Glutril®	25 mg
	Gliquidon	Glurenorm®	30 mg
	Glibenclamid	Euglukon®	1,75 und 3,5 mg
	Gliclazid	Diamicron®	80 mg
	Glimepirid	Amaryl®	1, 2 und 3 mg
	Glisoxepid	Pro-Diaban®	1,25, 2,5 und 5 mg
Biguanide	Metformin	Glucophage®	500, 850 und 1000 mg
Thiazolidinedione	Rosiglitazon	Avandia®	4 und 8 mg
	Pioglitazon	Actos®	15 und 30 mg
Alpha-Glukosidasehemmer	Acarbose	Glucobay®	50 und 100 mg
	Miglitol	Diastabol®	50 und 100 mg
Glinide	Repaglinid	NovoNorm®	0,5, 1 und 2 mg
	Nateglinid	Starlix®	60 und 120 mg

Medikamente & Operationen

Wirksamkeit verloren haben, v. a. wenn Sie durch Übergewicht insulinresistent geworden sind.
Worauf Sie achten sollten: Magen-Darm-Probleme

▶ **Metformin, Thiazolidinedione, Sulfonylharnstoff**
Günstige Effekte der Kombination: Falls Ihr Blutzucker nach der Einnahme einer oder zweier der genannten Wirkstoffe immer noch zu hoch ist, kann ein dritter Wirkstoff die Medikation sinnvoll ergänzen.
Worauf Sie achten sollten: Unterzuckerung

Brauchen Sie Insulin?

Mit der synthetischen Herstellung von Insulin ist der modernen Wissenschaft ein großer Durchbruch gelungen. Als es in den 1920er-Jahren erstmals zur Verfügung stand, gab es nur eine Form des Insulins, heute noch als Normal- oder Altinsulin bekannt. Aus dieser Form haben sich inzwischen weitere Insuline entwickelt.

Ob es nun aus der Retorte oder aus den Zellen der Bauchspeicheldrüse kommt – jeder Mensch braucht Insulin, nicht nur Diabetiker. Wenn jedoch die Bauchspeicheldrüse nicht mehr richtig funktioniert, müssen Sie ihre Arbeit mit übernehmen. Und das nicht nur als Typ-1-Diabetiker. 30–40 % aller Typ-2-Diabetespatienten brauchen ebenfalls von außen zugeführtes Insulin, da die Betazellen meist selbst nicht genug Insulin produzieren oder andere Körperzellen insulinresistent geworden sind. Normalerweise setzt die Bauchspeicheldrüse genau die richtige Menge Insulin frei, damit die Zellen die Glukose aus dem Blut aufnehmen können. Ein gesundes Pankreas greift immer wieder leicht in die Insulinausschüttung ein, bei Diabetes dagegen muss man zwei grundlegende Voraussetzungen künstlich schaffen:

▶ Ein kontinuierlich niedriger Insulinspiegel, der den Blutzuckerspiegel zwischen den Mahlzeiten konstant hält (dies wird manchmal auch als Basisinsulin bezeichnet)

▶ Zusätzliche Insulinausschüttung nach dem Essen (auch als Bolus bezeichnet), wenn der Blutzucker steigt

Wenn Sie Diabetes Typ 1 haben, werden Sie wahrscheinlich über den Tag verteilt verschiedene Insuline spritzen. Wenn Sie Typ-2-Diabetiker sind, richtet sich die Anzahl der Spritzen (und die Art des Insulins) danach, wie gut Ihre Bauchspeicheldrüse noch funktioniert.

Die Wahl des richtigen Insulins

Bis vor kurzem gewann man das meiste Insulin aus Tieren wie z. B. Rindern und Schweinen und reinigte es dann für den menschlichen Gebrauch. Das funktionierte zwar recht gut, aber einige Patienten zeigten allergische Reaktionen: Rötungen, Juckreiz, Schwellungen oder Schmerzen an der Einstichstelle. Tierisches Insulin ist zwar immer noch erhältlich, wird jedoch dank der modernen Gentechnologie immer seltener verwendet. Heute können Wissenschaftler Bakterien menschliche DNS mit der genetischen Information, Insulin zu produzieren, einpflanzen – und diese wiederum liefern erstklassiges menschliches Insulin, wenn sie sich reproduzieren.

Das Wichtigste am Insulin ist natürlich seine Wirkungsweise. Heute unterscheidet man Insuline hauptsächlich nach der Schnelligkeit, mit der sie wirken, wann sie ihre größte Wirksamkeit erreichen und wie lange sie aktiv bleiben. Sie werden generell in vier Kategorien eingeteilt.

Kurz wirksame Insuline Dazu gehört das Normal- oder Altinsulin. Es wirkt schnell, hält aber nicht lange an. Sie verwenden es, wenn Sie kurzfristig einen hohen Blutzucker regulieren müssen, also etwa nach einer Mahlzeit. Normalinsulin wirkt nach etwa 30–60 Minuten, erreicht in 3–4 Stunden seine größte Wirkung und hält insgesamt 6–8 Stunden lang an.

Sehr kurz wirksames Insulin Mittlerweile ist noch eine Unterart der kurz wirksamen Insuline entwickelt worden, die sogar noch schneller wirkt: die so genannten Analoginsuline Insulin-Lispro (Humalog®) und Insulin-Aspartat (NovoRapid®). Sie senken den Blutzucker bereits nach 5–15 Minuten, der Wirkungshöhepunkt ist nach etwa 60–90 Minuten erreicht, und die Wirkung hält 3–5 Stunden an. Dieser Wirkungsverlauf ähnelt dem bei Menschen mit gesunder Bauchspeicheldrüse. Diese

Medikamente & Operationen

Form des Insulins lässt Ihnen mehr Freiheit bei der Planung der Mahlzeiten und verursacht auch seltener eine Unterzuckerung, weil sie nicht so lange im Körper verbleibt, wenn die Glukose aus der Nahrung verbraucht ist.

Lang wirksame Verzögerungsinsuline Am anderen Ende der Skala befinden sich die lang wirksamen Insuline, die erst nach ungefähr 6 Stunden wirken, nach etwa 12–18 Stunden ihre größte Wirksamkeit erreichen und bis zu 24 Stunden anhalten. Diese Insuline bieten sich an, wenn nur einmal am Tag gespritzt wird. Typ-1-Diabetiker brauchen ein weiteres, schneller wirksames Insulin für die Mahlzeiten. Typ-2-Diabetiker kommen eventuell mit dieser einen Form des Insulins aus. Seit 2000 ist das Insulin Glargin (Lantus®) auf dem Markt; es bleibt über 24 Stunden hinweg gleichmäßig aktiv, ahmt also das Basalinsulin der Bauchspeicheldrüse nach.

Mittellang wirksame Insuline Die Wirkung dieser Insuline liegt zwischen den kurz wirksamen und den lang wirksamen Insulinen. Sie erreichen meist eine größere Wirksamkeit als die lang wirksamen Insuline; die mittellang wirksamen Insuline bieten sich also an, wenn Sie mehr Insulin brauchen.

Zu den mittellang wirksamen Insulinen gehört das so genannte NPH(**N**eutral-**P**rotamin **H**agedorn)-Insulin; ihm ist eine Verzögerungssubstanz zugesetzt (in diesem Fall das Eiweiß Protamin). NPH-Insulin beginnt nach 2 Stunden zu wirken, erreicht seine größte Wirksamkeit nach 6–12 Stunden und bleibt bis zu 24 Stunden lang im Körper aktiv. Es wurde entwickelt, um den Halbtagesbedarf an Insulin zu decken, und wird meist mit einem kurz wirksamen Insulin kombiniert.

INSULINE IM ÜBERBLICK

Insuline lassen sich je nach Wirkungsweise in vier Hauptkategorien unterteilen:

Sehr kurz wirksame Insulin-Analoga
Humalog®, NovoRapid®

Beginn	nach 5–15 Minuten
Spitze	nach 60–90 Minuten
Dauer	3–5 Stunden

Kurz wirksame Insuline
Normal-/Altinsulin

Beginn	nach 30–60 Minuten
Spitze	nach 3–4 Stunden
Dauer	6–8 Stunden

Mittellang wirksame Insuline
NPH-Insulin

Beginn	nach etwa 2 Stunden
Spitze	nach 6–12 Stunden
Dauer	bis zu 24 Stunden

Lang wirksame Verzögerungsinsuline
Glargine/Depotinsuline

Beginn	nach etwa 6 Stunden
Spitze	nach 12–18 Stunden
Dauer	etwa 24 Stunden

Die verschiedenen Insulintherapien

Sie können die Insuline – ebenso wie orale Antidiabetika – miteinander kombinieren, um alle Vorteile der verschiedenen Wirkungsweisen optimal zu nutzen. Dabei kommt es auf eine ganze Reihe von Faktoren an: beispielsweise wie oft und wann Sie Sport treiben, was auf Ihrem Ernährungsplan steht und ob Sie täglich regelmäßige Mahlzeiten einhalten können.

Zu Beginn der Therapie werden sicher noch viele Fragen auftauchen. Jeder Körper reagiert anders auf Insulin; Beginn, Höhepunkt und Dauer der Wirksamkeit können bei Ihnen durchaus vom Durchschnitt abweichen. Engmaschige Blutzucker-Selbstkontrollen sind notwendig, um herauszufinden, wie gut Sie auf die verschiedenen Insulintherapien ansprechen.

Letztlich sind jedoch zwei grundlegende Kriterien bei der Wahl der richtigen Therapie entscheidend:

▶ Dem Körper muss jederzeit genug Insulin zur Verfügung stehen, um im Lauf des Tages auf die Schwankungen des Blutzuckers reagieren zu können.
▶ Der Körper darf nicht mit Insulin überflutet werden; besonders dann nicht, wenn der Blutzuckerspiegel niedrig ist, denn in diesem Fall droht eine Unterzuckerung.

Ein schwieriger Balanceakt – aber die Mühe lohnt sich. Gut eingestellte Diabetiker, deren Blutzuckerspiegel mehr oder weniger konstant ist, gehen ein etwa 50 % geringeres Risiko ein, an den Spätfolgen des Diabetes – insbesondere Schädigungen der Augen, Nieren und Nerven – zu erkranken. Eine gute Insulintherapie verhindert also sowohl eine Über- als auch eine Unterzuckerung.

Dabei kommt es in der Hauptsache auf das Timing an. Die gewählten Insuline müssen den Gipfel ihrer Wirksamkeit erreichen, wenn der Blutzucker hoch ist. Dies können Sie auf verschiedene Arten erreichen; Ihr Insulinplan hängt teilweise davon ab, wie oft am Tag Sie sich spritzen wollen. Natürlich werden Sie sich nicht gerade über zusätzliche Spritzen freuen. Aber eine

Medikamente & Operationen

bessere Kontrolle, d.h. letztendlich eine bessere Gesundheit, bedeutet grundsätzlich auch mehr Spritzen. Je nach Häufigkeit der Spritzen gibt es verschiedene Insulintherapiemodelle.

Eine Spritze am Tag

Ehrlich gesagt ist dieses Modell für die meisten Diabetiker unerreichbar, außer bei Insulin-Tabletten-Kombinationen. Es mag für manche Typ-2-Diabetiker geeignet sein, für Typ-1-Diabetiker reicht eine Spritze am Tag nicht aus:

- ▶ Ein kurz oder sehr kurz wirksames Insulin vor dem Frühstück würde zwar für die Glukose des Orangensafts oder Müslis ausreichen; bereits zur Mittagszeit wäre das Insulin jedoch nicht mehr im Körper aktiv, und der Blutzuckerspiegel bliebe für den Rest des Tages und in der Nacht unakzeptabel hoch.
- ▶ Ein mittellang wirksames Insulin vor dem Frühstück wäre zwar mittags aktiv – aber eben auch erst dann. Abends und nachts bliebe der Insulinbedarf ebenfalls ungedeckt.
- ▶ Ein lang wirksames Insulin zu Beginn des Tages wird mit den Blutzuckerspitzen nach den Mahlzeiten nicht fertig.
- ▶ Sie können auch kurz, mittellang und lang wirksame Insuline in einer Spritze mischen (fragen Sie Ihren Arzt nach dem richtigen Vorgehen); dennoch kann es später am Tag oder in der Nacht zu einem Insulinmangel kommen.

Zwei Spritzen am Tag

Zwei Spritzen können den Insulinbedarf auch zweimal decken – dennoch entstehen auch hier Lücken, die Sie besser füllen sollten. Möglicherweise rät Ihr Arzt Ihnen von dem Zwei-Spritzen-Modell ab, aber der Erfolg des Modells hängt davon ab, wie gut Sie damit zurecht kommen, und letztendlich liegt die Entscheidung bei Ihnen.

Geteilte Dosis Wenn Sie die tägliche Insulindosis aufteilen, spritzen Sie zweimal am Tag mittellang wirksames Insulin: einmal am Morgen (mindestens eine halbe Stunde vor dem Frühstück) und einmal am Abend (mindestens eine halbe Stunde vor dem Abendessen). Auf diese Weise greift die zweite Dosis dann ein, wenn die Wirkung der ersten Dosis nachlässt. Leider bedeutet das auch, dass es einen Punkt gibt, an dem keine der beiden Dosen wirkt – normalerweise etwa zur Zeit des Abendessens, wenn Sie eigentlich mehr und nicht weniger Insulin brauchen. Nachts ist der Insulinbedarf hingegen weitestgehend gedeckt, obwohl das Insulin gegen Morgen nachlässt. Sie müssen jedoch eventuell mit dem Frühstück warten, bis das Insulin wirkt.

Geteilte und gemischte Dosis Dieses Modell folgt im Wesentlichen dem der geteilten Dosis, mit dem Unterschied, dass anstelle eines einzigen, mittellang wirksamen Insulins (z. B. NPH) ein mittellang und ein kurz wirksames Normalinsulin gespritzt werden. Auf diese Weise wird der Blutzucker unter Kontrolle gehalten, wenn Sie vor dem Frühstück und vor dem Abendessen spritzen; Sie können früher frühstücken, und das mittellang wirksame Insulin deckt den Bedarf zur Mittagszeit.

Die kurz und mittellang wirksamen Insuline können Sie je nach Bedarf miteinander kombinieren. Das lässt Ihnen eine größere Freiheit, wenn Ihr Blutzucker z. B. vor einer Mahlzeit besonders hoch ist oder wenn Sie einmal etwas mehr essen wollen und auch mehr Insulin brauchen. Manche Insuline gibt es praktischerweise bereits gemischt: Diese so genannten Mischinsuline bestehen meist aus 70–75 % NPH und 25–30 % Normalinsulin.

Theoretisch klingt dieses Modell sehr gut. Praktisch erzielen jedoch nur wenige Patienten, die es anwenden, gute Blutzuckerergebnisse. Obwohl Sie mit diesem Modell weniger spritzen müssen, schränkt es Sie möglicherweise in anderer Hinsicht ein: Sie sollten sich jeden Tag an die gleichen Essenszeiten halten.

Drei Spritzen am Tag

Bei Diabetes Typ 1 stellt dieses Modell die minimale Standardversorgung dar. Mehr Spritzen bedeuten auch eine bessere Kontrolle, da Sie mit einem kurz wirksamen Insulin den Effekten einer Mahlzeit oder Zwischenmahlzeit entgegenwirken können. Auf diese Weise können Sie praktisch essen, wann Sie wollen, und Blutzuckerspitzen, die sich durch Selbsttests herausstellen, rasch korrigieren.

Das Drei-Spritzen-Modell hat verschiedene Ausprägungen, die Sie mit Ihrem Arzt besprechen sollten. Eine ähnelt dem Modell der geteilten und gemischten Dosis, mit dem Unterschied, dass Sie die zweite Dosis des mittellang wirksamen Insulins vor dem Schlafengehen und nicht zum Abendessen spritzen, um den nächtlichen Insulinbedarf zu decken. Zum Abendessen spritzen Sie eine dritte Dosis kurz wirksamen Insulins.

Medikamente & Operationen

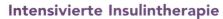

Intensivierte Insulintherapie

Sogar Patienten, die dreimal am Tag spritzen, sehen oft die Notwendigkeit, eine vierte und fünfte Spritze hinzuzufügen, um eine optimale Kontrolle zu erreichen. Dieses Modell stellt den Höhepunkt der Insulinbehandlung dar und wird daher auch als intensivierte Insulintherapie bezeichnet. Durch die vielen Spritzen und das mehrmalige Stechen beim Blutzucker-Selbsttest ist es nicht für jeden geeignet. Doch wenn Sie Ihrem Diabetes zeigen wollen, wer der Herr im Haus ist, sollten Sie darauf zurückgreifen.

Freiheit und Flexibilität Das eigentliche Ziel der Therapie ist es, Ihr Leben zu vereinfachen. Sie basiert auf der Annahme, dass Sie nicht sklavisch einem vorgeschriebenen Essens- und Bewegungsplan folgen, der Tag für Tag derselbe ist. Stattdessen können Sie z. B. das Mittagessen auch einmal verschieben, wenn Sie vorher einen Termin haben, etwas mehr zum Kaffee essen, wenn Sie Besuch bekommen, oder – erschrecken Sie nicht! – auch einmal das Training auslassen. Dies alles ermöglicht Ihnen die intensivierte Insulintherapie.

Bei dieser Therapie spritzen Sie zweimal am Tag ein mittellang wirksames Insulin (meist NPH): morgens (zusammen mit einem kurz wirksamen Insulin für das Frühstück) und vor dem Schlafengehen. Zusätzlich spritzen Sie zwei kurz wirksame Insuline, wann auch immer Sie essen wollen. Die genaue Dosierung der vier Spritzen sollte sich am Grad Ihrer körperlichen Aktivität und an der Menge der zugeführten Kohlenhydrate orientieren. Viele Ärzte ersetzen das NPH mittlerweile durch ein lang wirksames Insulin, da es den morgendlichen Insulinbedarf besser deckt und einen relativ konstanten Basisinsulinspiegel aufrechterhält.

Weitere Optionen Sie mögen keine Spritzen? Dann sollten Sie eine Insulinpumpe in Betracht ziehen, die eine kontinuierliche Insulinzufuhr bietet. Die relativ kleinen Geräte können am Gürtel getragen werden und verfügen über ein kleines Insulinreservoir; das Insulin wird durch einen Katheter im Bauch zugeführt (siehe dazu auch S. 160f.).

Der große Nachteil der intensivierten Insulintherapie ist das erhöhte Unterzuckerungsrisiko, da der Blutzuckerspiegel insgesamt niedriger gehalten wird. Achten Sie auf Hypoglykämiesymptome (Schweißausbrüche, Nervosität, Herzrasen), und bereiten Sie sich darauf vor, sie im Notfall zu behandeln. Falls öfter eine Unterzuckerung auftritt, sollten Sie mit Ihrem Arzt über eine Änderung der Dosierung sprechen.

Insulin bei Typ-2-Diabetes

Studien zufolge ist eine intensive Blutzuckerkontrolle bei Typ-2-Diabetes ebenso geeignet, Spätfolgen zu vermeiden, wie bei Diabetes Typ 1. Vermutlich werden Sie als Typ-2-Diabetiker jedoch mit weniger Insulinspritzen auskommen, zumindest zu Beginn der Behandlung.

Bei Typ-2-Diabetes ist das Pankreas immer noch in der Lage, eine kleine Menge des benötigten Insulins selbst zu produzieren; deswegen stellen Insulinspritzen meist das letzte Mittel dar, wenn Ernährung, Bewegung und orale Antidiabetika nicht länger genügen. Doch vielleicht möchten Sie sich ja für eine Insulintherapie entscheiden, bevor der Blutzucker derart außer Kontrolle gerät; einige Studien zeigen sogar, dass eine frühzeitige Insulintherapie die Funktionen der Betazellen erhalten kann.

Die Standardinsulintherapie bei Diabetes Typ 2 beginnt mit einer Abenddosis mittellang oder lang wirksamen Insulins, meist kombiniert mit einem Sulfonylharnstoff, um den Insulintagesbedarf zu decken.

Im Lauf der Zeit müssen die meisten Typ-2-Diabetiker ihre Insulintherapie an die der Typ-1-Diabetespatienten angleichen, obwohl dies meist erst nach 15–20 Jahren der Fall ist. Oft besteht die Behandlung dann aus zwei Insulinspritzen am Tag, normalerweise eine Mischung aus kurz und mittellang wirksamen Insulinen zum Frühstück und vor dem Schlafengehen. Wenn das noch nicht ausreicht, sollten Sie einen Therapieplan mit Ihrem Arzt erarbeiten, der Ihren individuellen Bedürfnissen gerecht wird. Da der Blutzucker bei Diabetes Typ 2 generell stabiler ist, ist auch die Gefahr einer Unterzuckerung nicht so groß.

> ### EINE GEWICHTIGE NEBENWIRKUNG
>
> Die intensivierte Insulintherapie ermöglicht eine sehr gute Blutzuckereinstellung. Leider hat sie jedoch eine unangenehme Nebenwirkung: Der Patient nimmt zu. Warum? Weil bei einer optimierten Blutzuckereinstellung die Zellen die Glukose besser in Energie umwandeln können, d. h. in Kalorien, und der Körper weniger mit dem Urin ausscheidet.
>
> Das kann besonders für übergewichtige Typ-2-Diabetiker zum Problem werden. Zunächst sollten Sie sich jedoch bewusst machen, dass die Vorteile eines stabilen Blutzuckers die Nachteile einiger Extrapfunde aufwiegen. Denn trotz der Gewichtszunahme nimmt das Risiko von Komplikationen wie Bluthochdruck oder erhöhter Cholesterin- und Triglyzeridwerte weiter ab. Wenn Sie zusätzlich Metformin nehmen, können Sie von den gewichtsreduzierenden Eigenschaften dieses Medikaments profitieren. Und natürlich helfen auch kalorienreduzierte Ernährung und mehr Bewegung.

Medikamente & Operationen

So spritzen Sie richtig

Spritzen mögen Sie anfangs ängstigen, doch Sie werden sich schnell daran gewöhnen. Die dünnen Nadeln sind mittlerweile mit einer speziellen Beschichtung versehen und extrem scharf, sodass sie die Haut leicht durchdringen und kaum Schmerzen verursachen. Mit ein wenig Übung gehört das Spritzen schnell zu Ihrer täglichen Routine.

Bei der Wahl der Einstichstelle haben Sie mehrere Möglichkeiten. Jede Körperstelle, an der sich eine Fettschicht unmittelbar unter der Haut befindet, kommt infrage: der Bauch, die Oberschenkel, der Po und die Oberarme. Die meisten Diabetiker spritzen sich in den Bauch, da er über das größte Fettdepot verfügt und das Insulin schnell und problemlos aufnimmt.

Generell gilt, dass Sie sich nicht zweimal hintereinander in dieselbe Stelle spritzen sollten. Das kann die Hautoberfläche verhärten und Schwielen oder kleine Dellen bilden. Sie sollten je-

SPRITZEN LEICHT GEMACHT

Die meisten Menschen verbinden Spritzen unweigerlich mit Ärzten – doch Sie sind qualifiziert genug, um sich selbst zu spritzen. Die folgende Schritt-für-Schritt-Anleitung zeigt Ihnen, wie Sie sich selbst eine Dosis Insulin spritzen können. Verschiedene Insuline zu mischen, ist zwar etwas komplizierter, beruht jedoch auf der gleichen Technik. Waschen Sie sich auf jeden Fall vorher die Hände mit Wasser und Seife, und vergewissern Sie sich, dass es auch das richtige Insulin ist. Stellen Sie das Insulin, eine Spritze und einen Tupfer bereit.

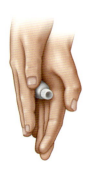

❶ Bewegen Sie die Flasche vorsichtig zwischen den Handflächen hin und her (nicht schütteln). Sehen Sie sich den Inhalt an: Nur Normalinsulin ist klar, alle anderen Insuline sind leicht getrübt. Verwenden Sie das Insulin nicht, wenn es klumpt, einen Bodensatz hat oder kristallisiert.

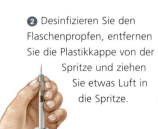

❷ Desinfizieren Sie den Flaschenpropfen, entfernen Sie die Plastikkappe von der Spritze und ziehen Sie etwas Luft in die Spritze.

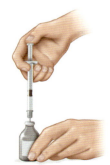

❸ Stechen Sie mit der Nadel durch den Propfen, und drücken Sie die Luft aus der Spritze in die Flasche.

doch auch nicht mit jeder Spritze die Körperstelle wechseln, da das Insulin an manchen Stellen besser aufgenommen wird als an anderen und somit die Wirkung der Spritze variieren kann. Die Lösung für dieses Problem ist, dass Sie zwar dieselbe Körperpartie wählen, aber die nächste Spritze etwa 2 cm von der alten Einstichstelle entfernt platzieren. Auf diese Weise ergibt sich eine Art Rotationssystem. Wenn Sie mehrmals am Tag spritzen müssen, können Sie die morgendlichen Spritzen auch an einer Körperstelle platzieren und die abendlichen Spritzen dann an einer anderen Stelle des Körpers.

Minimaler Schmerz

Die feinen Nadeln verringern den Schmerz schon so weit wie möglich, aber die folgenden Tipps helfen Ihnen zusätzlich:

⮕ Entspannen Sie sich. Bei angespannten Muskeln hat es die Nadel schwerer, die Haut zu durchdringen.

⮕ Eine Desinfektion der Haut vor dem Insulinspritzen ist erwiesenermaßen unnötig, da wegen der sehr feinen Kanülen keine Bakterien in den Stichkanal gelangen und eine Infektion hervorrufen können.

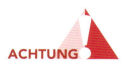

ACHTUNG

Wenn Sie sich in den Bauch spritzen, sollten Sie die unmittelbare Umgebung des Bauchnabels meiden, da das stärkere Gewebe dort die Insulinaufnahme erschwert. Spritzen Sie auch nicht in Leberflecke, Narbengewebe oder harte Muskeln wie z. B. die Schultern.

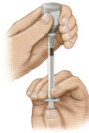

❹ Drehen Sie die Flasche um, sodass sie auf dem Kopf steht und die Nadel von Insulin bedeckt ist. Ziehen Sie die Spritze bis zur markierten Menge auf (durch Striche auf der Spritze angezeigt).

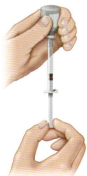

❺ Falls Luftbläschen in der Spritze sind, sollten Sie den Vorgang so lange wiederholen, bis keine Luft mehr und die richtige Menge Insulin in der Spritze ist.

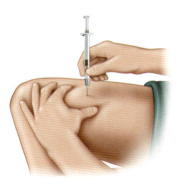

❻ Nehmen Sie eine Hautfalte zwischen Daumen und Zeigefinger und führen Sie die Nadel im 90°-Winkel ein. Wenn wenig Fettgewebe vorhanden ist, sollten Sie eine kurze Nadel verwenden bzw. flacher stechen, damit Sie keinen Muskel treffen. Nach dem Spritzen drücken Sie einige Minuten lang ein Wattepad auf die Einstichstelle (nicht reiben).

Medikamente & Operationen

⮕ Führen Sie die Nadel schnell ein: Unsicheres und zögerliches Stechen tut mehr weh.

⮕ Behalten Sie den Einstichwinkel auch beim Herausziehen der Nadel bei, damit sie sich nicht unter der Haut bewegt.

⮕ Wählen Sie für jede Spritze eine neue Einstichstelle, da die alte noch empfindlich sein kann.

⮕ Spritzen Sie sich nicht in den inneren Oberschenkel – durch die Bewegung beim Gehen kann die Einstichstelle wund werden.

Alternativen zu Spritzen

Insulinspritzen haben sich bestens bewährt. Sie sind zuverlässig, exakt und relativ einfach zu handhaben. Dennoch gibt es mittlerweile einige Instrumente, die den Patienten neue Möglichkeiten eröffnen. Kommen diese Geräte auch für Sie infrage?

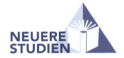

NEUERE STUDIEN

Automatische Insulinpumpen scheinen ideal für Kinder zu sein, doch Ärzte warnen davor, dass Kinder noch nicht verantwortungsbewusst sind, um zusätzliche Blutzuckertests durchzuführen und die Insulindosierung ihren Mahlzeiten anzupassen. Dennoch ergab die 2002 durchgeführte Studie eines Kinderkrankenhauses im Staat New York, dass – von wenigen Ausnahmen abgesehen – 53 unter 13-jährige Kinder mit Insulinpumpen sehr gut zurechtkamen.

Zunächst sollten Sie sich darüber klar werden, warum Sie überhaupt nach Alternativen suchen. Hassen Sie Spritzen? Möchten Sie Ihre momentane Tätigkeit nicht unterbrechen, um sich zu spritzen? Haben Sie das Gefühl, dass Sie an zu viele Dinge denken müssen (Insulin, Spritzen, Tupfer)? Dann sind die folgenden Geräte vielleicht genau das Richtige für Sie.

Insulinpumpen

Elektronische Insulinpumpen versorgen den Körper den ganzen Tag lang mit einem langsamen und kontinuierlichen Insulinfluss – ähnlich wie das die Bauchspeicheldrüse tut. Die tragbaren Geräte beinhalten eine Ein- bis Zwei-Tage-Dosis kurz wirksamen Insulins, das ununterbrochen ausgeschüttet wird, um einen Basisinsulinspiegel zu gewährleisten. Auf Knopfdruck wird zu den Mahlzeiten zusätzlich Insulin freigesetzt. Nach 2–3 Tagen sollte die Stelle gewechselt werden, an der der Katheter (eine kleine Nadel knapp unterhalb der Hautoberfläche) in den Körper eingeführt ist.

Insulinpumpen werden v. a. von Typ-1-Diabetikern gerne benutzt, da sie den Patienten eine große Flexibilität verleihen; sie eignen sich hervorragend zur Blutzuckerkontrolle, und durch die exakte Dosierung ist meist sogar weniger Insulin als bei

Spritzen notwendig. Darüber hinaus gibt es mittlerweile auch wasserdichte Geräte, die wirklich jederzeit und überall getragen werden können, sogar beim Schwimmen. Die Pumpen können leicht abgenommen werden, wenn Sie beispielsweise sexuell aktiv werden. Überdosierungen sind nicht möglich, und die Geräte sind auch technisch auf dem neuesten Stand.

Trotzdem haben die Geräte auch Nachteile. Zum einen sind sie sehr teuer (sie kosten mindestens 3000 €), und die Kasse zahlt nur, wenn andere Therapieformen keinen Erfolg bringen. Einige Ärzte vertreten die Meinung, dass neue, lang wirksame Verzögerungsinsuline fast ebenso gut wirken und dabei wesentlich preiswerter sind. Bei dem Gerät verstopft manchmal der Katheter oder die Einstichstelle entzündet sich; werden die Patienten allerdings richtig in den Gebrauch des Geräts eingewiesen, treten diese Probleme sehr selten auf. Zudem sind auch häufige Blutzucker-Selbsttests nach wie vor notwendig. Sprechen Sie mit Ihrem Arzt darüber, ob Insulinpumpen für Sie geeignet sind.

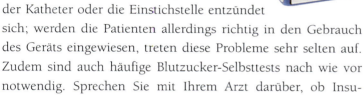

Drei weitere Möglichkeiten

Falls eine Insulinpumpe für Sie nicht infrage kommt, gibt es noch andere Alternativen zu Spritzen:

Insulin-Infuser Infuser funktionieren wie eine Insulinpumpe, nur ohne Pumpe. Sie bestehen aus einem Katheter, der an der Einstichstelle (normalerweise am Bauch) verbleibt. Für den Katheter brauchen Sie zwar immer noch eine Nadel, aber ist er erst einmal platziert, kann er 2–3 Tage liegen. Das Insulin wird – ähnlich wie bei einer Infusionskanüle – mit einer Spritze durch einen versiegelten Zugang zugeführt. Leider sind Entzündungen der Einstichstelle nicht selten; achten Sie deshalb besonders penibel auf die Desinfektion der Geräte.

Insulin-Pens Diese Geräte haben zwar auch Nadeln, sie vereinfachen das Spritzen jedoch, weil die Insulindosen schon vorgefertigt sind; Nadel und Insulinpatrone bilden eine kleine Einheit, die wie ein Füllfederhalter aussieht. Das Aufziehen der Spritze entfällt bei Insulin-Pens. Wenn Sie Insulin brauchen, nehmen Sie einfach die Kappe des Pens ab, wählen

Medikamente & Operationen

> **APROPOS MÜLL**
>
> Um Nadeln, Spritzen und Lanzetten sicher zu entsorgen, sollten Sie sie in einem festen, verschließbaren Behälter sammeln, z. B. in einer Kaffeedose oder, noch besser, in einer Plastikflasche. Verwenden Sie keine zerbrechlichen Glasbehälter. Sie können auch bei Ihrem Arzt oder in einer Apotheke nach einem entsprechenden Container fragen. Stellen Sie den Behälter praktisch erreichbar auf, damit Sie die Nadel o. Ä. sofort nach Gebrauch entsorgen können; er sollte sich allerdings außer Reichweite von Kindern befinden. Den vollen Container verschließen und versiegeln Sie mit einem Klebeband. Entsorgen Sie diesen Container mit dem Wertstoffmüll (gelber Sack). Möglicherweise gibt es auch Sammelstellen für die Behälter, oder Sie können sie bei Ihrem Hausarzt abgeben.

die benötigte Insulindosis und drücken auf einen Knopf, um das Insulin zu spritzen. Die mehrfach verwendbaren Insulin-Pens kosten zwischen 40 und 60 €.

Injektoren Wenn Sie auf Nadeln ganz verzichten wollen, sollten Sie es mit einem Injektor probieren. Die Geräte benutzen einen starken Luftausstoß, der das Insulin als feines Spray direkt unter die Haut bringt. Auch diese Prozedur ist jedoch nicht ganz schmerzfrei: Sie spüren ein Zwicken von der herausgepressten Luft, und manchmal verursacht das Gerät auch blaue Flecke.

Wie die Insulin-Pens verfügen auch die Injektoren über verschiedene Insulindosierungen; die gewünschte Menge können Sie auch hier über ein kleines Rädchen anwählen. Injektoren sind leider auch ziemlich teuer: Sie kosten rund 1000 €. Einige Geräte müssen alle 2 Wochen gründlich gereinigt werden: Dazu muss die Einheit auseinander genommen werden, um die einzelnen Bestandteile mit einem Desinfektionsmittel zu spülen. Vielleicht haben Sie die Möglichkeit, eines dieser Geräte zu testen; sie sind in Deutschland allerdings noch nicht sehr weit verbreitet.

Wann sollte operiert werden?

Sich unters Messer zu begeben, ist sicher keine leichte Entscheidung, da eine Operation doch einige Risiken birgt: Es könnten beispielsweise Komplikationen oder auch postoperative Schmerzen auftreten. Doch eine Operation kann unter Umständen auch eine Lösung für Ihr Blutzuckerproblem sein. Informieren Sie sich über die verschiedenen Möglichkeiten.

Diabetes ist nicht wie eine Herz- oder Krebserkrankung, bei der das Problem ganz deutlich zu sehen ist (z. B. ein verstopftes Gefäß oder ein Tumor). Wie kann man also operativ ein molekulares Ungleichgewicht des Körpers korrigieren? Die Forschung entwickelt derzeit neue Techniken, doch momentan gibt es hauptsächlich zwei Operationsmöglichkeiten.

Pankreas-Transplantat bei Diabetes Typ 1

Die offensichtlichste Lösung für das Problem Diabetes ist eine neue Bauchspeicheldrüse. Sie kommt v. a. für Typ-1-Diabetiker infrage, da sie selbst kein Insulin mehr produzieren können. Ein Pankreas-Transplantat stellt eine neue Insulinquelle zur Verfügung; das Spenderorgan wird in das Becken knapp oberhalb der Blase eingesetzt. Das alte Pankreas wird meist nicht entfernt, da es immer noch Verdauungsenzyme produziert.

Eine erfolgreiche Operation macht eine Insulinzufuhr von außen überflüssig, der Blutzuckerspiegel ist wieder stabil. Darüber hinaus verringert eine Transplantation auch das Risiko von diabetischen Spätfolgen wie z. B. Netzhauterkrankungen, und bereits aufgetretene Beschwerden können in ihrem Verlauf aufgehalten werden. Dennoch hat eine Pankreas-Transplantation natürlich auch Nachteile.

Abgesehen von der außerordentlichen Schwierigkeit, einen Spender zu finden, ist es gut möglich, dass das Immunsystem Fremdgewebe abstößt und das neue Organ angreift. Um den Angriff abzuwehren, müssen starke immununterdrückende Medikamente eingenommen werden, die wiederum anfälliger für bakterielle oder Virusinfektionen machen. Ein geschwächtes Immunsystem ist z. B. auch anfälliger für Krebserkrankungen.

Falls eine Pankreas- und eine Nierentransplantation notwendig sind, werden sie meist in einem Eingriff durchgeführt; etwa 80 % aller Patienten, die eine solche Doppeltransplantation hinter sich haben, sind nach etwa einem Jahr wieder selbst in der Lage, Insulin zu produzieren. Doch 15 % der Patienten überleben danach nicht länger als 5 Jahre. Bei einer erfolgreichen Operation ist das Risiko, dass auch die neue Niere durch einen hohen Blutzucker geschädigt wird, sehr gering.

Gewichtsreduzierende Operationen bei Typ 2

Da Übergewicht so eng mit Diabetes und dessen Spätfolgen hinsichtlich Herzerkrankungen verknüpft ist (besonders bei Typ-2-Diabetikern), vertreten einige Ärzte die Meinung, dass eine gewichtsreduzierende Operation viele Probleme mit einem Schlag

Medikamente & Operationen

lösen kann. Andere Ärzte hingegen warnen davor, da diesen Patienten in aller Regel andere Mittel zur Verfügung stehen, um das Übergewicht in den Griff zu bekommen.

Ziel der Operation ist eine Magenverkleinerung, eine Art Bypassoperation für den Magen. Der Chirurg setzt ein spezielles Band und Klammern ein, die den oberen Teil des Magens gewissermaßen abschnüren. Der Inhalt des verbleibenden Magens wird umgeleitet und gelangt jetzt durch einen schmalen Gang in den Dünndarm, wodurch das Verdauungssystem nur etwa 30–60 g Nahrung auf einmal verarbeiten kann. Der kleinere Magen dehnt sich jedoch mit der Zeit auch wieder aus, sodass schließlich bis zu 120 g Nahrung auf einmal verdaut werden können. Manchmal wird der Mageninhalt auch am oberen Teil des Dünndarms vorbeigeleitet, da dort in der Regel die weitere Nahrungsverwertung stattfindet. Dadurch wird die Nahrung nur unvollständig verdaut, und der Körper erhält weniger Kalorien.

Die Folgen können dramatisch sein. Normalerweise verlieren Sie in nur 2 Jahren etwa zwei Drittel Ihres überflüssigen Körpergewichts. Doch Sie sind nun gezwungen, langsam und in sehr kleinen Mengen zu essen, ansonsten drohen Übelkeit, Erbrechen, Durchfall und Schweißausbrüche. Die Rate der postoperativen Komplikationen – darunter v. a. Wundinfektionen und Bauchwandhernien (so genannte Bauchbrüche) – beträgt immerhin stolze 20–40 %.

Dennoch werden diese Operationen allmählich immer beliebter; in den USA ist die Zahl der Operationen heute mehr als dreimal so hoch als noch vor wenigen Jahren. Durch eine neue Technik erübrigt sich mittlerweile das Einsetzen von Klammern; auch die Bauchschnitte werden immer kleiner. Zudem kann das Band um den Magen versetzt oder wieder entfernt werden. Eine Studie fand Anfang des Jahres 2002 heraus, dass die neue Technik bei 64 % der operierten Typ-2-Diabetiker durch die Gewichtsreduzierung ebenfalls zu einer Besserung oder einem Verschwinden der Diabeteserkrankung führte.

Kommt eine solche Operation für Sie infrage? Sprechen Sie mit Ihrem Arzt darüber, ob Sie ein geeigneter Kandidat sind. Ihr Bodymass-Index beispielsweise muss über 40 liegen. Machen Sie sich die Konsequenzen bewusst, und ziehen Sie auch konventionellere Möglichkeiten in Betracht.

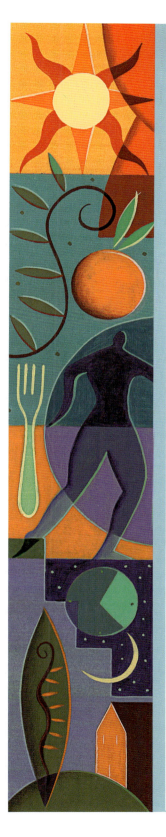

PATIENTENGESCHICHTE

Mit der Insulinpumpe leben

Die Insulinpumpe ist ein ausgezeichnetes Mittel, um den Blutzucker zu kontrollieren, auch wenn es nicht gerade das modischste Accessoire ist, das man sich vorstellen kann – so Sylvia R., 24, aus Passau. »Ich habe schon in der Schule von der Pumpe gehört und dachte ernsthaft darüber nach, mir auch eine anzuschaffen, doch dann wollte ich es nicht mehr.« Als sie ihren ersten festen Job hatte, änderte Sylvia ihre Meinung.

Seit sie 10 war und die Diagnose Diabetes Typ 1 bekam, hatte Sylvia immer wieder andere Insulintherapien ausprobiert. »Ich hatte die klassischen Symptome: Gewichtsverlust, Bettnässen, starker Durst. Mein Vater entdeckte halbvolle Wassergläser in der ganzen Wohnung.«

In der späteren Schulzeit verwendete Sylvia ein kurz und ein lang wirksames Insulin; dennoch bekam sie ihren Blutzucker kaum unter Kontrolle. »Ich fing zu der Zeit mit Sport an und musste abends noch Insulin spritzen, wenn ich am nächsten Morgen trainieren wollte.« Doch sie trainierte unregelmäßig, und deshalb war der Blutzucker meist zu hoch. Auf der anderen Seite ließ ein ungeplantes Training ihren Blutzucker in den Keller stürzen. »Ich musste oft etwas essen, auch wenn ich gar keinen Hunger oder keine Zeit hatte. Das war sehr unpraktisch.«

Dennoch konnte sie sich nicht für eine Insulinpumpe entscheiden. »Ich wollte mich schick anziehen und keine Pumpe tragen. Mit den sechs Spritzen am Tag hatte ich kein Problem – das war Routine, genau wie Zähneputzen«, erinnert sie sich.

Dann konnte Sylvia eine Lehre anfangen und betrachtete die Insulinpumpe unter neuen Gesichtspunkten: »Mit der Arbeit wurde mein Leben zwar regelmäßiger, aber auch hektischer. Das Spritzen wurde sehr unpraktisch. Ich kannte andere Leute, die mit der Insulinpumpe gut zurechtkamen, also entschloss ich mich dazu, sie einige Tage lang auszuprobieren.« Heute, nach über einem Jahr, trägt sie sie immer noch.

Die Pumpe macht zwar Spritzen, aber nicht die Blutzucker-Selbsttests überflüssig. »Regelmäßige Kontrollen sind sehr wichtig«, weiß Sylvia. Ihr Blutzucker ist z. B. nachmittags recht hoch, was sie dann mit einer Extradosis aus der Insulinpumpe ausgleichen muss.

Mittlerweile ist es Sylvia sogar gelungen, der Pumpe modische Aspekte abzugewinnen. »Wenn ich mir Klamotten kaufe, überlege ich, wo die Pumpe wohl am besten aussieht und welchen BH ich z. B. damit tragen kann. Das spielt für mich immer noch eine große Rolle, das gebe ich zu, aber die meisten Leute finden die Pumpe eher cool.«

7

Spätfolgen vorbeugen

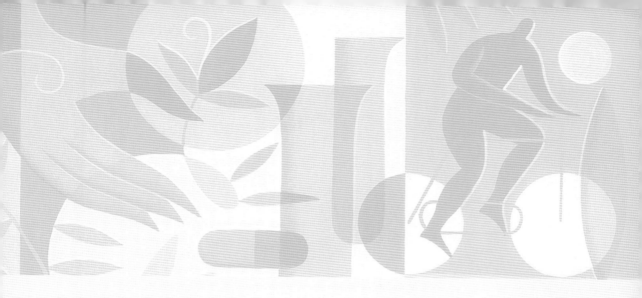

An sich scheint ein hoher Blutzuckerspiegel ganz harmlos zu sein. Man kann ihn als Typ-2-Diabetiker schon jahrelang haben, ohne es zu wissen. Er richtet jedoch unbemerkt enormen Schaden an Augen, Nieren, Nerven, Herz, Gefäßen und Füßen an. Eine gute Blutzuckerkontrolle ist demnach der entscheidende erste Schritt, um Diabetesspätfolgen zu vermeiden. Es gibt jedoch noch andere Mittel (etwa Medikamente oder gutes Schuhwerk), mit denen Sie Ihre Gesundheit effektiv schützen können.

Spätfolgen vorbeugen

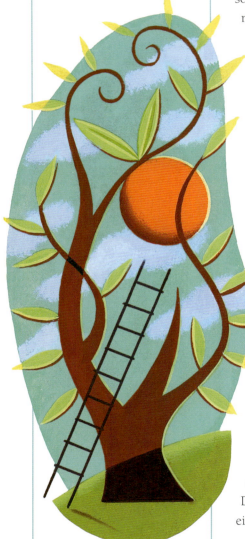

Um Diabetes erfolgreich zu behandeln, muss man fast schon ein Hellseher sein. Mit anderen Worten: Als Diabetiker muss man vorausschauend handeln. Denn wenn Sie die Krankheit nicht in den Griff bekommen, drohen ernsthafte Spätfolgen. Diese lassen sich jedoch minimieren oder sogar ganz vermeiden, wenn Sie einige wichtige Vorsichtsmaßnahmen ergreifen.

Viele Diabetiker leiden bereits an den Spätfolgen ihrer Erkrankung. Obwohl es bis zu 15 Jahre dauern kann, bis Spätfolgen auftreten, entwickeln sich viele Typ-2-Diabetesfälle schleichend über einen langen Zeitraum hinweg. So kommt es, dass viele Patienten, die die Diagnose gerade erst gestellt bekommen haben, bereits unter diabetesbedingten Folgeerkrankungen leiden. Dennoch ist es nie zu spät, Vorsorgemaßnahmen zu ergreifen. Falls die Diagnose bei Ihnen früh gestellt wurde, können Sie die folgenden Komplikationen vielleicht sogar ganz vermeiden:

▶ Herz-Kreislauf-Erkrankungen
▶ Nierenschäden
▶ Erkrankungen der Augen, v. a. der Netzhaut
▶ Nervenleiden
▶ Fußbeschwerden
▶ Beschwerden wie sexuelle Störungen, Magen-Darm-Probleme und Infektionen

Warum treten Spätfolgen auf?

Es ist auffällig, dass eine einzige Krankheit so viele Folgeerkrankungen nach sich zieht. Ein Nierenschaden z. B. muss nicht immer mit einer Herzerkrankung einhergehen. Warum also treten diese Krankheiten oft gemeinsam bei Diabetes auf? Des Rätsels Lösung ist: Sie haben einen gemeinsamen Nenner – einen (zu) hohen Blutzuckerspiegel.

Aus eigener Erfahrung wissen Sie, dass Zucker immer klebriger wird, je konzentrierter er ist. Dasselbe trifft auch auf das Blut zu. Zu viel Glukose klebt an den Zellen im Blut; dies macht es den roten Blutkörperchen schwerer, Sauerstoff abzugeben, und den weißen Blutkörperchen, Infektionen zu bekämpfen. Klebrige Glukose erschwert es dem Blut auch, durch die Gefäße zu fließen; dadurch wird die Durchblutung wichtiger Bereiche wie der Füße und wichtiger Organe wie der Nieren und Augen behindert. Wenn sich die Glukose im Blut an Fett anhaftet, lagert dieses sich wiederum vermehrt an den Gefäßwänden ab – die Gefäße verstopfen, es drohen Herzinfarkt und Schlaganfall.

Schuld an den Spätfolgen ist also im Allgemeinen ein zu hoher Blutzucker. Deshalb ist es nur logisch, dass Sie die meisten Spätfolgen vermeiden, wenn Sie für einen möglichst konstanten Blutzuckerspiegel sorgen. Neuere Studien zeigen, wie effektiv eine gute Blutzuckerkontrolle sein kann:

▶ Eine US-amerikanische Studie von 1993 bestätigt, dass Typ-1-Diabetiker, die engmaschige Blutzuckerkontrollen durchführen, das Spätfolgenrisiko insgesamt um 50 % senken können. Das Risiko, an den Augen zu erkranken, sank sogar um 76 %, das von Schädigungen der Nerven um 60 % und das von Nierenerkrankungen um 35–56 %.

▶ Typ-2-Diabetiker, die ihren Blutzuckerspiegel senken, senken auch das Spätfolgenrisiko, und zwar um 35 % – so eine Studie aus Großbritannien aus dem Jahr 1998.

▶ Patienten mit gestörter Glukosetoleranz, die abnahmen und ihr Blutzuckerprofil mit Ernährung und Bewegung verbesserten, senkten das Risiko, überhaupt an Diabetes und seinen Spätfolgen zu erkranken, um 58 %, wie das *Diabetes Prevention Program* (2002) ergab.

Diese wissenschaftlichen Belege lenken die Frage, warum bei Diabetes Spätfolgen auftreten, in eine ganz andere Richtung: Warum an Diabetesspätfolgen erkranken, wenn es in Ihrer Hand liegt, sie zu vermeiden?

Das Herz schützen

Herzerkrankungen und Diabetes treten häufig gemeinsam auf. Wie die beiden Erkrankungen sich gegenseitig beeinflussen, ist noch nicht ganz geklärt, doch so viel steht fest: Als Diabetiker haben Sie ein zwei- bis viermal höheres Risiko, Herzbeschwerden zu entwickeln. Und 50 % aller Diabetiker sterben sogar an Herzinfarkten.

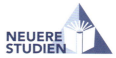

NEUERE STUDIEN

Diabetiker sind etwa doppelt so häufig von Herzinfarkten betroffen wie Nichtdiabetiker. Eine erschreckende Studie der Amerikanischen Diabetesgesellschaft (American Diabetes Association) und des Amerikanischen Kardiologischen Instituts (American College of Cardiology) zeigt, dass mehr als zwei Dritteln der amerikanischen Diabetiker dieses erhöhte Risiko nicht bewusst ist.

Spätfolgen vorbeugen

Das Risiko ist so hoch, dass Diabetiker sogar derselben Risikogruppe zuzuordnen sind wie Patienten, die schon einmal einen Herzinfarkt hatten. Ein Herzinfarkt ist jedoch nur eine von zahlreichen ernsthaften Herz-Kreislauf-Erkrankungen. Die meisten lassen sich zwei grundlegenden Kategorien zuordnen; bei beiden können Sie vorbeugende Maßnahmen ergreifen.

Arteriosklerose

Herz-Kreislauf-Erkrankungen betreffen nicht nur das Herz, sondern auch die Gefäße. Bei einem gesunden Menschen pumpt das starke Herz über ein Netzwerk glatter und elastischer Blutgefäße Blut durch den ganzen Körper. Probleme tauchen dann auf, wenn die Gefäße sich versteifen, verengen oder verstopfen. Dieser Zustand wird als Arteriosklerose bezeichnet.

Arteriosklerose kann sich im Zusammenhang mit Diabetes vielfältig bemerkbar machen. Ein hoher Blutzucker behindert die Durchblutung und fördert die Bildung von Gerinnseln. Übergewicht (v. a. Bauchspeck) und ein hoher Cholesterin- und Triglyzeridspiegel, die bei Diabetes häufig vorkommen, führen ebenfalls zu Gefäßverengungen. Je nachdem, wo die Durchblutungsstörungen auftauchen, können sie eine Reihe verschiedener Komplikationen verursachen:

▶ Wenn die Arterien, die das Herz versorgen, verengen, verliert das Herz an Leistungsfähigkeit. Zu Beginn kann dies Beschwerden wie Angina pectoris verursachen – das Herzgewebe wird durch einen Mangel an Nährstoffen geschädigt. Ist ein Herzkranzgefäß ganz blockiert, kommt es zum Herzinfarkt.

▶ Wenn die Durchblutung zum Gehirn gestört ist, kann ein Sauerstoffmangel Schäden im Gehirn verursachen. Meist macht sich das durch vorübergehende Funktionsstörungen wie z. B. Sprachstörungen, Schwächeanfälle und Taubheitsgefühle bemerkbar. Sind die Gefäße vollständig blockiert, droht ein Schlaganfall.

▶ Bei den so genannten peripheren Gefäßerkrankungen ist z. B. die Durchblutung der Beine gestört. Verstopfte Gefäße verursachen (Verschluss-)Schmerzen in den Oberschenkeln, Waden oder Pobacken. Eine totale Blockade kann dazu führen, dass das Gewebe abstirbt (Gangrän), doch kommt dies eher selten vor, weil das Blut sich in den Beinen andere, un-

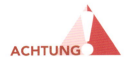

ACHTUNG

Wenn Sie an Bluthochdruck leiden, sollten Sie vorsichtig im Umgang mit Betablockern sein. Diese Medikamente beeinflussen Stresshormone wie Adrenalin in ihrer Fähigkeit, das Herz schneller schlagen zu lassen. Sie behindern den Körper auch bei der Regulierung des Blutzuckers. Eine Studie belegt, dass Patienten, die mit Betablockern behandelt wurden, ihr Diabetesrisiko um 28 % erhöhten. Betablocker können auch Symptome einer Unterzuckerung verschleiern. Für Diabetiker, die einen Herzinfarkt erleiden, sind Betablocker jedoch lebensrettend.

verstopfte Gefäße sucht. Dennoch können Durchblutungsstörungen in den Beinen zusammen mit Schädigungen der Nerven ernsthafte Fußprobleme nach sich ziehen.

Bluthochdruck

Auch Bluthochdruck entwickelt sich – ebenso wie Diabetes – oft schleichend; zudem treten die beiden Erkrankungen häufig gemeinsam auf. Als Diabetiker haben Sie ein zweimal höheres Bluthochdruckrisiko als ein Nichtdiabetiker; etwa 60 % aller Typ-2-Diabetiker weisen auch einen zu hohen Blutdruck auf. Die Behandlung von Bluthochdruck ist bei Diabetikern nicht ganz einfach, da das Beschwerdebild in beiden Fällen so ähnlich ist. Alles in allem spielt Bluthochdruck bei ungefähr 35–75 % aller Spätfolgen des Diabetes eine Rolle.

Damit eine gute Durchblutung gewährleistet ist, braucht der Mensch einen Mindestblutdruck. Bei einem zu hohen Blutdruck wird jedoch allmählich das Herz geschwächt, da es stärker arbeiten muss. Zudem werden die Gefäßwände beschädigt, Arteriosklerose wird begünstigt. Bluthochdruck schwächt auch die Gefäße im Gehirn und kann zu Aussackungen, so genannten Aneurysmen, führen. Ein geplatztes Aneurysma ist potenziell tödlich.

Der Blutdruck sollte bei Diabetikern im Allgemeinen nicht über 130/80 mmHg liegen – niedriger wäre freilich noch besser.

INTERESSANTE ERKENNTNISSE

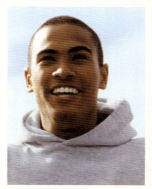

Farbige weisen nicht nur ein generell höheres Diabetesrisiko auf, sie sind auch häufiger von den Spätfolgen der Krankheit betroffen. Bisher schrieb man diesen Umstand einem größeren Bewegungsmangel zu, doch eine US-amerikanische Studie kam vor kurzem zu dem erstaunlichen Ergebnis, dass auch Farbige, die regelmäßig Sport treiben, häufiger an Bluthochdruck erkranken. Die Wissenschaftler vermuten, dass noch weitere, bislang unbekannte Faktoren am Werk sind. Eine Hypothese der Wissenschaftler beispielsweise basiert auf der Annahme, dass Farbige über eine weniger gute Salzausscheidung des Körpers verfügen, was zu Bluthochdruck führen kann.

Vorbeugende Maßnahmen

Einige Maßnahmen, die Sie bereits gegen Ihren Diabetes ergreifen, wirken auch Wunder bei Herz-Kreislauf-Erkrankungen. Ihnen stehen jedoch noch andere Optionen offen, darunter auch Medikamente, mit denen Sie einige Diabetesspätfolgen auf einmal in den Griff bekommen.

➲ **Halten Sie durch.** Durch regelmäßige Bewegung und eine ausgewogene Ernährung senken Sie das Risiko von Herz-Kreis-

Spätfolgen vorbeugen

lauf-Erkrankungen enorm. Wenn Sie z. B. mehr Kohlenhydrate und Ballaststoffe und dafür weniger gesättigte Fettsäuren zu sich nehmen, sinkt der Cholesterinspiegel, und Sie nehmen ab – ein wichtiger Faktor bei Bluthochdruck. Gleichzeitig stärkt Sport das Herz, hält die Gefäße elastisch und scheint den Blutdruck auch zu regulieren, wenn Sie keine überflüssigen Pfunde abbauen.

➲ **Gehen Sie einen Schritt weiter.** Sie ernähren sich noch gesünder, wenn Sie nicht nur kalorienbewusster, sondern auch salzärmer essen. Die Frage, ob Salz Bluthochdruck begünstigt, ist

SCHADENSBEGRENZUNG

Mit der Zeit kann ein schlecht eingestellter Diabetes verheerenden Schaden im Körper anrichten. Eine gute Blutzuckerkontrolle kann die Risiken von Spätfolgen enorm verringern. Darüber hinaus können Sie noch andere Maßnahmen zur Schadensbegrenzung ergreifen.

BEREICH	SCHADEN	VORBEUGUNG
Blutgefäße	Ein hoher Blutzucker behindert die Durchblutung, erhöht den Cholesterinspiegel und begünstigt die Bildung von Blutgerinnseln. Mögliche Folge: Verstopfungen, die einen Herzinfarkt oder Schlaganfall verursachen können.	■ Blutdruck senken mit Bewegung und Ernährung ■ Das Rauchen aufgeben ■ ASS (z. B. Aspirin®) nehmen ■ ACE-Hemmer nehmen ■ Gesunde Nahrung wie Fisch, Tee sowie Obst und Gemüse (reich an Antioxidanzien) essen
Nieren	Der Blutzucker verstopft feinste Blutgefäße, die Abfallstoffe filtern. Die Nieren arbeiten härter, aber weniger effektiv, lassen in ihrer Funktion nach und versagen schließlich.	■ Sich regelmäßig untersuchen lassen ■ Bluthochdruck senken ■ Preiselbeersaft trinken, um Infektionen der Harnwege vorzubeugen ■ Eventuell auf eiweißreiche Kost verzichten
Augen	Ein hoher Blutzucker schwächt die kleineren Blutgefäße und lässt sie platzen. Neue Blutgefäße entstehen unkontrolliert und können schließlich sogar zur Erblindung führen.	■ Regelmäßig zum Augenarzt gehen ■ Bluthochdruck senken ■ Eine Laser-Augenoperation durchführen lassen
Nerven	Ein hoher Blutzucker kann Nervensignale blockieren oder zu einer Unterversorgung der Nerven führen. Die Folge: Schmerzen, Sensibilitätsstörungen, Muskelschwäche und andere Funktionsstörungen, z. B. des Herzschlags, der Verdauung oder im sexuellen Bereich.	■ Dem Arzt sofort Symptome mitteilen ■ Mehr »Nervennahrung« essen, d. h. B-Vitamine in Kartoffeln, Fisch und Fleisch ■ Rezeptfreie Schmerzmittel ausprobieren ■ Auf eine verdauungsfreundliche Ernährung umstellen ■ Eventuell Antidepressiva ausprobieren
Füße	Die Kombination von schlechter Durchblutung und Nervenschäden macht die Füße anfälliger für Wunden, die schlecht heilen und sich schnell entzünden können.	■ Gute Schuhe tragen ■ Sich täglich die Füße ansehen ■ Die Füße sauber und trocken halten ■ Häufig die Socken wechseln ■ Dem Arzt Veränderungen mitteilen

in der Forschung nach wie vor umstritten. Die bislang aufschlussreichste Studie, die amerikanische DASH-II-Studie aus dem Jahr 2001 (*Dietary Approaches to Stopping Hypertension*), zeigt, dass Menschen, die nur etwa 5 g Salz pro Tag essen, das Bluthochdruckrisiko um 42 % senken können, das Risiko von Herzerkrankungen um über 20 %. Die meisten Menschen essen eine weitaus größere Menge. Verzichten Sie auf Konserven und bevorzugen Sie frisches Obst und Gemüse.

➲ **Geben Sie das Rauchen auf.** Es gibt viele Gründe, um mit dem Rauchen aufzuhören – der überzeugendste ist vielleicht, dass es das Risiko eines Herzinfarkts verdoppelt. Rauchen verschlimmert so ziemlich jeden Prozess, der an Herz-Kreislauf-Erkrankungen beteiligt ist: Es verschlechtert die arterielle Durchblutung, indem es die Gefäße noch steifer und enger macht, es erhöht den Blutdruck, trägt zur Bildung von Ablagerungen (Plaques) bei, die Gerinnsel bilden können, und verschlimmert die Schmerzen bei peripheren Gefäßerkrankungen.

➲ **Erkundigen Sie sich nach Azetylsalizylsäure (ASS).** Das entzündungshemmende Mittel – stark im Kampf gegen Herz-Kreislauf-Erkrankungen – stillt nicht nur Schmerzen, es verhindert auch das Zusammenkleben der gerinnselbildenden Partikel im Blut. Eine Tablette täglich, etwa Aspirin®, kann das Risiko eines Herzinfarkts um 30 % senken. Eine jüngere Studie belegt auch, dass eine Tablette vor dem Schlafengehen den Blutdruck senkt. Fragen Sie Ihren Arzt, ob für Sie eine Dosis von 100 mg oder eine höhere Dosis infrage kommt – bzw. ob es überhaupt für Sie infrage kommt. Viele Patienten berichten von Magenschmerzen oder sogar Magenblutungen; in diesem Fall empfiehlt sich eine Aspirintablette mit spezieller Beschichtung, die bewirkt, dass sie sich erst im Dünndarm auflöst. Dennoch ist ASS kontraindiziert bei Magengeschwüren und Lebererkrankungen. Erkundigen Sie sich auch nach Wechselwirkungen mit anderen Medikamenten.

➲ **Ziehen Sie ACE-Hemmer in Betracht.** Bei blutdruckregulierenden Mitteln haben Sie eine reiche Auswahl, doch eine Medikamentenklasse scheint für Diabetiker besondere Vorteile zu haben. Die so genannten ACE-Hemmer (**A**ngiotensin **C**onverting **E**nzyme) verhindern einen Prozess, bei dem sich ein Hormon in ein anderes verwandelt, das dann die Blutgefäße

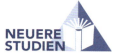

NEUERE STUDIEN

Bis vor kurzem nahmen Ärzte an, dass Aspirin® nur aufgrund der Tatsache vor Herzerkrankungen schützt, weil es das Blut verdünnt. Jetzt hat eine Studie herausgefunden, dass auch der ursprüngliche Grund, warum Patienten Aspirin® bekommen, nämlich um Entzündungen zu hemmen, eine Rolle spielt. Man stellte fest, dass Patienten, die Aspirin® nahmen, weniger Entzündungen der Blutgefäße von einem Impfstoff aufwiesen als Patienten, die das Mittel nicht nahmen. Zudem war die Durchblutung der Arterien nach 8 Stunden bei der Aspiringruppe besser, bei der anderen Gruppe schlechter.

Spätfolgen vorbeugen

verengt. ACE-Hemmer sind bei Bluthochdruck sehr beliebt, da sie, verglichen mit anderen Blutdruckmedikamenten, nur geringe Nebenwirkungen haben. Es wurde beobachtet, dass sie bei einigen Patienten einen trockenen Husten auslösten. Neuere Medikamente, die so genannten Angiotensin-II-Rezeptoren-Blocker, haben auch diese Nebenwirkung nicht mehr. Studien zufolge senken ACE-Hemmer das Risiko von Herz-Kreislauf-Erkrankungen bei Diabetikern, auch wenn kein Bluthochdruck vorliegt. Darüber hinaus senken ACE-Hemmer laut einer Studie aus dem Jahr 2000 sogar das Diabetesrisiko um 30 %; vermutlich stimuliert das Medikament die Insulinempfänglichkeit.

➲ **Fragen Sie nach cholesterinsenkenden Medikamenten.** Diabetiker haben oft auch einen hohen Cholesterinspiegel – ebenfalls ein Risikofaktor für Herzinfarkte. Manche Patienten profitieren jedoch noch nicht von cholesterinsenkenden Medikamenten. Besprechen Sie sich mit Ihrem Arzt, ob eine solche Behandlung für Sie infrage kommt.

➲ **Abwarten? Nein, aber Tee trinken!** Einige Nahrungsmittel scheinen besonders zur Vorbeugung von Herz-Kreislauf-Erkrankungen geeignet zu sein. Eines davon ist Tee, den zahlreiche Studien mit einem gesunden Herzen in Verbindung bringen. Menschen, die durchschnittlich zwei oder mehr Tassen Schwarz- oder Grüntee am Tag trinken, so die jüngste Studie, weisen ein

---

WIE GUT SIND GEWICHTSREDUZIERENDE MEDIKAMENTE?

Abnehmen hat gleich zwei Vorteile: Es senkt das Risiko von Herz-Kreislauf-Erkrankungen und stabilisiert den Blutzucker. Sind gewichtsreduzierende Medikamente also eine geeignete Maßnahme für Diabetiker?

Durch die Tabletten allein nehmen Sie leider nicht ab; es gibt jedoch zwei gewichtsreduzierende Medikamente, die helfen, wenn Bewegung und Ernährung nicht ausreichen. Eine jüngere Studie hat herausgefunden, dass eines der beiden Medikamente (Orlistat, unter dem Markennamen Xenical® im Handel) sogar den Blutzucker nach dem Essen senkt und orale Antidiabetika somit weitgehend überflüssig macht.

Dennoch raten Ärzte zur Vorsicht. Orlistat verhindert die Fettaufnahme im Darm und hat deshalb eine ganze Reihe unangenehmer Nebenwirkungen: vom öligen Stuhl über häufigeren Stuhlgang bis hin zur Stuhlinkontinenz. Ein weiteres Mittel, der Appetitzügler Sibutramin (Reductil®), kann Kopfschmerzen, einen trockenen Mund und Verstopfung verursachen. In einzelnen Fällen erhöht es auch den Blutdruck. Andere gewichtsreduzierende Medikamente sind bereits vom Markt genommen worden, da sie Herzklappenanomalien hervorriefen.

Fragen Sie daher vor der Einnahme des Medikaments auf jeden Fall Ihren Arzt.

44 % geringeres Risiko auf, an einem Herzinfarkt zu sterben, als Menschen, die keinen Tee trinken. Dies liegt vermutlich an den Flavonoiden, die in schwarzem wie grünem Tee enthalten sind. Sie verhindern, dass sich Cholesterin an den Gefäßwänden absetzt; zudem halten sie das Blut flüssig und die Gefäße elastisch.

⊃ **Essen Sie Fisch.** Ein weiteres herzschützendes Nahrungsmittel ist Fisch, genauer gesagt: die darin enthaltenen Omega-3-Fettsäuren. Sie halten das Blut flüssig, senken den Triglyzeridspiegel und wirken entzündungshemmend (Plaque setzt sich besonders gern an entzündeten Gefäßwänden ab). In einer 2002 veröffentlichten Studie konnten Frauen, die mindestens fünfmal pro Woche Fisch aßen, das Risiko einer koronaren Herzerkrankung um ein Drittel senken, das Herzinfarktrisiko sogar um die Hälfte (über einen Zeitraum von 16 Jahren). Zu den Fischarten, die besonders viel Omega-3-Fettsäuren enthalten, gehören Kaltwasserfische wie beispielsweise Lachs, Forelle, Makrele und Thunfisch.

⊃ **Achten Sie auf Antioxidanzien.** Antioxidative Nährstoffe wie z. B. Vitamin C und E wirken der Oxidation entgegen, ein Prozess, bei dem instabile Moleküle, die als Abfallprodukt bei der Sauerstoffverwertung entstehen, gesundes Gewebe angreifen. Antioxidanzien verhindern z. B., dass sich Cholesterin an den Gefäßwänden absetzt. Viel Vitamin C ist in Zitrusfrüchten, roten und grünen Paprikaschoten, Brokkoli und Tomaten enthalten. Vitamin E findet man in Erdnüssen, Sonnenblumenkernen, Weizenkeimen und Pflanzenölen.

⊃ **Nehmen Sie zusätzlich Folsäure.** Dieses B-Vitamin senkt den Homozysteinspiegel, der bei Herz-Kreislauf-Erkrankungen eine Rolle spielt. Nehmen Sie ein Multivitaminpräparat.

ACHTEN SIE AUF WARNSIGNALE!

Ein Herz-Kreislauf-Notfall kann sehr plötzlich eintreten; oft ist jedoch noch genug Zeit, effektiv zu handeln, wenn Sie auf die Warnsignale achten. Rufen Sie sofort einen Arzt, wenn eines der folgenden Symptome auftritt:

NOTFALL	SYMPTOME
Herzinfarkt	■ Engegefühl oder Schmerzen in der Brust ■ Schmerz, der von der Brust in Nacken, Schultern oder Arme ausstrahlt, besonders auf der linken Körperseite ■ Schwindelgefühl, Schweißausbrüche, Übelkeit oder Kurzatmigkeit (nicht zu verwechseln mit Hypoglykämie, wenn auch Schmerzen auftreten)
Schlaganfall	■ Taubheitsgefühle im Gesicht oder in Armen und Beinen, v. a. auf einer Körperseite ■ Sprachstörungen oder Hörschwierigkeiten ■ Geistige Verwirrtheit ■ Sehprobleme ■ Gleichgewichts- oder Gehstörungen ■ Starke Kopfschmerzen
Aneurysma	■ Starke und lang anhaltende Kopf-, Rücken- oder Bauchschmerzen ■ Schwindel ■ Verschwommene Sicht ■ Nasenbluten

Spätfolgen vorbeugen

Nierenleiden vermeiden

Das Erste, was Sie über die Nieren wissen sollten, ist, dass Sie zwei davon haben – eine auf jeder Seite des Körpers, am Rücken oberhalb der Taille. Eigentlich brauchen Sie gar keine zwei Nieren; der Mensch kann auch mit einer Niere leben. Der Überfluss der Natur zeigt also an, wie enorm wichtig dieses Organ ist.

Die Nieren sind gewissermaßen die Kläranlage des Körpers; dort wird das Blut durch ein komplexes System kleinster Blutgefäße (die so genannten Kapillare) gefiltert. Das gereinigte Blut wird wieder dem Kreislauf übergeben, Abfallstoffe und Gifte hingegen werden aussortiert und zur Blase geschickt, die sie mit dem Urin ausscheidet. Die Nieren arbeiten hart und effizient, und sie murren auch nicht, wenn sie einmal Überstunden machen müssen. Das passiert z. B., wenn ein dauerhaft zu hoher Blutzuckerspiegel die feinen Blutgefäße verklebt.

Es dauert zwar Jahre, bis der Blutzucker den Nieren irreparablen Schaden zufügt, doch wenn die Nieren ihre Funktion einmal verloren haben, hilft nur noch die Dialyse. Bei der Dialyse werden die Patienten mehrmals pro Woche für 2–4 Stunden an eine Blutreinigungsmaschine angeschlossen. Die einzige andere Möglichkeit ist eine Nierentransplantation.

Wenn die Nieren Hilfe brauchen

Zwischen 20 und 40 % aller Diabetiker haben früher oder später auch ein Nierenleiden. Diabetes gilt als eine der Hauptursachen für Nierenversagen. Dennoch zeigen zahlreiche Untersuchungen, dass man Nierenleiden effektiv vorbeugen kann, v. a. wenn man weiß, was zu Nierenversagen führt, und rechtzeitig handelt. Bei unkontrolliert hohem Blutzucker werden die Nieren phasenweise geschädigt:

> ▶ Zunächst filtern die Nieren die Abfallstoffe schneller, in dem Versuch, den überschüssigen Zucker aus dem Blut zu entfernen. Einige Teile der Nieren schwellen an und nehmen den kleinen, blutfilternden Gefäßen allmählich den Platz weg. Dies senkt wiederum deren Effektivität, und die Nieren müssen noch härter arbeiten – ein Teufelskreis.

▶ Nach etwa einem Jahr sind die Nieren so geschädigt, dass sie die Abfallstoffe nicht mehr so gut filtern oder auch für den Körper wertvolle Nährstoffe ausscheiden. Das Protein Albumin sammelt sich allmählich im Urin an und kann durch einen Mikroalbumintest nachgewiesen werden (siehe S. 84).

▶ Mit fortschreitendem Nierenschaden geht immer mehr Albumin verloren, das normalerweise dafür sorgt, dass genug Wasser im Blut ist. Es kommt zu Wasseransammlungen im Gewebe, die man an den klassischen Symptomen eines Nierenleidens erkennt: geschwollene Augen sowie geschwollene Hände und Füße. Gleichzeitig sondert die Leber vermehrt Cholesterin und andere Fette ab, die an der Albuminproduktion beteiligt sind. Das Herzinfarktrisiko steigt. Bei Typ-2-Diabetes besteht zu diesem Zeitpunkt noch eine Chance, ein Nierenversagen abzuwenden; bei Typ-1-Diabetes kann es vielleicht schon zu spät sein.

DIE NIEREN – WASCHSALON DES KÖRPERS

Die Nieren produzieren Urin und scheiden ihn durch ein komplexes System von etwa 2 Millionen winzigen Filtern (Nephrone) aus. An der Spitze jedes Nephrons, in der Bowman-Kapsel, sitzt ein mikroskopisch kleines Gefäßknäuel. Durch dieses Knäuel fließt das Blut mit hohem Druck; dadurch werden Harnstoffe, Gifte und andere Abfallprodukte herausgefiltert und mit dem Urin ausgeschwemmt. Die gereinigte Flüssigkeit wird über die Nierenarterie wieder dem Blut zugeführt.

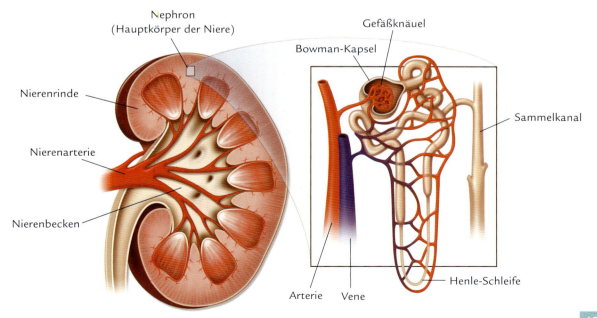

Spätfolgen vorbeugen

▶ Die letzten beiden Phasen sind bereits einem Nierenversagen zuzuordnen. Im ersten Stadium (Niereninsuffizienz) ist eine Behandlung noch möglich, doch mit fortschreitender Schädigung kommt es zu einem totalen Nierenversagen. Dann können Dialyse oder Transplantation auch durch eine gute Blutzuckerkontrolle nicht mehr abgewendet werden.

So beugen Sie Nierenbeschwerden vor

Eine gute Blutzuckerkontrolle ist das A und O der Vorbeugung von Nierenleiden. Doch auch die Behandlung eines eventuellen Bluthochdrucks, der die schmalen Nierenarterien und feinen Kapillare schädigen kann, spielt eine große Rolle. Um Ihr persönliches Nierenerkrankungsrisiko zu senken, können Sie eine ganze Reihe von vorbeugenden Maßnahmen ergreifen. Einige schützen gleichzeitig auch vor anderen Krankheiten.

➲ **Lassen Sie sich regelmäßig untersuchen.** Die klassischen Symptome – Schwellungen, Müdigkeit, Schmerzen im unteren Rücken – treten erst auf, wenn die Schädigung schon sehr weit fortgeschritten ist. Sie kann jedoch durch spezielle Tests auch früher entdeckt werden. Einer der aussagekräftigsten Test ist der Mikroalbumintest, den Diabetiker mindestens einmal im Jahr machen lassen sollten. Ihr Arzt empfiehlt Ihnen vielleicht auch einen Kreatinintest; Kreatinin entsteht als Abfallprodukt der Muskeln, das gesunde Nieren mit dem Urin ausschwemmen.

➲ **Lassen Sie Bluthochdruck behandeln.** ACE-Hemmer zur Blutdruckregulierung nützen auch den Nieren, da sie den Druck von den Blutgefäßen nehmen und sie elastisch halten. Einige Studien belegen, dass ACE-Hemmer das Risiko, an einer diabetesbedingten Nierenerkrankung zu sterben, um 50 % senken. ACE-Hemmer empfehlen sich auch dann, wenn kein Bluthochdruck, aber eine Schädigung der Nieren vorliegt. Leiden Sie an Bluthochdruck, sollten Sie ihn unbedingt behandeln lassen – und mit dem Rauchen aufhören.

➲ **Ernähren Sie sich eiweißarm.** Es ist nach wie vor umstritten, ob eine eiweißarme Kost Nierenleiden vorbeugt. Laut Empfehlungen der amerikanischen Diabetesgesellschaft sollten Proteine bei einem vorliegenden Nierenschaden jedoch nicht mehr als 10 % der Nahrung ausmachen. Die meisten Deutschen essen mehr Eiweiß als sie brauchen und überfordern damit ihre Nieren. Einigen kleineren Studien zufolge ist eine eiweißarme Kost besonders dann sinnvoll, wenn die Schädigung der Nieren fortschreitet, obwohl sowohl Blutzucker als auch Blutdruck unter Kontrolle sind.

➲ **Schützen Sie sich vor Infektionen.** Brennen beim Wasserlassen, häufiger Harndrang und trüber oder blutiger Urin sind Anzeichen für eine Infektion der Harnwege, die mit Antibiotika behandelt werden sollte. Diese Infektionen sind bei Diabetikern nicht selten, da Schädigungen der Nerven zu Blasenfunktionsstörungen führen können. Das ist besonders schlimm für die Nieren, die zusätzlich von Bakterien angegriffen werden. Um Harnwegsinfektionen vorzubeugen, sollten Sie es einmal mit Preiselbeersaft versuchen: Der Saft enthält Biostoffe, die es den Bakterien erschweren, sich in den Harnwegen einzunisten.

➲ **Seien Sie vorsichtig mit Medikamenten.** Viele Medikamente – sowohl apotheken- als auch verschreibungspflichtige – können den Nieren schaden. Achten Sie besonders auf die Wirkstoffe Ibuprofen und Naproxen; auch viele verschreibungspflichtige entzündungshemmende Mittel sind nicht gut für die Nieren. Ebenso ist Vorsicht geboten bei einigen Antibiotika und Lithium. Fragen Sie auf jeden Fall Ihren Arzt, ob das Medikament – auch eines, das er nicht verschreiben muss – für Sie geeignet ist.

Gesunde Augen

Ebenso wie die Nieren werden auch die Augen über kleinste Blutgefäße versorgt, die bei Diabetes leicht beschädigt werden können. Unbehandelt kann dies zur Erblindung führen – Diabetes ist eine der häufigsten Ursachen für Erblindungen bei Erwachsenen. Die gute Nachricht ist jedoch, dass viele Augenerkrankungen effektiv behandelt werden können, wenn sie frühzeitig entdeckt werden.

Wieder ist eine gute Blutzuckerkontrolle ausschlaggebend. Durch eine US-amerikanische Studie (*Diabetes Control and Complications Trial*) konnte belegt werden, dass von allen Diabetes-

Spätfolgen vorbeugen

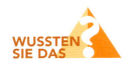

WUSSTEN SIE DAS?

20 % aller Typ-2-Diabetiker weisen bereits bei der Diagnosestellung Anzeichen einer Netzhauterkrankung auf. Nach 15 Jahren erhöht sich diese Zahl auf 60–85 % – obwohl nur etwa 20 % der Typ-2-Diabetiker an den ernsthaften Blutgefäßwucherungen erkranken. Bei Typ-1-Diabetikern sind dies immerhin schon 50 %.

spätfolgen das Risiko einer Augenerkrankung durch eine gute Blutzuckerkontrolle am stärksten gesenkt werden konnte (76 %). Dennoch sollten Sie auf der Hut sein: Augenerkrankungen machen sich erst sehr spät bemerkbar.

Die meisten diabetesbedingten Augenerkrankungen betreffen die Netzhaut, die lichtempfindliche Region am Augenhintergrund, die visuelle Signale empfängt und sie über den Sehnerv an das Gehirn weiterleitet. Ein hoher Blutzucker (v. a. wenn er mit Bluthochdruck gepaart ist) schwächt die kleinen Blutgefäße, die die Augen mit Sauerstoff und anderen Nährstoffen versorgen. Die Gefäße schwellen an und platzen. Manchmal kann der Nährstoffmangel die Netzhaut auch direkt beschädigen; eine verschwommene Sicht kann die Folge sein, doch meist bleiben die Symptome unerkannt.

Schreitet der Schaden fort, können in der Netzhaut Blutgefäßwucherungen auftreten, um die Nährstoffversorgung aufrechtzuerhalten. Dies verstärkt das Problem jedoch nur, da weitere Gefäße platzen. Sie blockieren den Lichteinfall auf die Netzhaut und verursachen Blutungen sowie einen erhöhten Augeninnendruck; dadurch bildet sich vermehrt Narbengewebe, das schließlich zu einer Netzhautablösung führen kann. Im Zuge der Erkrankung kann auch ein Makulaödem auftreten. Die Makula ist der zentrale Bereich der Netzhaut, der für Schärfe und Farben zuständig ist; beim Makulaödem schwillt dieser Bereich an und verursacht Sehstörungen.

So behalten Sie den Durchblick

Die wichtigste vorbeugende Maßnahme ist es, auf Symptome zu achten, die eventuell auf ein Problem hinweisen.

➲ **Achten Sie auf Veränderungen.** Kleinere Augenprobleme übersieht man zwar oft – im wahrsten Sinne des Wortes –, als Diabetiker sollten Sie jedoch besonders aufmerksam auf Veränderungen Ihrer Sehfähigkeit achten. Falls die folgenden Symptome auftreten, sollten Sie auf jeden Fall bald Ihren Haus- oder Augenarzt aufsuchen:

- ▶ Verschwommene Sicht
- ▶ Doppelbilder
- ▶ Verzerrte Sicht; gerade Linien wie z. B. Laternenpfähle sehen plötzlich krumm aus
- ▶ Punkte oder Linien verschwimmen vor den Augen

▶ Eingeschränktes Gesichtsfeld
▶ Sehschwierigkeiten bei schwachem Licht
▶ Plötzlich auftretender Grauschleier im Gesichtsfeld
▶ Druck oder Schmerzen in den Augen
▶ Plötzliche Farbschwäche, v. a. bei Komplementärfarben (Blau/Gelb, Grün/Rot) und ähnlichen Farben

⮕ **Gehen Sie regelmäßig zum Arzt.** Die ersten Anzeichen einer Netzhauterkrankung sehen und spüren Sie wahrscheinlich nicht, doch ein Arzt kann sie bei einer Augenuntersuchung leicht feststellen. Lassen Sie also regelmäßig Ihre Augen von einem Spezialisten untersuchen, am besten von einem Augenfacharzt. Er kann gründliche Tests durchführen, darunter auch eine Spiegelung des Augenhintergrunds, bei der die Netzhaut untersucht wird. Typ-1-Diabetikern wird empfohlen, ungefähr 3–5 Jahre nach Stellung der Diagnose zum Augenarzt zu gehen;

WIE DIABETES DIE AUGEN VERÄNDERT

Im Inneren des Auges befindet sich die Netzhaut, eine sensible Membran, dicht besiedelt mit Nervenenden und Photorezeptoren. Eine Netzhauterkrankung tritt auf, wenn der unkontrolliert hohe Blutzucker winzige Blutgefäße (Kapillare) in der Netzhaut beschädigt oder verstopft und damit die Blutversorgung zu kleinen Bereichen des Netzhautgewebes abschneidet. Die Blutgefäße verursachen manchmal auch eine Schwellung der Netzhaut. Bei fortschreitender Schädigung wuchern neue Blutgefäße, die Sicht verschwimmt. Rund 25 % aller Diabetiker leiden an einer Netzhauterkrankung.

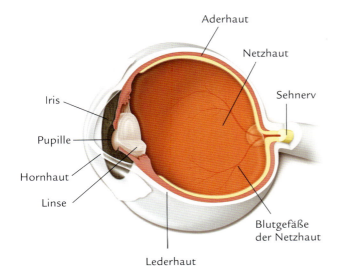

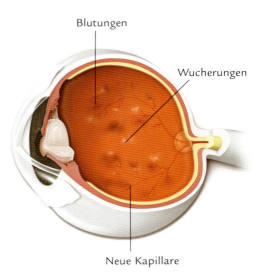

Spätfolgen vorbeugen

Typ-2-Diabetiker sollten sich direkt danach einen Termin geben lassen. Anschließend sollte jeder Diabetiker einmal im Jahr einen Augen-Check-up durchführen lassen.

➔ **Senken Sie den Blutdruck.** Ein niedrigerer Blutdruck kann das Risiko einer Netzhauterkrankung senken. Wenn Sie sich bewusst ernähren, viel bewegen und nicht rauchen, kommen für Sie vielleicht noch blutdrucksenkende Mittel in Betracht.

➔ **Überdenken Sie Ihr Sportprogramm.** Bei einer Netzhauterkrankung sollten Sie gemeinsam mit Ihrem Arzt Ihr Sportprogramm überdenken. Einige Sportarten (beispielsweise Gewichtheben) können den Augeninnendruck erhöhen und somit zu vermehrten Blutungen in der Netzhaut führen.

➔ **Ziehen Sie eine Operation in Erwägung.** Am besten können weitere Schädigungen der Netzhaut verhindert werden, wenn der bestehende Schaden behoben wird. Bei einer Laseroperation, der so genannten Photokoagulation, richtet der Augenarzt einen dünnen Laserstrahl auf die Netzhaut, um geplatzte Blutgefäße zu entfernen, undichte Bereiche zu versiegeln und eine neue Gefäßbildung zu verhindern. In einigen Fällen konnte durch eine Laseroperation der Sehfähigkeitsverlust um 90 % verlangsamt werden. Bei einer anderen Operationstechnik, der so genannten Kryotherapie, werden wuchernde Blutgefäße zerstört, indem man sie mittels einer kleinen Sonde einfriert. Bei der so genannten Vitrektomie wird die gallertartige Masse des Augenkerns entfernt; anschließend wird das Augeninnere von Narbengewebe befreit und die Netzhaut repariert.

Das Nervensystem schützen

Die Schädigung des Nervensystems ist eine der weitreichendsten Diabetesspätfolgen, da das Nervensystem an den meisten Prozessen, die im Körper ablaufen, beteiligt ist: am Tastsinn (und Schmerzempfinden), an der Bewegung der Muskeln, an der Verdauung und an sexuellen Funktionen, um nur einige zu nennen. Die meisten Schädigungen des Nervensystems treten jedoch erst nach 10–15 Jahren auf – und lassen sich in vielen Fällen sogar ganz vermeiden.

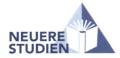

NEUERE STUDIEN

Azetylsalizylsäure schützt das Herz – und auch die Augen. In einer Studie des Schepens Eye Research Institute in Boston fand man heraus, dass Diabetespatienten viermal so viele winzige Blutgerinnsel in den Kapillaren haben, die die Netzhaut versorgen, wie Nichtdiabetiker. Diese Gerinnsel können die Netzhaut schließlich von der Sauerstoff- und Nährstoffversorgung abschneiden und zur Wucherung neuer Blutgefäße führen. ASS verhindert die Bildung von Blutgerinnseln und kann somit einer Netzhauterkrankung effektiv vorbeugen, so die Forscher.

Die Zusammenhänge zwischen Diabetes und Schädigungen der Nerven sind noch nicht ganz geklärt; wahrscheinlich ist jedoch, dass ein hoher Blutzuckerspiegel die Chemikalien aus dem Gleichgewicht bringt, die es den Nerven ermöglichen, elektrische Impulse weiterzugeben. Zudem entzieht er den Nerven Sauerstoff, indem er die Durchblutung behindert, und beschädigt die schützende Myelinschicht. Glücklicherweise scheint Diabetes weder das Gehirn noch das Rückenmark zu beeinträchtigen, also das zentrale Nervensystem. Da jedoch die elektrischen Impulse gestört sind, die die Nerven zur Informationsübermittlung brauchen, kann es zu Missverständnissen in der Kommunikation kommen.

Nervenerkrankungen oder Neuropathien können in drei grundlegende Kategorien eingeteilt werden. Dies richtet sich in erster Linie nach den Symptomen und wo diese auftreten.

Polyneuropathie Die häufigste Nervenerkrankung betrifft viele Nerven im ganzen Körper, doch in der Hauptsache die Nerven des peripheren Nervensystems, die sich in den Armen und Beinen befinden. Die Erkrankung tritt in Bereichen auf, die relativ weit vom zentralen Nervensystem entfernt liegen, und ruft Symptome in beiden Körperhälften hervor. Die Polyneuropathie schränkt die Bewegungsfähigkeit normalerweise nicht ein; sie führt jedoch zu Sensibilitätsstörungen, zu Schmerzen und Krämpfen, zu einem Kribbeln in Händen oder Füßen und schließlich zu Taubheitsgefühlen.

Mononeuropathie Diese Erkrankung ist relativ selten; sie betrifft nur eine einzige Gruppe von Nerven und eine einzige Körperpartie. Im Gegensatz zur Polyneuropathie, die sich allmählich über einen längeren Zeitraum hinweg entwickelt, tritt die Mononeuropathie plötzlich auf. Sie verursacht Taubheitsgefühle, Schmerzen oder eine Muskelschwäche – je nachdem, welcher Nerv betroffen ist. Obwohl sie sich auf verschiedene Arten bemerkbar machen kann, verursacht die Mononeuropathie häufig eine Lähmung des Gesichtsnervs. Beim Bell-Phänomen, das

NERVENTESTS

Bei einer Neuropathie sind Sie es, der zuerst Alarm schlagen muss; wenn Sie eine neurologische Erkrankung vermuten, kann Ihr Arzt dies durch verschiedene Tests bestätigen. Einer besteht darin, eine Art Stimmgabel an bestimmte Körperteile (z. B. die Füße) zu halten, um herauszufinden, ob Sie die Vibration spüren. Manchmal wird dies auch mithilfe eines feinen Drahts herausgefunden, oder es werden Ihre Reaktionen auf Wärme und Kälte getestet. Falls einer dieser Tests darauf schließen lässt, dass Sie eine neurologische Erkrankung haben, wird Ihr Hausarzt Sie möglicherweise an einen Neurologen überweisen.

ebenfalls durch die Mononeuropathie ausgelöst wird, verliert der Patient die Kontrolle über die Augenmuskeln und schielt. Auch das Karpaltunnelsyndrom, bei dem die Nerven im Handgelenk zusammengedrückt werden und dies Schmerzen verursacht, ist eine häufige Begleiterscheinung der Mononeuropathie.

Autonome diabetische Neuropathie Das vegetative Nervensystem steuert die Körperfunktionen, über die wir normalerweise gar nicht nachdenken: Herzschlag, Verdauung, Schweißabsonderung und Blasentätigkeit. Diese Funktionen rücken jedoch dann in den Blickpunkt, wenn das vegetative Nervensystem beschädigt ist. Zu den Symptomen der autonomen diabetischen Neuropathie zählen die folgenden:

▶ Vegetative (d. h. nicht organisch bedingte) Herzrhythmusstörungen und Schwäche- oder Schwindelgefühle beim Aufstehen, die dadurch entstehen, dass sich der Blutdruck nicht schnell genug anpassen kann

▶ Die so genannte Gastroparese, eine Muskelschwäche des Magens; die verzögerte Verdauung verursacht nicht nur Beschwerden wie Übelkeit, Erbrechen, Völlegefühl, Durchfall, Verstopfung und Appetitlosigkeit, sie erschwert auch die Kontrolle des Blutzuckerspiegels.

▶ Störungen der Blasenfunktionen, wobei die Nerven nicht feststellen können, wenn die Blase voll ist, oder die Blase nicht vollständig entleert wird; dadurch treten häufiger Infektionen der Harnwege auf, die wiederum Nierenschäden begünstigen.

▶ Sexuelle Funktionsstörungen; bei Männern v. a. Erektionsschwierigkeiten, bei Frauen Trockenheit der Scheide oder sexuelle Unlust

▶ Gefährliche Reaktionsschwäche hinsichtlich der Symptome einer Unterzuckerung (Zittern der Hände, Schweißausbrüche, Angstgefühle); der Körper nimmt die Symptome kaum wahr und reagiert nicht entsprechend.

▶ Übermäßiges Schwitzen und eine schlechte Regulierung der Körpertemperatur

So beugen Sie Nervenerkrankungen vor

Ein gut eingestellter Diabetiker kann das Risiko von Nervenerkrankungen um stattliche 60 % reduzieren. Wenn sich eine Neuropathie bereits entwickelt hat, hängt die Behandlung davon ab, wie der Körper von der Erkrankung betroffen ist. Die folgenden Maßnahmen helfen Ihnen dabei, Nervenerkrankungen generell zu vermeiden:

➲ **Horchen Sie in sich hinein.** Wie bei den meisten Diabetesspätfolgen kommt es auch hier darauf an, möglichst frühzeitig Vorsorge zu treffen. Tun Sie Signale nicht leichtfertig ab, auch wenn sie nicht immer vorhanden sind; sprechen Sie bei den folgenden Symptomen baldmöglichst mit Ihrem Arzt:

▶ Kribbeln, Taubheit, Brennen oder stechende Schmerzen in Armen, Beinen, Händen oder Füßen. Die Symptome können anfangs sehr schwach sein. Konzentrieren Sie sich v. a. auf die Füße, die oft als Erste betroffen sind; meist verschlimmern sich die Symptome nachts.
▶ Überempfindlichkeit der Haut, Berührungsschmerz
▶ Nächtliche Wadenkrämpfe
▶ Sensibilitätsstörungen in den Zehen und Füßen, Gleichgewichtsstörungen
▶ Schwielen oder Wunden an den Füßen

➲ **Passen Sie Ihre Ernährung an.** Fragen Sie Ihren Arzt, ob eine spezielle Diät die Neuropathiesymptome lindern kann. Wenn Sie an einer neuropathiebedingten Magen-Innervationsstörung (Gastroparese) leiden, sollten Sie kleinere Mahlzeiten essen oder auf weiche Nahrung zurückgreifen, um die Verdauung zu erleichtern. Vielleicht müssen Sie sich ballaststoffärmer ernähren. Ballaststoffe sind zwar gut für den Blutzucker, aber schlecht für die Gastroparese, weil sie die Verdauung verzögern. Wenn Ihnen nach dem Aufstehen schwindlig wird, könnte eine salzhaltigere Kost zur Erhöhung Ihres Blutdrucks beitragen. Dies sollten Sie vorher jedoch unbedingt mit Ihrem Arzt besprechen.

➲ **Nehmen Sie mehr B-Vitamine zu sich.** Manchmal werden Neuropathien durch einen Mangel an Vitamin B_6 und Vitamin B_{12} hervorgerufen, die beide die Funktionen des Nervensystems unterstützen. Vitamin B_6 ist in Avocados, Bananen, Geflügel, Schweinefleisch, Kartoffeln und Thunfisch enthalten, Vitamin B_{12} in Huhn, Rindfleisch, Austern und anderen Meeresfrüchten sowie in Sardinen.

➲ **Unterstützen Sie Ihre Nerven.** Auf S. 200 erfahren Sie alles über Alpha-Liponsäure, ein Antioxidans, das die Nerven schützt und Neuropathieschmerzen lindert.

Spätfolgen vorbeugen

➲ **Probieren Sie schmerzstillende Mittel.** Das rezeptfreie Mittel ASS wirkt nicht nur schmerzstillend, es beugt auch Herz-Kreislauf-Erkrankungen vor. Falls Sie bereits ASS einnehmen, sollten Sie mit Ihrem Arzt über eine eventuelle Erhöhung der Dosis sprechen. Auch Capsaicin hat sich bei Neuropathieschmerzen bewährt; der Biostoff ist in Chilischoten enthalten und wirkt sich positiv auf die Schmerzübertragung zwischen Nerven und Gehirn aus. Sie finden Capsaicin inzwischen auch in vielen äußerlich anzuwendenden Cremes; tragen Sie die Creme jedoch nicht in Augennähe auf.

➲ **Fragen Sie Ihren Arzt nach weiteren Medikamenten.** Da Neuropathien viele verschiedene Symptome aufweisen, haben Sie auch bei den Medikamenten eine große Auswahl. Viagra® (bei sexuellen Funktionsstörungen) ist nur ein Beispiel. Vielleicht kommt für Sie auch ein Antidepressivum infrage – das Mittel lindert nicht nur depressive Verstimmungen, es hilft auch bei neuropathiebedingten Schmerzen. Falls Sie und Ihr Arzt sich für ein Antidepressivum entscheiden, sollten Sie dem Mittel jedoch genügend Zeit geben, bis es wirken kann; meist ist dies erst nach einigen Wochen der Fall. Möglicherweise verschreibt Ihnen der Arzt auch ein krampflösendes Medikament, das Schmerzen bei Nervenerkrankungen lindert.

Fußprobleme umgehen

Die Füße leiden bei Diabetes besonders. Durch die schlechtere Durchblutung ist die Wundheilung gestört, und die Füße werden anfälliger für Infektionen. Nervenerkrankungen machen die Füße zudem unempfindlicher gegen Schmerzen, und kleine Verletzungen können schnell außer Kontrolle geraten.

Gemessen an den übrigen Spätfolgen des Diabetes erscheinen Fußprobleme zunächst banal. Als Diabetiker sollten Sie Verletzungen der Haut, Hühneraugen, Schwielen und eingewachsene Zehennägel jedoch durchaus ernst nehmen. Bleiben diese Beschwerden unbehandelt, kann das früher oder später sogar zu Amputationen führen, wenn das Gewebe abstirbt. Etwa 15 %

aller Diabetiker bekommen schließlich ernsthafte Probleme mit den Füßen. 70 % aller jährlich durchgeführten Amputationen betreffen Diabetiker.

Meist beginnt alles ganz harmlos mit einer kleinen Verletzung der Haut – der Schutzbarriere, die Keime vom Körper fern hält. Vielleicht passen die Schuhe nicht richtig, oder Sie sind auf einen Stein getreten. Entzündet sich die verletzte Stelle, heilt sie auch schlechter, v. a. wenn Sie sie weiter belasten, weil Sie vielleicht gar nicht wissen, dass sie da ist. Dies kann schnell zu einem offenen Geschwür führen. In einem solchen Fall sollten Sie sofort Ihren Arzt aufsuchen. Geschwürinfektionen können sich allmählich bis auf den Knochen ausdehnen, was Ihren Fuß bzw. Ihr Bein in höchste Gefahr bringt. Wenn sie schon seit längerer Zeit an Diabetes leiden, kann sich auch der so genannte Charcot-Fuß entwickeln; dabei wird der Fuß durch neuropathiebedingte Fehlhaltungen deformiert.

Glücklicherweise können Sie aber auch viel für die Gesundheit Ihrer Füße tun, wenn Sie die folgenden kleinen Vorsichtsmaßnahmen beachten:

⊃ **Nie ohne** Ihre Schuhe sind gewissermaßen die Leibwächter Ihrer Füße. Sie schützen sie vor Stößen, Kratzern und scharfen Gegenständen und halten sie zudem warm und trocken. Vermeiden Sie es also, barfuß zu gehen (sogar am Strand – auch Sand und Steine können zu kleinen Verletzungen führen) oder offene Schuhe zu tragen. Selbst im Haus sollten Sie nie ohne gehen, denn auch da lauern Verletzungsgefahren.

⊃ **Täglich kontrollieren** Einmal täglich sollten Sie Ihren Füßen Ihre ganze Aufmerksamkeit schenken – am besten abends vor dem Schlafengehen. Tasten Sie sie auch mit den Händen ab, und vergewissern Sie sich, dass alles in Ordnung ist. Falls etwas nicht in Ordnung ist, sollten Sie dies möglichst bald Ihrem Arzt zeigen. Suchen Sie neben Blasen, Schnitten, blauen Flecken und anderen schadhaften Stellen auch nach Verfärbungen (sowohl helleren als auch dunkleren), die ein Zeichen für schlecht sitzende Schuhe sein können. Wenn es kältere Bereiche gibt, liegt dies möglicherweise an einer schlechteren Durchblutung des Areals; Wärme, Rötungen und Schwellungen hingegen deuten auf eine Entzündung hin. Falls Sie die Unterseiten Ihrer Füße nicht richtig sehen können, sollten Sie Ihren Partner oder einen Freund bitten, Ihnen bei der Inspektion zu helfen.

Spätfolgen vorbeugen

➲ **Waschen und trocknen** Säubern Sie Ihre Füße, indem Sie sie täglich mit lauwarmem Wasser und Seife waschen. (Wenn Sie Sensibilitätsstörungen aufgrund einer Neuropathie haben, könnten Sie sich mit heißem Wasser möglicherweise verbrühen.) Weichen Sie die Haut Ihrer Füße nicht zu sehr auf, da die natürliche Hornhaut sie vor Verletzungen schützt. Trocknen Sie Ihre Füße nach dem Waschen gründlich ab, v. a. auch zwischen den Zehen, um Pilzinfektionen zu vermeiden. Cremen Sie sie anschließend ein, jedoch nicht die Zehenzwischenräume.

➲ **Vorsicht mit der Schere** Schneiden Sie Ihre Zehennägel kurz, aber gerade, um zu verhindern, dass sie einwachsen. Bearbeiten Sie die Kanten mit einer Nagelfeile. Einige Ärzte raten von Nagelknipsern ab, da man damit versehentlich das Nagelbett

SO BLEIBEN IHRE FÜSSE GESUND

Die richtigen Schuhe zu finden, ist für jeden schwierig, für Diabetiker aber besonders wichtig. Wenn Sie die folgenden Tipps beherzigen, sollte es Ihnen nicht mehr so schwer fallen, bequeme und gesunde Schuhe zu finden:

➲ **Achten Sie auf perfekte Passform.** Geben Sie sich nicht mit Schuhen zufrieden, die nicht in allen drei Punkten gut passen:

Die Schuhspitze sollte mindestens eine Daumenbreite über den längsten Zeh hinausragen.

Der Fußballen sollte bequem Platz haben, ohne dass Sie die Zehen verkrampfen müssen.

Die Ferse sollte beim Gehen nicht aus dem Schuh rutschen.

➲ **Probieren Sie verschiedene Größen.** Verlassen Sie sich nicht auf Ihre alte Schuhgröße – die kann sich mit der Zeit und je nach gesundheitlichen Gegebenheiten (Gewicht etc.) ändern.

➲ **Probieren Sie immer beide Schuhe an.** Keine zwei Füße sind genau gleich. Falls Ihre Füße extrem unterschiedlich sind, kaufen Sie das größere Paar und lassen Sie sich den größeren Schuh mit Einlagen auspolstern.

➲ **Vertrauen Sie nicht darauf, dass der Schuh sich weitet.** Schuhe passen sich zwar mit der Zeit dem Fuß an, sie sollten jedoch grundsätzlich passen – und zwar jetzt.

➲ **Kaufen Sie Schuhe nachmittags.** Im Lauf des Tages schwellen die Füße um rund 5 % an; der Kauf am Nachmittag stellt sicher, dass Sie am nächsten Tag keine unangenehmen Überraschungen erleben.

➲ **Erkundigen Sie sich nach dem Rückgaberecht.** Wenn Sie an einer Neuropathie leiden, können Sie beim Schuhkauf schon mal einen Fehler machen. Tragen Sie die Schuhe zunächst eine halbe Stunde lang in Ihrer Wohnung, und beobachten Sie Ihre Füße. Treten Rötungen auf, passen die Schuhe nicht, und Sie sollten sie zurückbringen.

verletzen könnte. Die sanfteste Methode ist sicherlich das gründliche Abfeilen der Nägel; diese sollten jedoch nicht kürzer als das Ende der Zehen sein.

⊃ **Sockenwechsel** Ziehen Sie jeden Tag ein Paar frische Socken an, die aus atmungsaktiven Materialien wie Baumwolle, Wolle oder einem Baumwolle-Synthetik-Gemisch bestehen. Auf diese Weise bleiben die Füße trocken. Achten Sie darauf, dass die Socken gut passen und die Nähte nicht reiben. Wenn Sie viel schwitzen, sollten Sie Ihre Socken mehrmals täglich wechseln.

⊃ **Der Schuh macht's.** Modernes Schuhwerk bietet Komfort und Schutz. Lederschuhe sind besonders geeignet, da sie sich der Form der Füße anpassen und überdies atmungsaktiv sind. Niedrige Absätze verleihen Ihnen eine größere Sicherheit beim Gehen, und Krepp- oder Gummisohlen sorgen für ein angenehmes Fußbett.

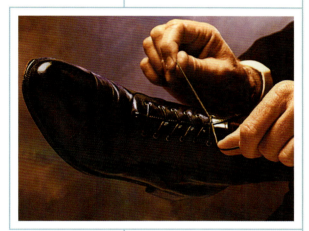

Ebenso wie Ihre Socken sollten Sie auch die Schuhe täglich wechseln, damit sie zwischendurch auslüften können. Tragen Sie neue Schuhe vorsichtig ein. Achten Sie auch darauf, dass die Innenseiten der Schuhe glatt sind, damit keine Reibung entsteht, die Blasen o. Ä. verursachen kann.

⊃ **Zeigt her eure Füße!** Eine Fußuntersuchung sollte zur Routine bei jedem Hausarztbesuch gehören und so normal sein wie z. B. das Messen des Blutdrucks. Einmal im Jahr sollten Sie Ihre Füße gründlich untersuchen lassen – öfter, wenn eine Neuropathie oder Durchblutungsstörungen vorliegen. Aus Ihren am häufigsten getragenen Schuhen kann der Arzt auf Ihr Laufverhalten schließen. Wenn Sie jedoch Veränderungen an Ihren Füßen feststellen, sollten Sie nicht bis zum nächsten jährlichen Check-up warten. Suchen Sie bei Infektionen oder Wunden sofort den Doktor auf; dasselbe gilt für Verletzungen durch einen scharfen Gegenstand, gerötete und druckempfindliche Zehen, Taubheitsgefühle, Kribbeln oder Schmerzen. Behandeln Sie Ihre Füße nicht auf eigene Faust mit Hühneraugenpflastern o. Ä., und führen Sie v. a. auch keine eigenen »Badezimmeroperationen« durch, um Schwielen, Warzen oder eingewachsene Zehennägel zu entfernen.

8

Alternative Therapien

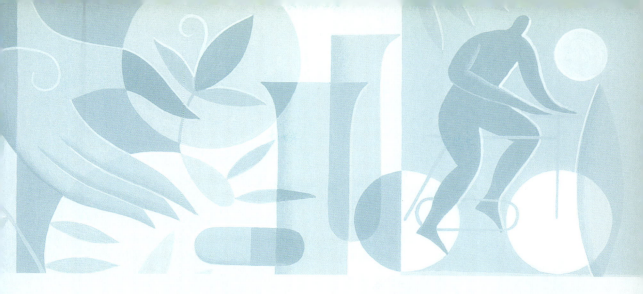

Sie folgen einem Ernährungsplan, achten auf Ihr Gewicht, treiben Sport und nehmen eventuell sogar orale Antidiabetika oder spritzen Insulin. Was kann sonst noch helfen? Auch einige pflanzliche Mittel scheinen den Blutzuckerspiegel zu senken und Augen, Nerven, Nieren und Herz zu schützen. Darüber hinaus gibt es alternative Behandlungsmethoden wie z. B. Biofeedback und Akupunktur, die Stress abbauen und Nervenschmerzen lindern können. Auch sie sind einen Versuch wert – sprechen Sie mit Ihrem Arzt darüber.

Alternative Therapien

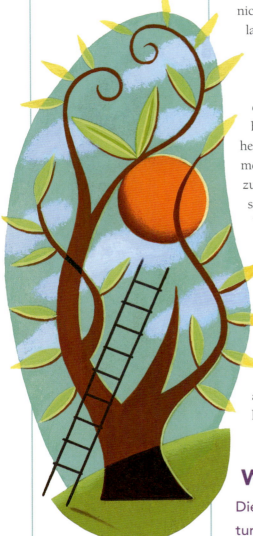

Die moderne Medizin bescherte uns hochpotente blutzuckerregulierende Medikamente wie beispielsweise Metformin und zahlreiche andere Mittel, mit denen wir Diabetesspätfolgen vorbeugen können. Und wie sieht es mit der nicht ganz so modernen Medizin aus? Seit Jahrtausenden verlassen sich Heiler auf natürliche Arzneien – viele auf Pflanzenbasis –, um Krankheiten wie Diabetes zu behandeln.

Immer mehr Patienten und auch Ärzte interessieren sich für die Methoden der alternativen Medizin. Eine Untersuchung des Meinungsforschungsinstituts Allensbach von 2002 hat z. B. ergeben, dass 73 % der Befragten inzwischen Naturheilmittel verwenden – 1973 waren es gerade mal 52 %. Die meisten Befragten – darunter selbst diejenigen, die nur selten zu Naturheilmitteln greifen – waren zudem überzeugt, dass sich dieser Trend in Zukunft sogar noch verstärken wird. Das beruht sicher auch darauf, dass die Selbstmedikation gerade bei leichteren Erkrankungen und Befindlichkeitsstörungen immer mehr im Trend ist.

Auf der anderen Seite gibt es auch eine zunehmende Zahl von Ärzten, die als Zusatzqualifikation Naturheilverfahren vorweisen. Das traditionelle Wissen wird auch in schulmedizinischen Fachkreisen mehr und mehr anerkannt. Immerhin gibt es inzwischen in Deutschland, der Schweiz und in Österreich Lehrstühle, an denen man sich in Lehre und Forschung diesen Themenkreisen widmet.

Was ist alternative Medizin?

Die Definition des Wortes alternativ hängt von der Kultur ab, die es gebraucht. Viele alternative Therapien stammen aus östlichen Ländern wie z. B. China und Indien, in denen Heiltraditionen eher eine spirituelle als eine wissenschaftliche Basis haben. Doch auch innerhalb der westlichen Länder gibt es Unterschiede. Im deutschsprachigen Raum haben z. B. Heilpflanzen eine lange Tradition, und es gibt zu diesem Themenkreis zahlreiche wissenschaftliche Untersuchungen.

Alternative Heilmethoden werden häufig auch als Komplementärmedizin bezeichnet. Der Begriff komplementär macht deutlich, dass sich alternative Therapien meist sehr gut als Ergänzung zur Schulmedizin eignen, sie jedoch nicht ersetzen können. Gute Heilpraktiker weisen ihre Patienten darauf hin. Besprechen Sie jede therapeutische Ergänzung mit Ihrem Hausarzt oder informieren Sie ihn zumindest darüber. Denn viele alternative Mittel, v. a. pflanzliche, können mit anderen Medikamenten in eine Wechselwirkung treten und Einfluss auf Ihre Diabetestherapie haben.

Bewertungskriterien alternativer Therapien

Bis vor kurzem wurde der Unterschied zwischen alternativer und Schulmedizin hauptsächlich daran festgemacht, dass Letztere wissenschaftlich fundierter sei. Mittlerweile verschwimmen die Grenzen jedoch, da auch auf dem Gebiet der alternativen Therapien viel geforscht wird. Dennoch sind die wissenschaftlichen Belege der meisten alternativen Therapien immer noch rar und Nebenwirkungen zu einem Großteil unbekannt.

Das bedeutet natürlich nicht, dass die alternative Medizin an sich nutzlos oder gar gefährlich ist. Sie sollten sich alternativen Behandlungsformen allerdings nicht unkritisch nähern, sondern mit einer gehörigen Portion Skepsis. Das Vermarktungs- und Werbematerial, das Ihnen in Broschüren oder im Internet zur Verfügung steht, lässt das Medikament oder Verfahren zunächst einmal gut aussehen. Doch manche Hersteller bedienen sich eher zweifelhafter Methoden, um ihr Produkt an den Mann zu bringen:

Bedingungsloser Glaube In vielen Fällen steht auf dem Etikett schlicht, wofür das Produkt verwendet wird – als ob seine Wirkung bereits bewiesen wäre.

Vage Forschungsergebnisse Manchmal werden so genannte wissenschaftliche Studien ohne nähere Angaben zitiert.

Zeugnisse Ein beliebter Beweis für die angebliche Wirkung eines Mittels ist das Zitat am besten eines Prominenten, dem das Mittel geholfen hat. Wissenschaftlich gesehen hat die Anekdote jedoch kaum einen Beweischarakter.

Geschichte Die Tatsache, dass ein Mittel seit hunderten oder vielleicht sogar tausenden von Jahren in Gebrauch ist, ist ebenfalls noch kein Beweis für seine Wirksamkeit.

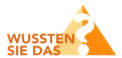

Pflanzliche Mittel sind meist nicht so weit von der Schulmedizin entfernt wie Sie vielleicht denken. Eine Reihe von Medikamenten wurde auf Pflanzenbasis entwickelt, darunter Morphium und Chinin. Der synthetische Wirkstoff von Aspirin®, die Azetylsalizylsäure, geht auf die natürliche Salizylsäure zurück, die in der Rinde der Silberweide zu finden ist und bis Ende des 19. Jh. erfolgreich gegen Schmerzen eingesetzt wurde.

Alternative Therapien

Daran erkennen Sie eine gute Studie

Warum wird auf dem Gebiet der alternativen Medizin so wenig geforscht? Das liegt zum Teil natürlich am Geld. Niemand kann ein Naturprodukt wie eine Pflanze zum Patent anmelden, und die Pharmaindustrie, die einen Großteil der Forschung sponsert, hat meist wenig Lust, Gelder für Produkte auszugeben, auf die sie dann keinen alleinigen Anspruch hat.

Wie wissen Sie also, ob ein alternatives Mittel auch wirkt? Die einzige Antwort darauf trifft auch auf die meisten konventionellen Medikamente zu: Probieren Sie es aus, wenn Ihr Arzt nichts dagegen hat. Vorher sollten Sie sich jedoch genauestens informieren und Forschungsergebnisse – so es welche gibt – mit in Betracht ziehen. Um diese Ergebnisse angemessen beurteilen zu können, sollten Sie die Forschungskriterien kennen. Gute wissenschaftliche Studien weisen die folgenden Merkmale auf:

Groß angelegt Jeder Diabetes ist anders. Wenn Sie ein Medikament nehmen, können Sie davon ausgehen, dass es bei Ihnen anders wirkt als bei Ihrem Nachbarn. Sogar bei den besten schulmedizinischen Mitteln gibt es so genannte Nonresponder – Menschen, bei denen das Medikament gar nicht wirkt. Eine gute wissenschaftliche Studie muss deshalb groß angelegt sein, um aufschlussreiche Ergebnisse zu liefern.

An Menschen getestet Wissenschaftler beginnen oft mit Labortests, um die chemischen Eigenschaften und Wirkungen einer Substanz herauszufinden. Diese Experimente sind zwar ein guter Anfang, sie treffen jedoch keine zuverlässigen Voraussagen über die Wirkung der Substanz im menschlichen Körper. Tierversuche sind informativer, am aufschlussreichsten sind allerdings Tests an Versuchspersonen.

Kontrolliert Die unzuverlässigsten Studien sind die, bei denen man Versuchspersonen einer bestimmten Behandlung unterzieht und sie hinterher fragt, ob sie sich besser fühlen. Der Plazeboeffekt beweist, dass diese Aussagen allein nicht genügen. Besser sind kontrollierte Versuche, bei denen eine Gruppe das echte Medikament, eine andere Gruppe ein Plazebo bekommt. Anschließend können die Ergebnisse miteinander verglichen werden.

Doppelt blind Um sich zusätzlich vor dem Plazeboeffekt zu schützen, sollten die beiden Gruppen nicht wissen, ob sie das Medikament oder ein Plazebo bekommen. Um ganz sicher zu gehen, sollten auch die Personen, die das Medikament verabreichen, nicht wissen, ob es das Medikament oder ein Plazebo ist, denn die kontrollierenden Wissenschaftler könnten sich durch Körpersprache o. Ä. verraten.

Anerkannt Zu den besten wissenschaftlichen Untersuchungen zählen die, die nicht nur die oben genannten Kriterien erfüllen, sondern auch unter ärztlichen Kollegen anerkannt sind (siehe entsprechende Fachliteratur).

Heilmittel aus der Natur

Zu den beliebtesten alternativen Therapien bei Diabetes zählen Heilpflanzen und Mittel auf pflanzlicher Basis. Sie bekommen sie in Apotheken und Drogerien. Aber wirken sie auch? In vielen Fällen steht ein endgültiges Urteil noch aus, einige scheinen bislang jedoch recht viel versprechend.

Ob Heilpflanzen für Sie infrage kommen, ist Ihre persönliche Entscheidung – und die Ihres Arztes. Natürlich sollten Sie sie nicht sorglos anwenden. Manche Heilpflanzen sind hochpotent und können auch gefährlich sein, und in vielen Fällen liegen noch keine Langzeitstudien vor. Zahlreiche Pflanzen haben in der Tat eine Wirkung, man weiß nur noch nicht genau, welche. Im Folgenden werden einige Heilpflanzen vorgestellt; die kurzen Porträts sollen Ihnen einen ersten Überblick verschaffen.

Oberstes Ziel: Blutzuckerkontrolle

Das Hauptziel pflanzlicher Therapien bei Diabetes ist das gleiche wie das einer Insulintherapie und oraler Antidiabetika: Sie sollen den Blutzuckerspiegel senken. Hier wird besonders deutlich, warum die alternative Medizin eine Ergänzung konventioneller Mittel darstellt: Selbst wenn Heilpflanzen bei Ihnen gut wirken, sollten Sie sie nicht als Ersatz für Insulin oder orale Antidiabetika ansehen. Möglicherweise können Sie jedoch die Dosis schulmedizinischer Mittel verringern.

Alternative Therapien

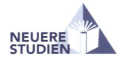

NEUERE STUDIEN

In einer Studie der Universität Michigan aus dem Jahr 2002 wurden 145 Menschen untersucht, die vor kurzem aufgrund eines Herzinfarkts oder einer Angina pectoris ins Krankenhaus eingeliefert wurden. Es stellte sich heraus, dass 74 % der Patienten in den vorangegangenen 6 Monaten ein Naturheilmittel genommen hatten – meist ein pflanzliches Präparat oder ein Nahrungsergänzungsmittel. Etwa ein Drittel der Patienten nahmen Mittel ein, die das Blut verdünnten oder Wechselwirkungen mit ihren konventionellen Herzmedikamenten aufwiesen. Die meisten Patienten erzählten Ihren Ärzten von diesen Mitteln; nur 25 % taten es nicht.

Wenn Sie Heilpflanzen ausprobieren, ist es besonders wichtig, dass Sie Ihren Blutzucker engmaschig kontrollieren. Zum einen können Sie die Wirksamkeit der Pflanzen nur überprüfen, wenn Sie wissen, wie hoch Ihr Blutzucker ist. Zum anderen sollten Sie damit rechnen, dass die Pflanzen wirken, Ihren Blutzucker senken und Sie möglicherweise der Gefahr einer Unterzuckerung aussetzen. Die folgenden Heilpflanzen zählen in puncto Blutzuckersenkung zu den vielversprechendsten:

Gymnema Der botanische Name der Pflanze lautet *Gymnema sylvestre*. Sie ist in Afrika und Indien heimisch, ihr indischer Name bedeutet so viel wie Zuckerzerstörer. Das umschreibt schon recht gut die Wirkung der Pflanze: Isst man ein Stück von ihr, kann man nicht mehr zwischen süß und bitter unterscheiden; vielleicht ist dies der Grund, warum die Pflanze in Indien seit über 2000 Jahren zur Diabetesbehandlung eingesetzt wird.

Obwohl Experten Gymnema für eine der wirkungsvollsten blutzuckersenkenden Pflanzen überhaupt halten, ist ihre Wirkung nicht durch einen kontrollierten Doppelblindversuch belegt. Trotzdem sind die Forschungsergebnisse viel versprechend. In einem kontrollierten Versuch konnten 27 Typ-1-Diabetiker, die 6–30 Monate lang ein 400-mg-Extrakt Gymnema einnahmen, ihre Insulindosis halbieren, während sich der Insulinbedarf der Kontrollgruppe nicht änderte.

Gymnema wirkt vermutlich, indem es die Betazellen der Bauchspeicheldrüse oder bestimmte Enzyme stimuliert, die für die Glukoseaufnahme in die Zellen wichtig sind. Vorsichtig sollten Sie jedoch in der Schwangerschaft und Stillzeit sowie bei vorliegenden Leber- oder Nierenerkrankungen sein; ernsthafte Nebenwirkungen scheint Gymnema allerdings nicht zu haben.

Bockshornklee Die Pflanze ist heute als Gewürz des Mittelmeerraums und Nahen Ostens bekannt und hat über die Jahrhunderte hinweg vielfältige Verwendung gefunden. Im alten Ägypten etwa wurde sie zur Einleitung von Geburten benutzt. In Europa werden die zerstoßenen Samen mittlerweile in Form von entzündungshemmenden Breiumschlägen eingesetzt.

Den blutzuckersenkenden Effekt der Samen können zahlreiche Tierversuche und einige kleinere Studien belegen, die an insgesamt 100 Testpersonen durchgeführt wurden. In einer der größeren Studien (allerdings kein Doppelblindversuch) erzielten 60 Typ-2-Diabetiker, die täglich 25 g Bockshornklee zu sich nahmen, deutlich bessere Blutzucker- und Cholesterinwerte als ohne die Einnahme des pflanzlichen Mittels. Dies ist nicht weiter verwunderlich. Bockshornklee ist ein Schmetterlingsblütler und z. B. mit Erbsen und Erdnüssen verwandt. Die Samen enthalten viele Ballaststoffe, die die Verdauung und die Glukoseaufnahme auf natürliche Weise verzögern. Zudem ergaben Laboruntersuchungen, dass Bockshornklee eine Aminosäure enthält, die die Freisetzung von Insulin fördert.

Sie sollten auf die Einnahme von Bockshornkleekapseln verzichten, wenn Sie schwanger sind oder eine Leber- oder Nierenerkrankung haben; sie sollten auch nicht gleichzeitig mit oralen Antidiabetika eingenommen werden, da sie die Aufnahme des Medikaments im Körper beeinträchtigen können. Vorsicht ist auch bei blutverdünnenden Medikamenten geboten.

Bittergurke Diese Pflanze ist auch als Wunderbalsamapfel oder, in Indien, als Karela bekannt. Ihr botanischer Name lautet *Momordica charantia*. Das Kürbisgewächs gehört zum Gemüse und ist in den östlichen Ländern schon seit langem als Volksheilmittel gegen Diabetes bekannt. Einige Studien (keine davon jedoch doppelblind) zeigen, dass die Pflanze bei Diabetes tatsächlich wirkt. In einer unkontrollierten Studie an 18 Personen, die vor kurzem die Diagnose Diabetes Typ 2 gestellt bekommen hatten, sank der Blutzuckerspiegel bei 73 % deutlich, nachdem sie eine halbe Tasse Bittergurkensaft getrunken hatten.

Man nimmt an, dass Bittergurke den Zellen bei der Insulinaufnahme durch pflanzliches Insulin hilft, das chemisch mit dem bei Typ-1-Diabetes eingesetzten Rinderinsulin verwandt ist. Andere in der Bittergurke enthaltenen Stoffe blockieren vermutlich die Glukoseaufnahme im Darm. Leider schmeckt Bittergurke nicht besonders gut und kann Magen-Darm-Probleme und Kopfschmerzen verursachen. In der Schwangerschaft sollte die Pflanze gar nicht angewendet werden.

Ginseng Auf Chinesisch bedeutet »gin« Mensch und »seng« Wesen – vermutlich nicht nur deshalb, weil die Wurzel einer menschlichen Gestalt ähnelt, sondern auch, weil sie zur Behandlung so vielfältiger Beschwerden eingesetzt wird. Der botanische Name der Wurzel, *Panax ginseng*, kommt aus dem Griechischen und bedeutet Allheilmittel. Ginseng soll sich auf den

Alternative Therapien

ganzen Körper auswirken; die Wurzel stärkt das Immunsystem und beschleunigt die Rekonvaleszenz, sie steigert den Sexualtrieb, hilft bei körperlichem Stress und soll sogar eine lebensverlängernde Wirkung haben.

Klingt das nicht etwas zu schön, um wahr zu sein? Einige allgemein anerkannte Untersuchungen, die die Wirkung des Ginseng bei Diabetes erforschen, zeigen erstaunliche Ergebnisse. In einer im Jahr 2002 veröffentlichten Studie der Universität Illinois wurde übergewichtigen Mäusen, die an Typ-2-Diabetes erkrankt waren, ein Extrakt der asiatischen Ginsengwurzel gespritzt (es gibt zwei Ginsengarten). Die Folge: Der Blutzucker normalisierte sich, die Mäuse nahmen 10 % ihres Körpergewichts ab und der Cholesterinspiegel sank um rund ein Drittel.

Eine im Jahr 2000 veröffentlichte Studie der Universität Toronto fand heraus, dass 10 Testpersonen, die 3 g der amerikanischen Ginsengwurzel 40 Minuten vor dem Essen einnahmen, einen – verglichen mit einer Kontrollgruppe – um 20 % niedrigeren Blutzuckerspiegel nach dem Essen hatten. Einer früheren Studie zufolge senkt Ginseng auch den HbA_{1C}-Wert bei Typ-2-Diabetikern.

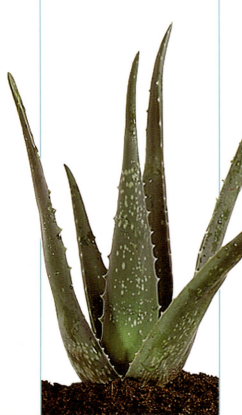

Wie Ginseng wirkt, weiß man bislang noch nicht; man vermutet, dass die Wurzel die Kohlenhydrataufnahme verzögert, die Glukoseaufnahme hingegen steigert und die Insulinfreisetzung verbessert. Zu den möglichen Nebenwirkungen zählen eine erhöhte Erregbarkeit, Kopfschmerzen, Bluthochdruck und Schlaflosigkeit. Ginseng weist Wechselwirkungen mit Herzmedikamenten und blutverdünnenden Mitteln auf. Sibirischen Ginseng sollten Sie generell meiden, da er mit den »echten« Ginsengarten nicht verwandt und völlig unerforscht ist. Da der Anbau von Ginseng relativ teuer ist, wird die Droge oft mit anderen Substanzen, z. B. mit Koffein, gemischt.

Weitere blutzuckersenkende Pflanzen

Einige weitere Präparate auf Pflanzenbasis sollen sich ebenfalls positiv auf den Blutzuckerspiegel auswirken. Die Forschung auf diesem Gebiet ist jedoch noch bruchstückhafter als bei den bereits erwähnten Pflanzen.

Aloe vera Diese Wüstenpflanze ist v. a. für das Gel, das man aus ihren Blättern gewinnt, bekannt. Innerlich angewendet, kann Aloe vera den Blutzucker senken – so einige Studien, die überwiegend aus Großbritannien stammen. Bei einer Studie nahmen 5 Typ-2-Diabetiker 4–14 Wochen lang täglich einen halben Teelöffel Aloe vera zu sich und konnten ihren Nüchtern-Blutzucker durchschnittlich von 273 auf 151 mg/dl senken.

Heidelbeere Die Pflanze gilt in manchen Ländern als Volksheilmittel bei Diabetes; Studien an Testpersonen, die den blutzuckersenkenden Effekt der Pflanze belegen, gibt es jedoch nicht. Bei Tieren senkt die Heidelbeere den Blutzuckerspiegel um 26, den Triglyzeridspiegel um 39 %. Die Wirkungen gelten vermutlich nur für wilde Heidelbeeren. Die in der Saison überall verkauften Zuchtheidelbeeren enthalten nur einen Bruchteil der wirksamen Pflanzenstoffe.

Koriander Dieses beliebte Gewürz wird in der Traditionellen Chinesischen Medizin (TCM) zu vielen Zwecken eingesetzt. In einer an diabeteskranken Mäusen durchgeführten britischen Studie stellte sich heraus, dass der Verzehr der Pflanze den Blutzucker senken kann.

Feigenkaktus Der Kaktus wird in der mexikanischen Volksmedizin als Mittel gegen Diabetes eingesetzt. Zu seiner Wirksamkeit gibt es einige kleinere Studien (keine kontrollierten Versuche). In zwei dieser Studien konnten Typ-2-Diabetiker, die 500 g der Pflanze zu sich nahmen, ihren Blutzuckerspiegel innerhalb weniger Stunden deutlich senken. Dies liegt vermutlich am hohen Ballaststoffgehalt des Feigenkaktus. Zu den möglichen Nebenwirkungen zählen Magen-Darm-Probleme.

Pterocarpus marsupium Die Rinde dieses indischen Baums enthält den Stoff Epicatechin, der die Funktion der Insulin produzierenden Betazellen verbessern soll. In einer indischen Studie an 97 Typ-2-Diabetikern erzielten 69 % der Testpersonen, die täglich etwa 2–4 g der Rinde einnahmen, innerhalb von 12 Wochen deutlich bessere Blutzuckerwerte.

Naturheilmittel bei Erkrankungen der Nerven

Einige Naturheilmittel für Diabetiker zielen nicht auf die Senkung des Blutzuckers ab, sondern auf die Linderung diabetesbedingter Beschwerden wie z. B. einer Neuropathie. Studien sind rar, da sich neurologische Erkrankungen langsam entwickeln, die Studien aber meist nur kurz laufen. Mindestens zwei Mittel scheinen jedoch recht viel versprechend zu sein.

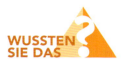

WUSSTEN SIE DAS

Ginseng wird normalerweise als Tee getrunken. Nehmen Sie Teebeutel, die die gemahlene Wurzel enthalten. Diese Tees werden manchmal auch als »roter Ginseng« bezeichnet. Die Wurzel wurde gedämpft und getrocknet, was ihr ihre rote Farbe verleiht. »Weißer Ginseng« ist die Wurzel in nur getrockneter Form.

Alternative Therapien

Alpha-Liponsäure Alpha-Liponsäure ist ein mächtiges Antioxidans, das die Zellen vor den schädlichen Wirkungen freier Radikale schützt. Man vermutet, dass freie Radikale an diabetesbedingten Neuropathien beteiligt sind. Alpha-Liponsäure hat sich in zahlreichen Versuchen als äußerst wirkungsvoll gegen die aggressiven Moleküle herausgestellt und reduziert auch schädliche Nervenschwellungen, indem sie ein Enzym blockiert, das die Ansammlung von Sorbitol (ein Abfallprodukt der Glukose) in den Nervenzellen begünstigt.

Der Körper produziert kleine Mengen von Alpha-Liponsäure selbst; auch einige Nahrungsmittel (z. B. Fleisch und Spinat) enthalten den Wunderstoff. Keine der beiden Quellen reicht jedoch für eine therapeutische Wirkung aus – v. a. weil Diabetiker generell einen niedrigen Alpha-Liponsäurespiegel haben.

Wie wirkt Alpha-Liponsäure? Viele hochwertige Studien auf der ganzen Welt haben sich mit dieser Frage beschäftigt. Die Ergebnisse sind erstaunlich. Eine Untersuchung der renommierten Mayo-Klinik z. B. ergab, dass Alpha-Liponsäure die Nervenleitfähigkeit bei Diabetikern innerhalb von 3 Monaten verbessern konnte. Einer deutschen Universitätsstudie an 300 Diabetikern zufolge hatten Patienten, denen 3 Wochen lang 600 mg Alpha-Liponsäure verabreicht wurde, weniger Schmerzen und wiesen auch weniger Symptome der Polyneuropathie auf.

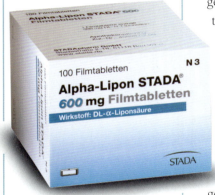

Unterschiedliche Ergebnisse erhielt man in einer Serie von in Deutschland durchgeführten Untersuchungen, der so genannten ALADIN-Studie (**A**lpha-**L**ipoic **A**cid in **Di**abetic **N**europathy). In einem Doppelblindversuch an 328 Typ-2-Diabetikern hatten die Patienten, die täglich 3 Wochen lang Alpha-Liponsäure gespritzt bekamen, weniger Neuropathieschmerzen als die Patienten, denen man lediglich ein Plazebo spritzte. In einer größeren Folgestudie ergaben sich jedoch keine Unterschiede zwischen der »echten« und der Plazebogruppe.

Neben der Frage der Wirksamkeit steht auch die Frage der Sicherheit von Alpha-Liponsäure. Die Substanz wird in Deutschland seit 30 Jahren zur Diabetesbehandlung eingesetzt; ernsthafte Nebenwirkungen sind bisher nicht aufgetreten. In Tierversuchen stellte sich jedoch heraus, dass Alpha-Liponsäure für Ratten mit Thiaminmangel (ein B-Vitamin) giftig sein kann.

Gamma-Linolensäure Diese essenzielle Fettsäure kommt in der Natur am konzentriertesten in der Schlüsselblume vor. In der Regel stellt der Körper die benötigte Menge an Gamma-Linolensäure aus anderen Fetten her. Studien zufolge kann dieser Prozess bei Diabetikern jedoch gestört sein; in diesem Fall empfehlen sich spezielle Speiseöle, die diese Fettsäure besonders reichlich enthalten. Der Körper braucht Gamma-Linolensäure, um die so genannten Prostaglandine herzustellen. Die hormonähnlichen Substanzen regulieren eine Reihe von Prozessen, darunter auch Entzündungen, die Erweiterung der Blutgefäße und Hormonaktivitäten. Die zusätzliche Gabe von Gamma-Linolensäure soll Neuropathien vorbeugen, indem sie die Nähr- und Sauerstoffversorgung der Nerven verbessert.

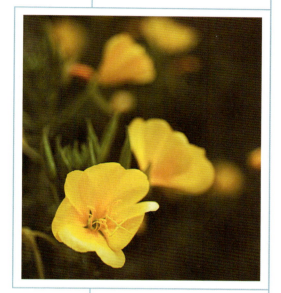

Dies belegt ein groß angelegter, anerkannter und kontrollierter Doppelblindversuch. In dieser Studie wurden 111 Neuropathiepatienten untersucht; diejenigen, die täglich 480 mg Gamma-Linolensäure nahmen, erzielten nach einem Jahr bei 13 von 16 Tests auf neurologische Schäden erheblich bessere Ergebnisse als die Plazebogruppe. Ein weiterer, jedoch kleinerer Doppelblindversuch mit 22 Testpersonen führte zu ähnlichen Ergebnissen; die verabreichte Dosis an Gamma-Linolensäure war hier viel geringer.

Schlüsselblumenöl wird in Europa schon seit einiger Zeit eingesetzt, u. a. auch gegen Ekzeme und Arthritis. Zur Nahrungsergänzung eignen sich jedoch besonders Borretschöl, das aus den Samen der Borretschpflanze gewonnen wird, und Nachtkerzenöl, das ebenfalls reich an Gamma-Linolensäure ist.

Natürlicher Schutz für die Augen

Können natürliche Arzneimittel die Augen vor einer Erkrankung der Netzhaut (Retinopathie) schützen? Einige Naturheilmittel haben sich als recht hilfreich erwiesen; dennoch gibt es in diesem Bereich nicht annähernd so viele Untersuchungen, die die Wirksamkeit der jeweiligen Mittel belegen.

L-Karnitin L-Karnitin gehört zu den Aminosäuren; das sind kleine Einheiten organischen Materials, die zusammen die Proteine bilden. Eine Form des L-Karnitins, das so genannte

Alternative Therapien

Azetyl-L-Karnitin, hat eine stark antioxidative Wirkung; es wird sowohl zur Behandlung der diabetischen Retinopathie als auch zur Behandlung von diabetesbedingten neurologischen Erkrankungen eingesetzt. L-Karnitin ist in eiweißreichen Nahrungsmitteln wie z. B. Rindfleisch, Lamm oder Milchprodukten enthalten; einer europäischen Studie zufolge leiden Diabetiker jedoch häufiger an einem L-Karnitin-Mangel.

Kann L-Karnitin vor Augenerkrankungen schützen? Die meisten Forschungsergebnisse stammen aus Tierversuchen. In einer Studie beispielsweise wurde Ratten L-Karnitin verabreicht, deren Retinopathiesymptome sich daraufhin zurückbildeten – im Gegensatz zur Kontrollgruppe, bei der keine Veränderung eintrat. Ähnliche Ergebnisse erzielte eine andere Studie, bei der das so genannte Propionyl-L-Karnitin verwendet wurde.

Weiteren Untersuchungen zufolge schützt Azetyl-L-Karnitin auch das Herz; es senkt nicht nur das Angina-pectoris-Risiko, sondern auch den Blutzucker. Zudem verringert es Schmerzen,

DIE RICHTIGE DOSIS

Obwohl Naturheilmittel auch Wirkungen und, wichtiger, Nebenwirkungen haben, werden sie nicht wie normale Medikamente verschrieben. Dennoch gibt es auch hier empfohlene Dosierungen, die sich an wissenschaftlichen Untersuchungen orientieren. Bevor Sie ein Präparat nehmen – auch wenn es nicht verschreibungspflichtig ist –, sollten Sie auf jeden Fall Rücksprache mit Ihrem Arzt halten; er kann Ihnen genauere Hinweise zu der für Sie angemessenen Dosierung geben.

PRÄPARAT	ANWENDUNGSGEBIET	DOSIS
Alpha-Liponsäure	Neurologische Erkrankungen	100–800 mg täglich
Heidelbeere	Hoher Blutzucker und Netzhauterkrankungen	25–50 g 3-mal täglich
Bittergurke	Hoher Blutzucker	5–30 g 3-mal täglich
Bockshornklee	Hoher Blutzucker	25–50 g täglich
Knoblauch	Herz-Kreislauf-Erkrankungen	400–600 mg täglich
Gamma-Linolensäure	Neurologische und Herz-Kreislauf-Erkrankungen	200–600 mg täglich
Ginseng	Hoher Blutzucker	100–250 mg 2-mal täglich
Gymnema	Hoher Blutzucker	400–600 mg täglich
L-Karnitin	Augen- und Herz-Kreislauf-Erkrankungen	500–1000 mg täglich
OPC	Herz-Kreislauf-Erkrankungen	200 mg täglich

die aufgrund von Durchblutungsstörungen in den Beinen auftreten. Es wird auch bei diabetesunabhängigen Erkrankungen eingesetzt (z. B. bei Muskeldystrophie). L-Karnitin ist darüber hinaus relativ arm an Nebenwirkungen.

Heidelbeere Die Heidelbeere senkt nicht nur den Blutzucker, sie wird auch bei zahlreichen Augenerkrankungen eingesetzt, u. a. bei der diabetischen Retinopathie. Für ihre Wirksamkeit liegen jedoch nur vereinzelte Belege vor. Während des Zweiten Weltkriegs z. B. berichteten Piloten der Royal Air Force, dass sie nach dem Verzehr von Heidelbeeren bei Nachtangriffen besser sehen konnten. Die Heidelbeere ist reich an Flavonoiden – vitaminähnlichen, antioxidativ wirkenden Pflanzenstoffen. Es ist bekannt, dass diese Stoffe kleinste Blutgefäße stärken, z. B. diejenigen, die die Netzhaut versorgen. Die Heidelbeere ist besonders reich an den so genannten Anthozyanosiden (ebenfalls Flavonoide), die sich positiv auf Blutgefäße und Gewebe auswirken.

Ein kleiner, kontrollierter Doppelblindversuch, der an 14 Testpersonen mit diabetesbedingten Netzhautschädigungen durchgeführt wurde, ergab, dass die Heidelbeere die Blutgefäße im Auge stärkt. Wie gut die Heidelbeere jedoch wirkt, ist wissenschaftlich noch nicht belegt. Dennoch ist sie den Versuch – nach Absprache mit dem Arzt – durchaus wert. Heidelbeerpräparate scheinen keine Nebenwirkungen zu haben. Falls Sie ganz sicher gehen wollen, sollten Sie die frischen Früchte oder andere Obstsorten wie z. B. Brombeeren oder Trauben essen, die ebenfalls reich an Anthozyanosiden sind.

Hilfe für Herz und Nieren

Diabetische Folgeerkrankungen hängen oft zusammen. Dies ist z. B. bei Herz- und Nierenleiden der Fall. Nierenerkrankungen erhöhen den Cholesterin- und Triglyzeridspiegel – ein bekannter Risikofaktor für Herz-Kreislauf-Beschwerden. Einige Naturheilmittel können diesen Teufelskreis durchbrechen.

OPC In den so genannten OPC (Oligomere Proanthozyanidine, engl.: **O**ligomeric **P**roantho**c**yanidines) – finden sich Stoffe, die mit den Flavonoiden der Heidelbeere verwandt sind. Sie scheinen auch eine ähnliche Wirkung zu haben. OPC sind hauptsächlich in Traubenkernextrakten enthalten; sie wirken

Alternative Therapien

stark antioxidativ und halten die Gefäßwände gesund. Auf diese Weise helfen sie auch den Nieren: Sie schützen die feinen Kapillare, die die Schadstoffe aus dem Blut filtern.

Es gibt bislang nur wenige kontrollierte Versuche, die die nierenschützende Wirkung der OPC belegen. In einer französischen Studie konnten Diabetiker mit Bluthochdruck, die täglich 150 mg des Biostoffs nahmen, die Blutgefäße der Nieren deutlich stärken. Endgültige Ergebnisse liegen jedoch noch nicht vor. Zu den Nebenwirkungen der OPC gibt es mittlerweile einige Studien: Abgesehen von gelegentlichen allergischen Reaktionen und leichteren Magen-Darm-Problemen traten keine auf. Eines sollten Sie allerdings beachten: In hohen Dosen können OPC Wechselwirkungen mit blutverdünnenden Mitteln wie z. B. ASS aufweisen.

Knoblauch Schon die alten Griechen benutzten Knoblauch zur Reinigung der Gefäße, und die moderne Medizin schreibt

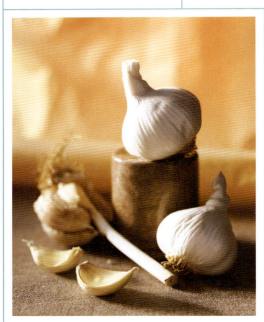

dem kleinen Biowunder sogar noch weiter reichende Wirkungen zu. Seit den 1980er-Jahren gibt es Dutzende von Studien, die sich mit der Wirkung von Knoblauch bei Herz-Kreislauf-Beschwerden beschäftigen; die Ergebnisse waren fast durchgehend positiv.

Viele Studien ergaben, dass Knoblauch den Cholesterinspiegel um 9–12 % und den Blutdruck um 5–10 % senken kann. Er hält das Blut flüssig und die Gefäße elastisch; damit senkt er auch das Herzinfarktrisiko. Leider ist auch hier die Forschungslage nicht eindeutig, da bei einer Studie z. B. die Testpersonen noch zusätzliche Ernährungsumstellungen vornahmen, die die Ergebnisse vermutlich beeinflussten. Dennoch ist es mittlerweile unumstritten, dass Knoblauch das Herz und die Gefäße schützt.

Da Knoblauch blutverdünnend wirkt, sollten Sie die Einnahme von Knoblauchkapseln vorher mit Ihrem Arzt besprechen, v. a. wenn Sie zusätzlich ASS oder andere blutverdünnende Medikamente einnehmen. Auch Ginkgo und hohe Dosen an Vitamin E halten das Blut flüssiger – fragen Sie Ihren Arzt, ob Sie die Mittel zusammen einnehmen können. Völlig unbedenklich ist dagegen der Verzehr der frischen Knolle.

L-Karnitin Diese Aminosäure schützt nicht nur die Augen, sie hat sich in kontrollierten Versuchen auch als hilfreich nach Herzinfarkten erwiesen. L-Karnitin lindert Schmerzen bei Durchblutungsstörungen in den Beinen und verbessert die Herzfunktion bei Angina-pectoris-Patienten. Die Sterblichkeitsrate von Herzinfarktpatienten sank nach der Einnahme von täglich 4 g L-Karnitin innerhalb eines Jahres von 12,5 auf 1,2 %. Die L-Karnitin-Gruppe konnte zudem Blutdruck, Fettwerte und Herzfrequenz verbessern. Paradoxerweise sind die Nahrungsmittel, die reich an L-Karnitin sind – Rindfleisch, Lamm und Milchprodukte – nicht gerade für Herzpatienten geeignet.

Gamma-Linolensäure Gamma-Linolensäure wird primär bei der diabetischen Neuropathie eingesetzt; der in Schlüsselblumen- sowie Borretsch- und Nachtkerzenöl enthaltene Biostoff schützt jedoch auch das Herz. In einer Fünf-Jahres-Studie an 102 Patienten, die kurz zuvor die Diagnose Diabetes bekommen hatten, konnte die Gruppe, die zusätzliche Linolensäure (eine Vorstufe der Gamma-Linolensäure) einnahm, das Risiko von Herz-Kreislauf-Erkrankungen deutlich senken.

AUGEN AUF BEIM PRÄPARATEKAUF

Selbst wenn Studien die Wirksamkeit eines Naturheil- oder Nahrungsergänzungsmittels belegen, gibt es keine Garantie, dass das von Ihnen gekaufte Präparat wirkt. Viele pflanzliche Präparate zählen nicht zu den Medikamenten und werden deshalb auch weniger streng kontrolliert. Die meisten Mittel sind zwar unschädlich; dennoch gibt es einige Dinge, auf die Sie achten sollten:

Qualitätsstandard Heilkräuter kaufen Sie am besten im Reformhaus oder in der Apotheke. Für die dort angebotenen Präparate gelten besondere Qualitätsanforderungen.

Natürliche Abweichung Auch wenn der Hersteller auf die Qualität des Produkts achtet, können Pflanzen derselben Gattung aus unterschiedlichen Züchtungen in ihrer chemischen Zusammensetzung erheblich voneinander abweichen.

Mangel an Wissen Oft weiß man gar nicht, welcher Teil der Pflanze eigentlich die therapeutische Wirkung hat (Wurzel? Blätter? Rinde?). Es kann also durchaus passieren, dass das Präparat zwar die richtige Pflanze enthält – aber eben einen wirkungslosen Teil dieser Pflanze.

Die meisten Hersteller sind sich dieser Probleme bewusst und tragen viel zur Qualitätssicherung bei. Achten Sie auf die folgenden Angaben:

- Botanischer Name pflanzlicher Produkte
- Empfohlene Dosierung
- Seriennummer und Verfallsdatum
- Name und Adresse des Herstellers
- Hinweis darauf, dass das Produkt ein standardisiertes Extrakt und damit eine gewisse Dosis an arzneilich wirksamen Bestandteilen enthält

Nahrung, die heilt

Bestimmte Vitamine und Mineralien tragen ebenfalls zur Blutzuckerregulierung bei und senken das Spätfolgenrisiko. Die besten Quellen sind Lebensmittel – doch eventuell kommen die folgenden Biostoffe auch als Nahrungsergänzungsmittel infrage.

1 B-Vitamine Hierzulande mangelt es vielen Menschen am B-Vitamin Folsäure. Bekommt der Körper davon zu wenig, lässt sich ein Stoff im Blut nachweisen, der heute als einer der großen Risikofaktoren für Schlaganfälle gilt: das Homozystein. Erst vor kurzem erkannten Forscher, dass bei manchen Menschen die Gefäße früher verkalken, weil der Stoffwechsel mit knappen Folsäuremengen nicht zurechtkommt. Leider reagiert das Vitamin äußerst empfindlich auf Wärme, Licht und Sauerstoff. Wer einen erhöhten Homozysteinspiegel senken muss, wählt ein Präparat, das die Vitamine B_6, B_{12} und Folsäure enthält. Gute natürliche Folsäurequellen sind grüne Blattgemüse, Kohl und Orangensaft.

2 Chrom Der tägliche Bedarf des Spurenelements liegt bei bescheidenen 50–200 Mikrogramm; dennoch nehmen viele Menschen nur etwa 30 Mikrogramm pro Tag zu sich. Studien zufolge können Mengen von 500 Mikrogramm aufwärts den Blutzucker deutlich senken. Man vermutet, dass Chrom den Zellen bei der Insulinverwertung hilft. Die Einnahme von ergänzenden Präparaten ist allerdings umstritten, da die empfohlene Tagesdosis an Chrom bei lediglich 200 Mikrogramm liegt. Eine größere Menge ist wahrscheinlich unschädlich, obwohl niemand genau weiß, wie viel zu viel ist. Gute Chromlieferanten sind Linsen, Vollkornbrot und Nüsse.

3 Magnesium Dieses Mineral ist wahrscheinlich auch an der Insulinverwertung beteiligt. Ein Magnesiummangel begünstigt Augenerkrankungen. Die empfohlene Tagesdosis liegt bei 400 mg, doch Studien zufolge wirken sich 2 g täglich günstig bei Diabetes Typ 2 aus. Hohe Dosen an Magnesium sollten Sie meiden, wenn Sie eine Nierenerkrankung haben oder schwanger sind. Reich an Magnesium sind z. B. Vollkorn- und Milchprodukte, Leber, Geflügel, Fisch, Nüsse, viele Gemüsesorten und Bananen.

Andere Therapieformen

Neben der Einnahme von Präparaten gibt es auch andere Formen alternativer Therapien. Zahlreiche ganzheitliche Ansätze beispielsweise beziehen nicht nur den Körper, sondern auch den Geist bei der Heilung einer Krankheit mit ein. Oft liegen diesen Therapien östliche Vorstellungen des Energieflusses zugrunde.

Funktionieren diese Therapien? Selbstverständlich muss jede einzeln betrachtet werden, doch Forschungen haben ergeben, dass zum Heilungsprozess mehr als nur Medikamente oder Operationen gehören. Sogar die Schulmedizin trägt dieser Tatsache stillschweigend Rechnung, indem sie Plazebos einsetzt – Pillen ohne Wirkstoff, die nur wirken, weil die Patienten daran glauben. Körper und Geist bilden eine Einheit. Theorien, die auf der Annahme basieren, dass Stress und andere psychische Faktoren das Immunsystem beeinflussen, wurden früher belächelt; mittlerweile sind sie weitestgehend anerkannt, da immer mehr Studien die Zusammenhänge zwischen dem Nervensystem und dem Immunsystem aufdecken.

Das bedeutet natürlich nicht, dass jede Therapie ohne plausible Erklärung nur darauf wartet, von der Forschung belegt zu werden. Einige scheinen jedoch recht viel versprechend zu sein. Meist sind sie zwar zeitaufwändig und kostspielig, doch dafür größtenteils ohne Nebenwirkungen.

Biofeedback

Die Ärzte glaubten lange, dass automatische Körperfunktionen wie z. B. das Atmen, der Herzschlag oder die Körpertemperatur nicht kontrolliert werden können. Dies ist sogar ein Grund dafür, warum man das Nervensystem in zwei Bereiche einteilte: in den willkürlichen, bei dem das Gehirn dem Finger z. B. den Befehl gibt, sich zu bewegen, und in den unwillkürlichen oder vegetativen, bei dem z. B. das Herz bei Gefahr oder Stress schneller schlägt. Man glaubte, die beiden Teile existierten komplett unabhängig voneinander. Die Methode des Biofeedback hat jedoch bewiesen, dass die beiden Bereiche gewissermaßen heimlich

Alternative Therapien

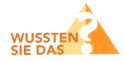

WUSSTEN SIE DAS?

Es gibt verschiedene Formen des Biofeedback, die jeweils unterschiedliche Veränderungen im Körper messen. Bei einer Form wird der Blutfluss in den Extremitäten wie z. B. den Händen und Füßen überwacht, indem man die Hauttemperatur misst. Eine andere Form deckt Angst auf, indem sie misst, wie stark der Patient schwitzt. Eine dritte Form überwacht die Muskelaktivität anhand elektrischer Impulse.

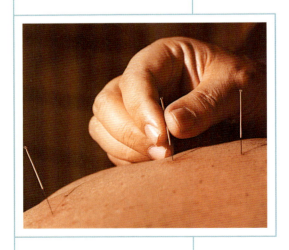

miteinander kommunizieren und sich gegenseitig beeinflussen. Beim Biofeedback wird der Patient an einen Computer angeschlossen, der seine Körperfunktionen wie z. B. das Schwitzen oder die Gehirnaktivität überwacht. Nach einiger Zeit lernt er, die Reaktionen seines Körpers auf Stress und andere Faktoren einzuschätzen und bewusste Kontrolle über sie auszuüben.

Studien zufolge hat sich Biofeedback mittlerweile bei über 100 Beschwerden als hilfreich erwiesen, u. a. auch bei Diabetes und seinen Spätfolgen. In einer Studie beispielsweise stellte sich heraus, dass Testpersonen durch Biofeedback in der Lage waren, die Temperatur ihrer Zehen durch eine gesteigerte Durchblutung um 22 % zu erhöhen. Andere Studien an Diabetikern zeigten, dass Biofeedback Stress reduziert und den Blutdruck senkt und zudem für einen stabileren Blutzucker sorgt.

Um von den Vorteilen des Biofeedback profitieren zu können, sollten Sie die Kontrolltechniken unter fachgerechter Anleitung erlernen (fragen Sie Ihren Arzt, ob er Ihnen jemand empfehlen kann); danach können Sie die Methode jederzeit zu Hause anwenden.

Akupunktur

Der Traditionellen Chinesischen Medizin zufolge liegt die Hauptursache vieler Krankheiten in einem Ungleichgewicht der Lebensenergie Chi begründet. Das Chi fließt entlang der Meridiane durch den ganzen Körper; diese Energiebahnen können mittels extrem dünner Nadeln an bestimmten Körperstellen, den so genannten Akupunkturpunkten, beeinflusst werden.

In den westlichen Ländern tat man die Akupunktur lange Zeit als Quacksalberei ab; man begründete dies damit, dass das System der Meridiane keine anatomische Entsprechung aufweise. Mittlerweile ist die Akupunktur auch bei uns relativ anerkannt, da Studien ihre Wirksamkeit bei bestimmten Beschwerden (v. a. Übelkeit und Schmerzen) zumindest teilweise belegen. Die Behandlung an sich kann zwar manchmal etwas unangenehm sein, tut jedoch im Allgemeinen nicht weh.

Viele Studien, die die Wirksamkeit der Akupunktur bei Diabetes belegen, stammen aus China – was westliche Ärzte zu einiger Skepsis veranlasst. Dennoch ergaben diese Studien eine durchschnittliche Blutzuckersenkung um 50 %. Akupunktur half auch bei Symptomen zahlreicher Folgeerkrankungen wie z. B. der Neuropathie oder einer Herzschädigung. Bei einer englischen Studie an Typ-2-Diabetikern fand man heraus, dass Akupunktur in 67 % der Fälle chronische Neuropathieschmerzen deutlich lindern konnte.

Wenn Sie es mit Akupunktur probieren wollen, müssen Sie mit etwa 25 Behandlungen über 2–3 Monate hinweg rechnen, bis sich eine Wirkung zeigen kann.

Magnete und Magnetfeldtherapie

Die Vorstellung, dass Magnete die Gesundheit beeinflussen können, ist keineswegs neu: Es gab sie bereits zu Beginn des 20. Jh. Man schenkte ihr allerdings wenig Glauben, da die Beweise fehlten. Seit kurzem findet die Methode jedoch wieder vermehrt Anhänger. Die Behandlungen reichen von lokal angewendeten Magneten bis hin zu Matratzenauflagen, die ein Magnetfeld erzeugen.

Bei Diabetes setzt man nicht auf den blutzuckersenkenden Effekt von Magneten, sondern auf die schmerzlindernde Wirkung bei Neuropathien, v. a. im Bereich der Füße. Bei einer Pilotstudie trugen 14 Neuropathiepatienten 4 Monate lang magnetische Einlagen in den Schuhen; 75 % der Diabetiker (64 % der Gesamtgruppe) ging es besser, und einige berichteten sogar von einem völligen Verschwinden der Beschwerden. Andere Studien kamen zu ähnlichen Ergebnissen.

Die Annahme, dass Magnete eine heilende Wirkung haben, ist gar nicht so weit hergeholt: Winzige Mengen magnetischer Energie sind an zahlreichen biochemischen Prozessen des Körpers beteiligt, von der Zellteilung und dem Energieaustausch bis hin zu den subtilen Kräften, die die Atome des Körpers zusammenhalten. Der therapeutische Effekt der Magnete wird der Annahme zugeschrieben, dass sie Blut (inklusive des eisenreichen Hämoglobins) zu Bereichen transportieren, die mehr Sauerstoff und Nährstoffe brauchen, und dadurch positiv auf den Ionenfluss und das Nervensystem wirken.

WIRKT AKUPUNKTUR?

Gemäß der Traditionellen Chinesischen Medizin hängt die Gesundheit vom Gleichgewicht des Yin und Yang ab – die positiven und negativen Aspekte der universellen Lebensenergie Chi, die entlang der 14 Meridiane durch den Körper fließt. Forschungen ergaben, dass sich die traditionellen Akupunkturpunkte in ihren elektrischen und magnetischen Eigenschaften tatsächlich von ihrer Umgebung unterscheiden; dort finden sich auch besonders viele Blutgefäße und Nerven. Tierversuche zeigen, dass Akupunktur Endorphine und andere schmerzstillende Substanzen freisetzt.

9
Mit Diabetes leben

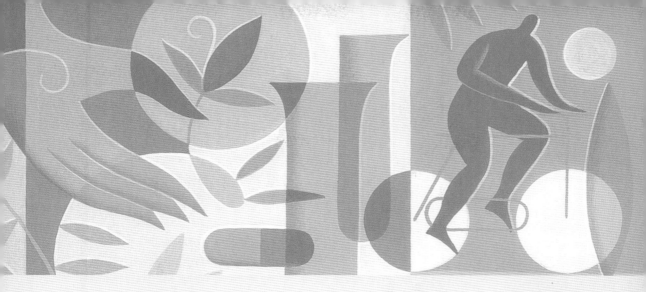

Diabetes ist nicht nur eine physische Erkrankung; wie jede chronische Krankheit fordert sie den Patienten auch emotional. Wahrscheinlich werden Sie immer wieder mit Wut, Frustration und vielleicht sogar Depressionen konfrontiert. Damit müssen Sie umgehen lernen. Ebenso wichtig ist es, auf Reisen vorbereitet zu sein oder auf Tage, an denen es Ihnen beispielsweise aufgrund einer Erkältung nicht gut geht.

Mit Diabetes leben

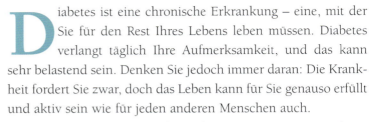

Diabetes ist eine chronische Erkrankung – eine, mit der Sie für den Rest Ihres Lebens leben müssen. Diabetes verlangt täglich Ihre Aufmerksamkeit, und das kann sehr belastend sein. Denken Sie jedoch immer daran: Die Krankheit fordert Sie zwar, doch das Leben kann für Sie genauso erfüllt und aktiv sein wie für jeden anderen Menschen auch.

Lebensqualität spielt bei der Diabetesversorgung eine wichtige Rolle. Im Grunde tun Sie das, was Sie tun, um Ihre Lebensqualität zu sichern: angefangen vom Zählen der Kohlenhydrate über die regelmäßige Bewegung bis hin zur täglichen Fußkontrolle. Je mehr Sie sich um sich selbst kümmern, desto weniger laufen Sie Gefahr, an einer der gefürchteten Diabetesspätfolgen zu erkranken. Je stabiler Ihr Blutzucker ist, desto mehr haben Sie vom Leben.

Das soll Sie nicht nur aufmuntern. Diese Zusammenhänge sind mittlerweile auch wissenschaftlich belegt. Eine Studie, veröffentlicht im *Journal of the American Medical Association*, verglich die Lebensqualität von Menschen mit Diabetes, die ihren Blutzucker gut im Griff hatten, mit der von Diabetikern, deren Blutzucker stark schwankte. Die erste Gruppe zeigte deutlich weniger Symptome, es ging ihr sowohl körperlich als auch geistig besser. Die Testpersonen dieser Gruppe waren produktiver und in allen Lebensbereichen weniger eingeschränkt.

Doch es gehört noch mehr dazu, um gut mit Diabetes leben zu können. Sie müssen sich auch Ihren Emotionen stellen – und täglich mit einer Vielzahl praktischer Probleme fertig werden.

Die emotionale Komponente

Die Frage »Wie geht es Ihnen?« kann man auf zwei Arten deuten. Zunächst betrifft sie Ihren körperlichen Zustand. Doch ebenso wichtig ist es, wie es Ihrer Seele geht. Eine wachsende Anzahl wissenschaftlicher Studien belegt die Verknüpfung von seelischer und körperlicher Gesundheit. Geht es Ihnen emotional nicht gut, hat dies auch Folgen für Ihren Körper.

Menschen, die häufig wütend, deprimiert oder ängstlich sind, haben ein tendenziell höheres Herzerkrankungsrisiko und ein schwächeres Immunsystem als Menschen, die eine positivere Einstellung haben. Diese Erkenntnis ist auch wichtig für Diabetiker. Das bedeutet natürlich nicht, dass Sie sich noch zusätzlich über Ihre Gesundheit Gedanken machen sollten, wenn Sie sich sowieso schon schlecht fühlen. Doch es kann Ihnen helfen, auf Ihre emotionale Stabilität zu achten.

Diabetes kann deprimieren

Eine chronische Erkrankung erschwert das Leben in vielerlei Hinsicht – dieser Aussage werden die meisten Menschen mit Diabetes zustimmen. Dennoch sind die Ergebnisse einer jüngeren Studie interessant, bei der sich herausstellte, dass bei Patienten mit chronischen Erkrankungen (darunter Diabetes, Leberinfektionen und Magen-Darm-Probleme) die Diabetiker generell eine bessere Lebensqualität hatten. Die täglichen Aufgaben – die Blutzucker-Selbsttests, die Einnahme von Tabletten oder das Spritzen von Insulin – belasteten die an Diabetes Erkrankten weit weniger als erwartet. Der wirkliche Kampf findet an der emotionalen, psychologischen und sozialen Front statt. Und das ist verständlich, führt man sich Folgendes vor Augen:

Diabetes hat man ein Leben lang. Selbst wenn viele Spätfolgen gemildert oder sogar ganz verhindert werden können, macht das Bewusstsein, dass der Kampf gegen die Krankheit nie enden wird, müde.

Diabetes verläuft oft schleichend. Und zwar in zweierlei Hinsicht: Zum einen zeigen sich auch bei fortschreitender Krankheit meist kaum Symptome; dies wiegt Sie in falscher Sicherheit, und Sie geraten in Versuchung, von Ihrem Ernährungs- und Bewegungsplan sowie von Ihrer Medikation abzuweichen. Möglicherweise haben Sie auch das unangenehme Gefühl, dass, egal was Sie tun, die Krankheit allmählich Ihre Gesundheit zerstört. Zum anderen ist Diabetes nicht nur für Sie nicht offensichtlich, sondern auch für andere. Oberflächlich gesehen, unterscheiden Sie sich von anderen Menschen nicht – doch die Erkenntnis wächst, dass Sie »anders« sind. Das kann dazu führen, dass Sie sich in Gesellschaft unwohl fühlen.

Diabetes ist unberechenbar. Vieles wäre einfacher, wenn die Krankheit einem vorhersagbaren Verlauf folgte. Einerseits

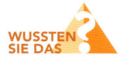

WUSSTEN SIE DAS

Der psychosomatische Aspekt von Diabetes wurde schon im 17. Jh. aufgedeckt, als der britische Arzt Thomas Willis die Theorie aufstellte, dass ein emotionaler Zustand, den er als profound sorrow (anhaltender Trübsinn) bezeichnete, Diabetes verursacht. Die These der psychischen Ursache hielt sich mehr als zwei Jahrhunderte. Heute glaubt man, dass negative Emotionen den Verlauf der Krankheit verschlimmern oder beschleunigen, doch sind sie eher eine Folgeerscheinung als eine Ursache der Erkrankung.

unterscheidet sich Ihr Diabetes von dem anderer Menschen (hinsichtlich Diabetestyp, Blutzuckerspiegel, Bauchspeicheldrüsenfunktionen, Insulinresistenz u. a.). Andererseits ist auch Ihr persönlicher Diabetesfall scheinbar willkürlichen Veränderungen unterworfen. Die Schwankungen des Blutzuckerspiegels beispielsweise hängen von sehr vielen unterschiedlichen Faktoren ab (Krankheit, Bewegung, Tabletten, Insulin), was Blutzuckerentgleisungen schwer vorhersagbar macht.

Mit Gefühlen umgehen lernen

Ob die Diabeteserkrankung schon seit vielen Jahren besteht oder frisch diagnostiziert wurde – auf jeden Fall löst sie eine Vielzahl von Gefühlen und Gedanken aus. Wie können Sie mit Ihrer Erkrankung umgehen, ohne dabei in Depressionen oder in Angst zu verfallen? Hilfe zur Selbsthilfe ist angesagt, denn Sie haben die meiste Erfahrung und Kompetenz im Umgang mit der Krankheit.

Der erste Schritt ist die Erkenntnis, dass Stimmungsschwankungen bei Diabetes ganz normal sind – und damit ist nicht nur der Ärger gemeint, den Sie möglicherweise empfinden, weil Sie täglich Ihren Blutzucker kontrollieren müssen. Die Schwankungen Ihres Blutzuckerspiegels beeinflussen Ihre Stimmungen auch ganz direkt. Ein niedriger Blutzucker macht Sie nervös, reizbar und ängstlich, ein hoher Blutzucker müde und antriebsarm. Das bedeutet, dass ein stabiler Blutzucker auch Ihre Emotionen ins Gleichgewicht bringen kann. Dennoch sollten Sie sich auf depressive Verstimmungen gefasst machen, die nichts mit Ihrem Blutzucker, aber alles mit Ihrem Diabetes zu tun haben.

Depressiven Verstimmungen begegnen

Unter depressiven Verstimmungen leidet jeder einmal, und chronische Erkrankungen können schon ein triftiger Grund für Niedergeschlagenheit sein. An Diabetes erkrankte Menschen sind in der Regel sogar dreimal häufiger von depressiven Verstimmungen betroffen als Nichtdiabetiker. Meist hält dieser Zustand bei Diabetikern auch länger an. Dennoch müssen – und sollten – Sie Stimmungstiefs nicht als gegeben akzeptieren. Sie können durchaus etwas dagegen unternehmen.

➲ **Achten Sie auf die Symptome.** Falls Sie Symptome einer Depressiven Episode feststellen (siehe Kasten unten), sollten Sie Hilfe bei einem Psychotherapeuten suchen; er ist geschult darin, die Situation gemeinsam mit Ihnen in den Griff zu bekommen. Je schwerer die Depression ist, umso eher müssen Medikamente eingesetzt werden. Es bieten sich die so genannten SSRI-Medikamente (Selektive Serotonin-Wiederaufnahme-Hemmer) an; sie erhöhen die Serotoninwirkung im Gehirn, die in direktem Zusammenhang mit der Depression steht. Zur Verfügung stehen Citalopram (Deutschland: Cipramil® bzw. Sepram®, Schweiz/Österreich: Seropram®), Fluoxetin (Deutschland: Fluoxetin®, Schweiz/Österreich: Fluctine®), Fluvoxamin (Deutschland: Fluvoxamin®, Schweiz/Österreich: Floxyfral®), Paroxetin (Deutschland/Österreich: Seroxat®, Schweiz: Deroxat®) und Sertralin (Deutschland/Schweiz: Zoloft®, Schweiz außerdem: Gladem®). Als Nebenwirkung senken diese Medikamente den Blutzucker, was bei Diabetes natürlich ebenfalls positiv sein kann.

➲ **Sprechen Sie darüber.** Emotionale Probleme lösen Sie am besten, indem Sie darüber sprechen. Deshalb werden Depressive Episoden meist auch mit psychotherapeutischen Sitzungen behandelt. Fragen Sie auch Ihren Partner oder einen Freund, ob Sie mit ihm über Ihre Probleme reden können. Erwarten Sie von ihm keinen Rat – nur ein offenes Ohr.

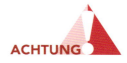

ACHTUNG

Depressionen beeinflussen uns nicht nur emotional. Chronisch deprimierte Menschen haben meist auch einen höheren Blutdruck und sind anfälliger für Herzerkrankungen als Menschen, die nicht depressiv veranlagt sind. Wichtig ist auch, dass Depressionen dazu führen können, dass Sie sich nicht ausreichend um Ihren Diabetes kümmern – der Blutzucker entgleist, das Spätfolgenrisiko steigt.

DEPRESSIVE EPISODEN

Ärzte unterscheiden zwischen depressiven Verstimmungen, die aufgrund bestimmter Ereignisse im Leben auftreten, und der so genannten Depressiven Episode, die über Wochen hinweg bestehen kann. Falls Sie an einer Depressiven Episode leiden, können Medikamente helfen. Sie liegt vermutlich vor, wenn mindestens fünf der folgenden Symptome 2 Wochen oder länger bestehen:

- Sie fühlen sich immer traurig, leer, ängstlich oder gereizt.
- Sie haben kein Interesse oder Vergnügen an den meisten Alltagstätigkeiten.
- Es mangelt Ihnen an Energie.
- Ihr Appetit verändert sich, Sie nehmen ungewöhnlich stark zu oder ab.
- Sie sind schnell aufgebracht oder antriebsarm.
- Sie fühlen sich nutzlos.
- Sie leiden an Schlafstörungen oder sind immer müde.
- Sie haben Konzentrations- oder Entscheidungsschwierigkeiten.
- Sie denken oft an den Tod oder an Selbstmord.

Mit Diabetes leben

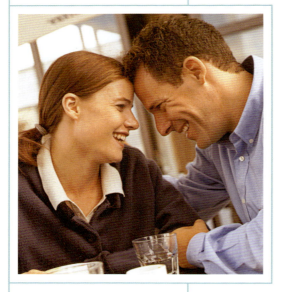

➲ **Gehen Sie unter Leute.** Wenn Sie sich mit Freunden treffen oder einer sozialen Gruppe wie z. B. einem Verein anschließen, fühlen Sie sich weniger alleine.

➲ **Bleiben Sie bei Ihrem Programm.** Lassen Sie sich nicht von Ihrem Bewegungs- und Ernährungsprogramm abbringen. Bewegung kann bei Niedergeschlagenheit sogar helfen.

➲ **Erfüllen Sie sich kleine Wünsche.** Nehmen Sie sich ausdrücklich Dinge vor, die Ihnen Spaß machen – sei es, einen Spaziergang zu unternehmen oder eine Tasse Kaffee zu trinken.

Mit Wut umgehen

Die meisten Menschen machen nach der Diagnose Diabetes ähnliche emotionale Phasen durch. Der ersten Leugnungsphase (»Mir passiert so etwas doch nicht!«) folgt im Allgemeinen eine Phase der Wut, in der Sie das Ausmaß der Krankheit erst richtig begreifen. Vielleicht fühlen Sie sich von Ihrem Körper verraten, oder Sie haben das Gefühl, dass Ihnen der Boden unter den Füßen weggezogen wird, oder aber Sie denken, dass das Ganze einfach nicht fair ist.

Diese Reaktionen sind ganz normal und können Sie über Wochen oder Monate hinweg belasten. Doch allmählich werden Sie die Krankheit akzeptieren und zu einer Routine der Selbstversorgung übergehen. Rechnen Sie jedoch auch danach immer wieder damit, dass Ihre Krankheit Sie frustriert und wütend macht – beispielsweise wenn auch häufige Blutzucker-Selbsttests nicht die erhofften Ergebnisse bringen. Vielleicht ärgern Sie sich auch darüber, dass Diabetes Ihre tägliche Routine sowie Ihre Ernährungs- und Bewegungsgewohnheiten beeinflusst.

Frustration gehört zum Umgang mit Diabetes dazu. Doch unkontrollierte Wut schadet Ihren Beziehungen, Ihrem emotionalen Gleichgewicht und letztendlich Ihrem Körper. Auch Wut geht mit einer höheren Rate an Herzerkrankungen einher. Sie ist zwar nicht leicht zu kontrollieren, aber wenn Sie sich des Problems bewusst sind, können Sie lernen, damit umzugehen.

➲ **Übernehmen Sie die Verantwortung.** Zur Gelassenheit gehört ein gewisses Maß an Akzeptanz – nicht nur des Diabetes selbst, sondern auch der emotionalen Reaktionen, die er hervorruft. Diabetes kann sehr frustrierend sein. Diese Tatsache müssen Sie akzeptieren. Sie erlaubt Ihnen jedoch auch eine größere Distanz zu Ihren Emotionen, die Sie nun nicht mehr überwältigen; sie werden vorhersagbarer. Stellen Sie sich Ihrer Wut. Versuchen Sie zu verstehen, woher sie kommt, und geben Sie nicht anderen Menschen oder den Umständen die Schuld. Wenn Sie gelassener bleiben, wird auch Ihre Umgebung ruhiger, was Ihnen wiederum dabei hilft, Ihre Wut zu kontrollieren.

➲ **Suchen Sie nach Verhaltensmustern.** Versuchen Sie zu erkennen, wann Sie verärgert, frustriert oder wütend sind. Ist die Warteschlange im Supermarkt mal wieder zu lang? Geht Ihnen eine bestimmte Person immer wieder auf die Nerven? Erregen bestimmte Gesprächsthemen Ihren Zorn? Falls Sie dies nicht auf Anhieb sagen können, sollten Sie eine Art Wuttagebuch führen: Schreiben Sie die Umstände auf, unter denen Sie in Wut geraten, und halten Sie nach Mustern Ausschau. Manchmal reicht bereits das Erkennen des Musters, um es zu durchbrechen.

➲ **Beißen Sie nicht an.** Eine von Experten empfohlene Übung besteht darin, sich selbst als Fisch zu sehen, der im Begriff ist, einen Köder zu verschlucken. Der Köder ist der Auslöser für Ihre Wut. Beißen Sie an, oder ignorieren Sie den Köder? Die Übung zeigt Ihnen, dass Sie Ihre Wut durchaus kontrollieren können.

➲ **Schalten Sie um.** Manchmal sind Sie immer noch verärgert, obwohl Sie sich Ihrer Wut auf rationalem Wege nähern. In diesem Fall sollten Sie versuchen, sich abzulenken. Wenn Sie die Wut packt, weil Sie wieder einmal im Stau stecken, können Sie das Radio einschalten oder eine Hörbuchkassette einlegen. Lassen Sie den spannenden Krimi von gestern Abend noch einmal Revue passieren, oder wiederholen Sie Sätze wie: »Ich beruhige mich.«

Ein Heilmittel bei Angst

Wenn Sie deprimiert sind, haben Sie möglicherweise auch Angst – die beiden Emotionen treten oft gemeinsam auf. Aber auch wenn Sie nicht unter depressiven Verstimmungen leiden, ängstigt Sie Ihr Diabetes vielleicht von Zeit zu Zeit. Wenn die Diagnose erst vor kurzem gestellt wurde, haben Sie wahrscheinlich Angst, dass eventuelle Spätfolgen Ihre Lebensqualität stark

---

ZEIGEN SIE DER WUT DIE ROTE KARTE

Verhaltensforschern zufolge können Sie Wut bekämpfen, indem Sie sich die folgenden vier Fragen stellen:

- Ist es wichtig?
- Ist meine Reaktion angemessen?
- Kann ich die Situation ändern?
- Falls ja, lohnt es sich?

Lautet auch nur eine Ihrer Antworten »Nein«, ist die einzig mögliche rationale Reaktion die Beruhigung. Wut ist zwar nicht immer rational begründet, ihre Objektivierung kann jedoch an sich schon sehr beruhigend wirken.

beeinträchtigen werden. Doch auch wenn Sie gut eingestellt sind und Ihren Diabetes im Griff haben, kann der schleichende Verlauf der Erkrankungen Sie ängstigen.

Dass Sie sich Sorgen über Ihren Diabetes machen, ist ganz normal und – bis zu einem gewissen Grad – sogar gesund, da es Sie dazu motiviert, Ihre Therapie einzuhalten. Doch manchmal verselbstständigt sich die Angst; sie wird kontraproduktiv und ungesund. Wenn Ihre Ängste intensiver sind als nötig, häufiger auftreten oder auch dann bestehen bleiben, wenn sie die Umstände nicht länger rechtfertigen, können sie Sie von den schönen Dingen im Leben ablenken und Sie lähmen. Doch Sie sind Ängsten nicht hilflos ausgeliefert.

⊃ **Suchen Sie Ihren Arzt auf.** Denken Sie daran, dass Symptome wie Nervosität und Herzrasen nicht nur Angst anzeigen, sondern auch auf eine Unterzuckerung hinweisen können. Sie sollten also zunächst Kontakt mit Ihrem Arzt aufnehmen und die Blutzuckerwerte der letzten Zeit besprechen. Manchmal hilft schon eine Änderung der Medikation. Wenn das nicht das Problem ist, kann Ihr Arzt Sie an einen Spezialisten überweisen, um die Ursachen Ihrer Angst zu erforschen.

⊃ **Machen Sie sich selbst Mut.** Angst macht Sie blind für positive Emotionen; Sie konzentrieren sich nur noch auf Negatives und potenzielle Katastrophen. Bei der kleinsten Blutzuckerentgleisung fürchten Sie, erblinden zu müssen; wenn Sie sich Zeit für Sport nehmen, glauben Sie, die Arbeit nicht mehr zu schaffen und gefeuert zu werden. Achten Sie auf Ihre spontanen Reaktionen; sind sie negativ (»Das funktioniert bestimmt nicht«, »Das schaffe ich nie«), sollten Sie versuchen, möglichst objektiv zu sein, und sich fragen, ob diese Reaktionen gerechtfertigt sind oder nicht. Erinnern Sie sich an vergangene Hürden, die Sie erfolgreich genommen haben und die Ihnen zeigen, dass Sie es doch schaffen können.

⊃ **Halten Sie Papier und Bleistift bereit.** Ängste überraschen Sie zu den unmöglichsten Zeiten, auch mitten in der Nacht. Wenn Sie nicht schlafen können, weil Sie sich Sorgen machen, sollten Sie auf dem Nachttisch immer Zettel und Bleistift bereithalten, um sofort alles aufzuschreiben. Versuchen Sie auch, konkrete Lösungsvorschläge für Ihre Probleme festzuhalten – das beruhigt Sie. Durch ausreichend Schlaf sind Sie am nächsten Tag auch weniger anfällig für neue Ängste.

Stress bewältigen

Zu viel Stress ist für niemanden gut, doch Menschen mit Diabetes schadet er besonders. Er hält sie von einer effektiven Selbstversorgung ab und durchkreuzt ihr Ernährungs- und Bewegungsprogramm. Schlimmer noch: Studien zufolge kann Stress auch den Blutzuckerspiegel erhöhen.

Dieses Phänomen erklären die Forscher damit, dass bei Stress bestimmte Hormone freigesetzt werden – speziell Kortisol und Adrenalin –, die Glukose aus den Speichern in der Leber ins Blut transportieren. Auf diese Weise steht dem Körper mehr Energie zur Verfügung. Diese so genannten Stresshormone können noch andere schädliche Wirkungen haben. Einer jüngeren Studie zufolge verengt Stress die Gefäße – ein wichtiger Faktor bei Herzerkrankungen.

Der beste Weg, mit Stress umzugehen, ist, ihn zu vermeiden. Da dies jedoch nicht immer möglich ist, können Sie auch von den folgenden Maßnahmen profitieren:

➲ **Investieren Sie in Beziehungen.** Zahlreiche Studien belegen, dass eine Familie oder Freunde Stress besser abwehren können als irgendein anderes Mittel. Sie fühlen sich nicht so allein und haben das Gefühl größerer Kontrolle, was an sich schon viel wert ist. In freundschaftlichen Gesprächen mit dem Partner oder mit Freunden bauen Sie Stress ab; Streitgespräche hingegen erhöhen den Stresshormonspiegel.

➲ **Führen Sie ein Programm durch.** Fragen Sie Ihren Hausarzt, ob er Ihnen ein gutes Programm zur Stressbewältigung verschreibt. Empfehlenswert sind insbesondere autogenes Training und die Progressive Muskelrelaxation nach Jacobson. Eine im Jahr 2002 veröffentlichte Studie fand heraus, dass Diabetiker, die regelmäßig an Stressbewältigungsprogrammen teilnahmen, ihren

VERURSACHT STRESS DIABETES?

Tatsache: Stress setzt Hormone wie z. B. Kortisol frei.

Tatsache: Stresshormone erhöhen den Blutzuckerspiegel.

Tatsache: Stress begünstigt Bauchspeck.

Tatsache: Ein hoher Blutzucker und Fettpölsterchen am Bauch tragen zur Insulinresistenz und damit zu Diabetes bei. Also verursacht Stress Diabetes.

Stimmt das? Diese Frage ist bislang noch umstritten. Eine jüngere holländische Studie an über 2200 Personen, bei denen noch kein Diabetes diagnostiziert worden war, fand heraus, dass diejenigen, die den größten Alltagsstress hatten, auch anfälliger für Diabetes waren. War der Stress aber durch ganz bestimmte Ursachen bedingt, v. a. Arbeit, bestand kein erhöhtes Diabetesrisiko. Dies stellt den Zusammenhang von Stress und Diabetes infrage.

Mit Diabetes leben

HbA$_{1C}$-Wert deutlich verbessern konnten. Sie erzielten bessere Blutzuckerwerte und verringerten damit das Risiko von Folgeerkrankungen ganz erheblich.

➲ **Folgen Sie Ihrem Glauben.** Der Glaube kann Ihnen helfen, Stress besser zu bewältigen. Vielleicht folgen Sie auch einer bestimmten Lebensphilosophie, bei der Sie Gelassenheit erlernen.

➲ **Verleihen Sie Ihren Gefühlen Ausdruck.** Menschen, die ein Tagebuch führen, sind meist stressresistenter und auch weniger anfällig für Krankheiten. Doch seien Sie sich selbst gegen-

VIER WIRKUNGSVOLLE ANTI-STRESS-TECHNIKEN

Um Anspannungen zu lösen, hilft es, sowohl auf der körperlichen als auch auf der geistigen Ebene anzusetzen. Oft macht sich eine psychische Anspannung z. B. auch als körperliche Verspannung bemerkbar. Im Folgenden sind einige Übungen und Techniken beschrieben, die Dr. Mark Abramson in seinen Stressbewältigungsseminaren an der Universität Stanford einsetzt:

❶ IN DEN BAUCH ATMEN

Bei der Tiefenatmung beruhigt sich der Körper sofort und reduziert seine Stressreaktionen. »Richtig ausgeführt können schon drei Atemzüge Puls und Blutdruck senken«, so Dr. Abramson. »Die Atmung ist ein mächtiges Instrument; die meisten Menschen wissen nur nicht, wie man es benutzt.« Tatsächlich atmen die meisten Menschen flach; die Brust weitet sich, das Zwerchfell hebt sich. Bei der Tiefenatmung bewegt sich das Zwerchfell jedoch nach unten und weitet den Bauch. »Stellen Sie sich einen Ballon unterhalb Ihres Bauchnabels vor, den Sie aufblasen. Beim Einatmen dehnt sich der Ballon aus, beim langsamen Ausatmen wird er wieder kleiner.«

❷ EINEN PUNKT MACHEN

Der meiste Stress entsteht durch die Sorge um Vergangenheit oder Zukunft. »Sie sind weniger gestresst, wenn Sie sich auf die Gegenwart konzentrieren, in der Sie nur eine begrenzte Anzahl von Emotionen verarbeiten müssen«, sagt Dr. Abramson. Beginnen Sie damit, Ihre gegenwärtigen Gefühle zu akzeptieren, ohne irgendetwas ändern zu wollen. »Bleiben Sie im Hier und Jetzt. Unsere Gedanken eilen immer ein paar Sätze voraus. Denken Sie nur: Ich bin frustriert, und machen Sie dann einen Punkt.« Auch die Tiefenatmung kann Ihnen bei der Konzentration auf den gegenwärtigen Augenblick helfen.

❸ DANKE SAGEN

Bedanken Sie sich – für eine Mahlzeit, einen angenehmen Duft oder sonstige Dinge, die Sie im Alltag erfreuen. Diese Gewohnheit macht Ihnen deutlich, wie viel Schönes es in diesem Moment in Ihrem Leben gibt. Leider ist vieles für uns viel zu selbstverständlich.

❹ NETT ZU SICH SELBST SEIN

Viele Menschen üben harsche Selbstkritik, streben nach Perfektion und verzeihen sich nie einen Fehler. »Sagen Sie sich einfach ab und zu: Ich muss nicht perfekt sein. Sich selbst einmal etwas zu verzeihen, löst nicht nur die augenblickliche Spannung, es wirkt sich auch positiv auf Ihren Umgang mit anderen aus. Auch das vermeidet Stress auf lange Sicht gesehen«, weiß Dr. Abramson.

über ehrlich und halten Sie auch Ihre wirklichen Gedanken und Gefühle fest. Neueren Studien zufolge kann dies sogar Ihr Immunsystem stärken.

Diabetes-Burnout verhindern

Obwohl der Umgang mit Diabetes zunächst extrem schwierig erscheint, begrüßen die meisten Menschen die Lebensumstellung nach einer Weile und gehen zu einer Routine der Selbstversorgung über. Mit der Zeit kann sich jedoch eine zunehmende Frustration bemerkbar machen – Experten bezeichnen dies als Diabetes-Burnout. Die Patienten sind zwar nicht gerade deprimiert, haben es aber satt, sich täglich neu mit der Krankheit auseinander zu setzen.

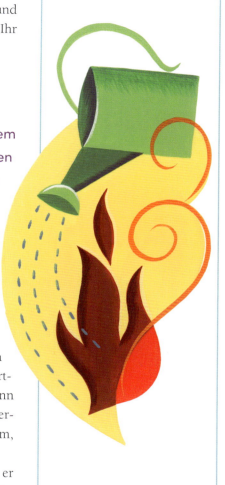

Diabetes-Burnout bewirkt zwar keine direkten körperlichen Veränderungen, doch das frustrierende Gefühl, keine Fortschritte bei der Bewältigung der Krankheit zu machen, kann letztendlich die Gesundheit beeinflussen. Möglicherweise vernachlässigen Sie Ihr Ernährungs- und Bewegungsprogramm, Ihre Medikamente und die Blutzucker-Selbsttests.

Sprechen Sie mit Ihrem Arzt darüber. Vielleicht schlägt er eine Änderung der Therapie vor, um Ihnen den Alltag zu erleichtern. Ein Psychologe kann Ihnen dabei helfen, sich neu zu motivieren und Ihre Ziele nicht aus den Augen zu verlieren. Die folgenden Schritte können Sie alleine unternehmen:

➲ **Prüfen Sie Ihre Ziele.** Zu Beginn der Behandlung haben Sie mit Ihrem Arzt einen Schlachtplan entworfen, um die Krankheit in den Griff zu bekommen: zu erreichende Blutzuckerwerte, einen Ernährungs- und einen Bewegungsplan. Der Plan basiert darauf, was Sie früher für möglich hielten; mittlerweile mag jedoch eine Revision Ihrer Ziele angebracht sein. Fangen Sie noch einmal von vorn an. Sind Ihre Ziele realistisch? Das Erreichen eines Ziels ist für die weitere Motivation unerlässlich.

➲ **Sehen Sie sich Ihre Fortschritte an.** Vielleicht haben Sie nicht so große Fortschritte gemacht, wie Sie gehofft hatten. Versuchen Sie jedoch, objektiv zu sein. Inwiefern führen Sie jetzt

Mit Diabetes leben

eine bessere Blutzuckerkontrolle durch? Wie steht es mit Ihrem Gewicht und Ihrer Fitness? Nehmen Sie regelmäßig Ihre Medikamente? Wahrscheinlich schneiden Sie in all diesen Punkten besser ab, als Sie dachten. Vielleicht ist Ihre Frustration aber auch berechtigt und stachelt Ihre Motivation an.

➲ **Stellen Sie fest, wo das Problem liegt.** Wahrscheinlich haben Sie – wie die meisten Menschen – in einigen Bereichen besser abgeschnitten als in anderen. Das bedeutet aber noch lange nicht, dass Sie insgesamt schlechter waren. Sehen Sie sich die Bereiche, in denen es mit der Selbstversorgung noch nicht so gut klappt, genauer an. Kommen Sie mit Ihrem Ernährungsplan nicht zurecht? Vergessen Sie, Ihre Tabletten zu nehmen oder Insulin zu spritzen? Oder müssen Sie sich täglich neu zum Sport zwingen?

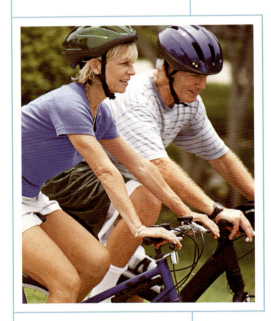

➲ **Suchen Sie nach Lösungen.** Haben Sie Ihre »Problemzonen« einmal gefunden, können Sie nach Lösungen suchen. Warum haben Sie bei einer Aufgabe so große Schwierigkeiten? Wie können Sie das ändern? Wenn z. B. das Essen Ihr Problem ist, sollten Sie mit Ihrem Ernährungsberater einen anderen Plan erarbeiten, der Ihren persönlichen Bedürfnissen und Vorlieben entgegenkommt. Wenn Sie ein Sportmuffel sind, sollten Sie versuchen, eine Sportart zu finden, die Ihnen mehr Spaß macht. Vielleicht gehen Sie nicht so gerne laufen, dafür aber tanzen?

➲ **Suchen Sie Unterstützung.** Den Kampf gegen Diabetes führen Sie nicht alleine. Unterhalten Sie sich mit anderen an Diabetes erkrankten Menschen, um neue Perspektiven zu gewinnen und neuen Mut zu schöpfen. Vielleicht haben Sie Lust, sich einer Diabetesvereinigung anzuschließen (Adressen siehe S. 25); fragen Sie Ihren Arzt, ob er Ihnen eine empfehlen kann. Vielleicht finden Sie auch Hilfe in einem Internet-Chatroom. Bitten Sie Freunde um Unterstützung, z. B. beim Sport. Schließen Sie sich einem Lauftreff oder einer Walkinggruppe an, deren Programm Sie nicht überfordert. Halten Sie sich an ein Ihnen angenehmes Pensum. Scheuen Sie sich auch nicht, mit Ihren Mitstreitern offen über Ihre Erkrankung zu sprechen. Erklären Sie ihnen die Symptome einer eventuellen Unterzuckerung; bitten Sie sie, darauf zu achten und im Notfall entsprechend zu handeln.

⮕ **Behalten Sie Ihr Ziel im Auge.** Konzentrieren Sie sich beim täglichen Umgang mit Diabetes auf den Gewinn an Lebensqualität und nicht auf die negativen Seiten Ihrer Erkrankung (speziell die Spätfolgen). Die Angst vor Folgeerkrankungen ist im Allgemeinen ein weniger effektiver Motivator als das Streben nach Freude, Freiheit und Flexibilität.

Eine Frage der Einstellung

Wenn Sie Diabetes haben, liegen Ihre Ziele scheinbar meilenweit auseinander. Einerseits ist es besonders wichtig, regelmäßige Blutzuckerkontrollen durchzuführen; dabei sind Sie in Ihrer täglichen Routine stark eingeschränkt. Andererseits möchten Sie ein möglichst normales Leben führen. Sollten Sie also immer zuerst an Ihre Krankheit denken, oder sollten Sie sie so weit wie möglich vergessen?

Vermeiden Sie Extreme wie einerseits die Leugnung der Krankheit (typisch nach Stellung der Diagnose) und andererseits die Besessenheit. Bei der Leugnung vernachlässigen Sie viele Aspekte der Selbstversorgung, die Ihre Lebensqualität auf lange Sicht gewährleisten können. Beschäftigen Sie sich jedoch zu stark mit Diabetes, streben Sie verzweifelt nach einer Perfektion, die Sie nie erreichen werden – und vergessen dabei zu leben.

Wie so oft ist auch hier der Mittelweg der richtige. Ein bisschen Nonchalance vertreibt düstere Gedanken an diabetische Spätfolgen, und Sie können sich darauf konzentrieren, das Leben heute zu genießen. Ein bisschen »Besessenheit« andererseits sorgt dafür, dass Sie die Selbstversorgung nicht vernachlässigen. Halten sich diese beiden Sichtweisen die Waage, profitiert die Gesundheit am meisten. Mit welcher Einstellung Sie sich dieser Frage letztendlich nähern, hängt natürlich zu einem Großteil von Ihrer generellen Lebenseinstellung ab. Werden Sie zum realistischen Optimisten!

⮕ **Lernen Sie Gelassenheit.** »Wir sollten den Mut haben, die Dinge zu ändern, die wir ändern können, die Gelassenheit, die Dinge zu akzeptieren, die wir nicht ändern können, und die

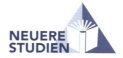

NEUERE STUDIEN

Eine jüngere Studie der American Association of Clinical Endocrinologists an Typ-1-Diabetikern hat herausgefunden, dass Patienten mit einer positiven Einstellung zu Diabetes weniger häufig von physischen und psychischen Erkrankungen betroffen waren als Patienten mit einer negativen Einstellung. Die Wissenschaftler folgerten daraus, dass die jeweilige Einstellung auch enormen Einfluss auf die Spätfolgen hat.

Mit Diabetes leben

Weisheit, das eine vom anderen zu unterscheiden.« Das Sprichwort trifft besonders gut auf Diabetes zu. Es ist wichtig, dass Sie die Verantwortung für Ihre Krankheit übernehmen, doch werden Sie sie nie völlig kontrollieren können.

⮕ **Akzeptieren Sie die Zweideutigkeit.** Vielleicht ringen Sie mit der Frage, ob Sie sich selbst als krank oder als gesund sehen sollten, als abhängig von oder Meister Ihrer Krankheit – aber ist das wirklich so wichtig? Versuchen Sie, Diabetes als Münze mit zwei Seiten zu sehen, und bündeln Sie Ihre Energie nicht zur Definition, sondern zur Bekämpfung Ihrer Erkrankung.

⮕ **Erkennen Sie sich selbst.** Die Frage, wie Sie Diabetes sehen, hängt mit der Frage zusammen, wie Sie sich selbst sehen. Sie sind kein hauptberuflicher Diabetiker, sondern ein Mensch, der liebt, kreativ ist und von anderen Menschen geschätzt wird. Je weniger Sie sich über Ihre Krankheit definieren, desto mehr werden Sie die Maßnahmen, die Sie ergreifen, um diese Krankheit in den Griff zu bekommen, als Steinchen im Mosaik Ihrer Persönlichkeit sehen.

Ein erfülltes Liebesleben

Wenn Sie an die Dinge denken, die Sie im Leben am liebsten mögen, denken Sie wahrscheinlich auch an Sex. Selbst wenn Sie Diabetes haben, steht einem erfüllten Liebesleben nichts im Wege. Sie sollten sich nur einige Aspekte Ihrer Erkrankung bewusst machen, die möglicherweise Einfluss auf Ihre Sexualität haben könnten.

Zunächst sollten Sie sich vor Augen führen, dass Sex durchaus eine Art Sport sein kann, bei dem Sie Kalorien verbrennen. Das bedeutet, dass auch eine Unterzuckerung auftreten kann. Um den Blutzucker stabil zu halten, sollten Sie vor und nach dem Verkehr einen Blutzuckertest machen, um zu sehen, wie Ihr Körper auf diese Art physischer Aktivität reagiert. Wenn nötig, können Sie vorher auch einen kleinen Snack essen.

Nur für Frauen

Die weibliche Sexualität ist schon komplex genug – auch ohne eine chronische Erkrankung. So ist es nicht überraschend, dass Frauen mit Diabetes häufiger von diabetesbedingten sexuellen Problemen betroffen sind als männliche Diabetiker.

Blutzuckerschwankungen Einige Frauen haben festgestellt, dass der Blutzucker ein paar Tage vor Beginn der Monatsblutung recht hoch ist. Wissenschaftler vermuten, dass Schwankungen der weiblichen Sexualhormone (z. B. Östrogen und Progesteron) die Zellen vorübergehend insulinresistenter machen. In diesem Fall sollten Sie die folgenden Maßnahmen ergreifen:

▶ Führen Sie über einige Monate hinweg ein Tagebuch über Ihre Periode, und vergleichen Sie es mit Ihren Blutzuckerwerten. Sollten Sie Zusammenhänge zwischen Blutzuckerspiegel und Monatszyklus erkennen, sprechen Sie mit Ihrem Arzt. Eventuell muss Ihre Medikation geändert werden.

▶ Einige Ärzte glauben, dass der Blutzucker vor der Monatsblutung deshalb höher ist, weil Frauen zu dieser Zeit möglicherweise hormonbedingte Heißhungerattacken haben und mehr essen. Versuchen Sie, trotz prämenstruellem Syndrom (PMS), Ihren Ernährungsplan einzuhalten. Meiden Sie auch Alkohol und Koffein, da sie unangenehme Stimmungsschwankungen noch verstärken.

▶ Wenn Sie die Antibabypille nehmen, sollten Sie Ihren Arzt fragen, welche am besten für Sie geeignet ist. Monophasische orale Kontrazeptiva enthalten feste Mengen Östrogen und Progestativa und scheinen den Blutzucker stabiler zu halten als triphasische orale Verhütungsmittel und solche, die lediglich Progesteron enthalten.

Trockenheit der Scheide Frauen mit Diabetes haben häufig das Problem, dass ihre Scheide bei sexueller Erregung nicht feucht genug wird. Dies ist jedoch nicht nur bei einem hohen Blutzucker der Fall. Probieren Sie es mit Gleitmitteln, die Sie in jeder Apotheke bekommen. Hält das Problem länger an, sollten Sie Ihren Arzt aufsuchen. Eventuell ist Ihr Östrogenspiegel zu niedrig; er kann mit einer speziellen Creme oder einer Hormontherapie erhöht werden. Dies sollten Sie sich jedoch genau überlegen, da die Therapie leider auch zahlreiche Nebenwirkungen haben kann.

Infektionen Ein hoher Blutzucker begünstigt das Wachstum von Pilzen und Bakterien, weshalb Diabetikerinnen häufiger von Pilzinfektionen und Entzündungen der Scheide betroffen sind. Suchen Sie Ihren Arzt auf, falls Symptome wie Ausfluss oder Juckreiz auftreten. Er kann Ihnen Cremes und Antibiotika verschreiben.

Nur für Männer

Auch die männliche Sexualität ist ein komplexer Prozess, an dem Körper und Geist beteiligt sind und der von Diabetes beeinflusst werden kann.

Das Hauptproblem, mit dem Männer konfrontiert werden, sind Erektionsstörungen, d. h. die Unfähigkeit, eine Erektion zu bekommen oder zu halten. Dieses Problem taucht oft mit zunehmendem Alter und keinesfalls nur bei Diabetikern auf. In vielen Fällen ist die Ursache rein körperlich. Bei Diabetes kann eine schlechte Durchblutung die Blutzufuhr zu den Schwellkörpern des Penis behindern, oder neurologische Erkrankungen können die Signalübertragung stören. Die Nerven, die für die Orgasmusfähigkeit zuständig sind, sind selten betroffen. Auch Depressionen und Angst können jedoch Erektionsstörungen verursachen. So können Sie dagegen vorgehen:

➲ **Grenzen Sie das Problem ein.** Sprechen Sie mit Ihrem Arzt über mögliche Ursachen, damit Sie das Problem angehen können. Vielleicht reicht eine einfache Änderung Ihrer Medikation. Viele Medikamente, insbesondere Blutdruckmittel, können die Sexualfunktion beeinflussen. Achten Sie auch auf wiederkehrende Muster: Wenn Sie nur ab und zu Erektionsstörungen haben, hat das Problem eventuell eine psychische Komponente. Wenn die Schwierigkeiten allmählich eintreten und sich im Lauf der Zeit verstärken, liegt vermutlich eine organische Ursache vor.

SCHWANGERSCHAFT UND DIABETES

Ein Baby zu bekommen, wenn Sie an Diabetes leiden, ist sowohl für Sie als auch für Ihr Kind mit Risiken verbunden, doch keinesfalls unmöglich.

Wenn Sie ein Kind bekommen wollen, sollten Sie sich zunächst gründlich auf diabetische Folgeerkrankungen untersuchen lassen, da sich diese Erkrankungen in der Schwangerschaft verschlimmern können. Um Komplikationen zu vermeiden und Ihre eigene sowie die Gesundheit Ihres Kindes zu schützen, müssen Sie sich auf noch engmaschigere Blutzuckerkontrollen einstellen. Bei einer gut eingestellten Diabetikerin treten lediglich in etwa 2–3 % aller Fälle Komplikationen bei der Entbindung auf.

Ein stabiler Blutzucker verhindert auch, dass Ihr Kind vor der Geburt zu stark wächst. Wenn Sie Diabetes Typ 1 haben, werden Sie vermutlich öfter Insulin spritzen müssen; vielleicht kommt nun eine Insulinpumpe für Sie infrage. Wenn Sie Diabetes Typ 2 haben, sind orale Antidiabetika in der Schwangerschaft tabu, und Sie müssen auf Insulin umsteigen. Besprechen Sie sich auch mit Ihrem Ernährungsberater, und vernachlässigen Sie Ihr Sportprogramm in der Schwangerschaft nicht. Dies stärkt Sie für die Wehen und die Entbindung.

◐ **Ziehen Sie Viagra® in Betracht.** Viagra® bewirkt bei etwa 80 % der Männer, die es einnehmen, eine Erektion, die mindestens eine Stunde anhält. Falls Nebenwirkungen wie Kopfschmerzen, ein niedriger Blutdruck oder Durchfall bei Ihnen auftreten, können Sie auch auf ähnliche Mittel zurückgreifen. Kontraindiziert ist Viagra® bei Herzerkrankungen.

◐ **Probieren Sie Alternativen aus.** Wenn orale Medikamente nicht helfen, sollten Sie es mit Alprostadil versuchen. Es entspannt das weiche Muskelgewebe im Penis, um die Durchblutung zu fördern, wird im Gegensatz zu Viagra® jedoch gespritzt. Mittlerweile sind auch andere zu spritzende Medikamente (Papaverin, Phentolamin) erhältlich. Sie können es auch mit einer Vakuumpumpe oder einem Penisimplantat probieren, das mit Luft gefüllt werden kann, wenn eine Erektion gewünscht ist.

Im Krankheitsfall

Krank zu sein ist nie schön, aber bei Menschen mit Diabetes kann eine simple Erkältung den Blutzucker völlig durcheinander bringen und das Risiko kurzfristiger Spätfolgen erhöhen. Deshalb sollten Sie gemeinsam mit Ihrem Hausarzt, Ihrem Endokrinologen und Ihrem Ernährungsberater eine Strategie für den Krankheitsfall entwickeln. So können Schnupfen und Grippe Sie nicht kalt erwischen.

Krankheit ist im Allgemeinen eine Form von Stress, die – ebenso wie emotionaler Stress – die Abwehrkräfte des Körpers beansprucht. Die Leber steigert die Glukoseproduktion, damit dem Körper vermehrt Energie zur Verfügung steht. Gleichzeitig werden Stresshormone freigesetzt, die die Zellen insulinresistenter machen. Der Blutzucker kann sich also dramatisch erhöhen, wenn Sie krank sind. Infolgedessen können weitere ernsthafte Probleme auftreten:

▶ **Ketoazidose** Wenn das zur Verfügung stehende Insulin nicht ausreicht, um Glukose in die Zellen zu transportieren, greift der Körper die Fettreserven an und setzt dabei giftige Ketone frei, die zum diabetischen Koma führen können.

▶ **Hyperosmolares Syndrom** Steigt der Blutzuckerspiegel zu stark an, versucht der Körper, die Glukose mit dem Urin auszuschwemmen. Das kann, v. a. bei Typ-2-Diabetikern, zu ernsthafter Dehydrierung bis hin zum Koma führen.

Um den Blutzuckerspiegel auch im Krankheitsfall stabil zu halten, sollten Sie auf die folgenden Dinge achten:

➲ **Kontrollieren Sie öfter.** Engmaschige Blutzuckerkontrollen sind im Krankheitsfall besonders wichtig; Sie sollten etwa alle 3–4 Stunden einen Test durchführen. Wenn Ihr Blutzuckerspiegel 240 mg/dl übersteigt, sollten Sie auch einen Test auf Azeton im Urin machen (siehe S. 82 f.). Rufen Sie sofort Ihren Arzt an, wenn der Test positiv ausfällt oder der Blutzucker konstant zu hoch ist.

➲ **Essen Sie ausreichend.** Wenn man krank ist, hat man oft keinen Appetit, doch Diabetiker sollten ausreichend essen, um ihren Körper mit genügend Energie zu versorgen. Stellen Sie zusammen mit Ihrem Arzt einen Speiseplan für den Krankheitsfall auf. Bevorzugen Sie Haferflocken, Toast und Suppen, die nährstoffreich, aber magenfreundlich sind. Wenn Sie keinen Appetit auf normale Mahlzeiten haben, sollten Sie mehrmals am Tag kleinere Zwischenmahlzeiten zu sich nehmen.

➲ **Trinken Sie viel.** Der Rat klingt vertraut, ist bei Diabetes jedoch besonders wichtig, da die überschüssige Glukose dem Körper Wasser entzieht, das mit dem Urin ausgeschieden wird. Ernsthafte Dehydrierung kann die Folge sein. Versuchen Sie, etwa alle halbe Stunde eine Tasse Flüssigkeit zu sich zu nehmen (es kann auch Brühe sein). Falls Sie keinen Appetit haben und wenig feste Nahrung zu sich nehmen können, sollten Sie statt reinem Wasser Fruchtsäfte oder Fruchtsaftschorlen trinken, um dem Körper wenigstens einige Kalorien zur Verfügung zu stellen.

➲ **Nehmen Sie Ihre Medikamente.** Wenn Ihr Arzt Ihnen nichts anderes empfiehlt, sollten Sie darauf achten, regelmäßig Ihre Medikamente zu nehmen oder Insulin zu spritzen. Ihr Arzt verschreibt Ihnen vielleicht sogar höhere Dosen Insulin, wenn Sie krank sind; dies hängt jedoch von Ihren jeweiligen Blutzuckerwerten ab. Selbst wenn Sie Diabetes Typ 2 haben und normalerweise kein Insulin brauchen, sollten Sie stets ein kurz wirksames Insulin bereithalten, für den Fall, dass Ihr Arzt es bei einem akut zu hohen Blutzuckerspiegel für nötig hält.

⊃ **Seien Sie vorsichtig mit anderen Medikamenten.** Einige übliche, nicht rezeptpflichtige Erkältungsmittel wie z. B. Nasensprays mit Pseudoephedrin können den Blutzucker erhöhen. Fragen Sie vor der Anwendung Ihren Arzt.

⊃ **Achten Sie auf gefährliche Symptome.** Machen Sie sich mit den Symptomen der Ketoazidose (Magen- und Brustschmerzen, Erbrechen, Atemnot, Schwächegefühl, Schläfrigkeit, fruchtig riechender Atem, verschwommenes Sehen) und der Dehydrierung (extremer Durst, trockener Mund, aufgesprungene Lippen, eingefallene Augen, geistige Verwirrtheit) vertraut. Rufen Sie in diesen Fällen sofort einen Arzt.

Mit Diabetes reisen

Viele Menschen empfinden es als besonderes Vergnügen, wann immer sie wollen ihre Koffer packen zu können und mit dem Auto, der Bahn oder dem Flugzeug zu verreisen. Auch als Diabetiker steht Ihrer Reiselust nichts im Wege. Sie sollten lediglich einige Vorsichtsmaßnahmen ergreifen, um Blutzuckerentgleisungen auf Reisen zu vermeiden.

Planen Sie die Reise im Voraus, und besprechen Sie die Reiseroute mit Ihrem Arzt. Wenn Sie länger verreisen, möchte er Sie vielleicht vorher gründlich untersuchen. Damit die Reise reibungslos verläuft, sollten Sie die folgenden Dinge beachten:

⊃ **Tragen Sie die wichtigen Dinge bei sich.** Wenn Sie mit dem Flugzeug verreisen, sollten Sie Medikamente, Insulin, Spritzen, Teststreifen, Lanzetten und andere Instrumente im Handgepäck mitnehmen, damit sie nicht verloren gehen. Falls das Flugzeug eine größere Verspätung haben sollte, kommen Sie so zudem jederzeit an Ihre wichtigsten Utensilien heran. (Zum Punkt Sicherheitskontrolle siehe S. 230.)

⊃ **Nehmen Sie einen Snack mit.** Für den Notfall sollten Sie auf Reisen auch immer einen Apfel, eine Banane oder einen Müsliriegel bei sich tragen. Füllen Sie aufgebrauchte Vorräte gleich wieder auf.

Mit Diabetes leben

◐ **Bereiten Sie sich auf Sicherheitskontrollen vor.** Bei den verstärkten Sicherheitskontrollen der letzten Zeit sollten Sie sich darauf einstellen, dass Ihr Handgepäck gründlich durchsucht wird. Die Flugsicherheitsbehörden erlauben jedoch, Spritzen mit an Bord zu nehmen, wenn man nachweisen kann, dass man sie im medizinischen Notfall braucht. Ein ärztliches Attest in englischer Sprache hilft, reicht aber oft nicht aus. Die Insulinampullen dürfen nur in ihrer ordnungsgemäßen Verpackung mit Originaletikett mitgeführt werden. Auch Lanzetten darf man mit an Bord nehmen, so lange sie sicher verpackt und Teil eines Blutzucker-Messsets sind, das den Namen des Herstellers trägt. Diese Richtlinien sind Veränderungen unterworfen; es empfiehlt sich also, vor Antritt der Reise bei der jeweiligen Fluggesellschaft anzurufen, damit Sie am Tag der Abreise keine unangenehmen Überraschungen erleben.

◐ **Achten Sie auf die Mahlzeiten.** Erkundigen Sie sich vor Antritt einer längeren Reise bei der jeweiligen Flug- oder Bahngesellschaft nach Spezialmenüs für Menschen mit Diabetes oder Herzerkrankungen. Unterwegs sollten Sie mit dem Spritzen des Insulins so lange warten, bis das Essen tatsächlich serviert wird, um eine eventuelle Unterzuckerung bei Verzögerungen zu vermeiden. Wenn Sie mit dem Auto verreisen, sollten Sie sich mög-

KOFFERPACKEN LEICHT GEMACHT

Kofferpacken stellt für viele Menschen eine Herausforderung dar, aber für Diabetiker ist es meist wirklich schwierig. Die folgenden Tipps können helfen:

◐ Bei Tabletten, Insulin, Teststreifen und Lanzetten gilt: Nehmen Sie die doppelte Menge dessen mit, was Sie zu brauchen glauben. Unterwegs Ersatz zu bekommen, ist meist sehr schwierig.

◐ Wenn Sie Ihre Vorräte unterwegs dennoch auffüllen müssen, sollten Sie sich von Ihrem Arzt alle nötigen Informationen aufschreiben lassen. Auch ein Arztbrief empfiehlt sich, falls Sie auf Reisen doch einmal einen anderen Arzt aufsuchen müssen. Er weiß dann gleich bestens über die Umstände Ihrer Erkrankung Bescheid.

◐ Bitten Sie Ihren Arzt auch um ein Rezept für ein Glukagonset; es enthält eine Notfalldosis eines Hormons, das Ihre Leber dazu veranlasst, Glukose freizusetzen. Im Fall einer Unterzuckerung, bei der Sie bewusstlos sind, sollte Ihnen ein Mitreisender das Hormon spritzen können.

◐ Nehmen Sie nicht nur zum Sport, sondern auch auf Reisen immer ein Kärtchen mit, auf dem die Telefonnummer Ihres Hausarztes steht und dass Sie Diabetiker sind.

lichst an Ihre üblichen Essenszeiten halten. Ist das nicht möglich, sollten Sie stets einen Snack griffbereit haben und auf die Symptome einer Hypoglykämie achten (Nervosität, Schweißausbrüche, Gereiztheit). Wenn Sie merken, dass Sie in den Unterzucker abrutschen, halten Sie sofort an und nehmen Sie eine Tablette oder essen Sie etwas. Warten Sie nach Nachlassen der Symptome mindestens 10–15 Minuten, bevor Sie weiterfahren.

⮕ **Passen Sie sich der Zeit an.** Wenn Sie sich auf Reisen in verschiedenen Zeitzonen bewegen, kann das Ihren Insulin- und Ernährungsplan völlig durcheinander bringen. Durch vorsichtige Umstellungen können Sie das jedoch ausgleichen. Wenn Sie nach Westen reisen, Ihr Tag also länger wird, brauchen Sie vielleicht mehr Insulin. Wenn Sie nach Osten reisen, eventuell weniger. Holen Sie sich vorher Rat bei Ihrem Arzt. Was das Timing der Spritzen und Mahlzeiten betrifft, sollten Sie Ihre Uhr auf Heimatzeit lassen, bis Sie am Zielort angekommen sind. Am Morgen nach Ihrer Ankunft können Sie Uhr und Speiseplan auf die neue Zeit umstellen.

⮕ **Planen Sie Urlaub im Gebirge gründlich.** Dürfen Sie als Diabetiker im Gebirge wandern, Rad oder Ski fahren? Wenn Sie auch hier einige wichtige Vorsichtsmaßnahmen ergreifen, spricht nichts gegen einen »Höhenflug«. Natürlich müssen Sie auch beim Urlaub im Gebirge möglichst häufige Blutzuckerkontrollen durchführen, um eventuelle Entgleisungen zu entdecken und zu behandeln. Unternehmen Sie Touren nicht alleine, damit Ihnen im Notfall jemand helfen kann. Beachten Sie auch, dass sich die Insulinkonsistenz in extremen Höhen verändern kann.

SPORT AUF REISEN

Es ist zwar nicht leicht, unterwegs körperlich aktiv zu sein, aber nicht unmöglich. Planen Sie Ihr Workout im Voraus, und nehmen Sie Gelegenheiten wahr, die sich bieten.

■ Wenn Ihr Hotel keinen Fitnessraum hat, erkundigen Sie sich nach einem örtlichen Fitnessstudio. Vielleicht arbeitet Ihr Hotel mit einem Studio zusammen und bietet günstige Eintrittspreise.

■ Nehmen Sie für alle Fälle bequeme Sachen mit: T-Shirts, Shorts, Socken und Turnschuhe. Vergessen Sie auch Ihre Badehose nicht – vielleicht hat das Hotel einen Pool.

■ Nehmen Sie handliche Sportgeräte mit, die Sie leicht transportieren und in Ihrem Hotelzimmer benutzen können, beispielsweise ein Springseil oder ein Thera-Band®.

■ Wenn Sie auf Geschäftsreise sind, sollten Sie lieber schicke Walkingschuhe als unbequeme Straßenschuhe tragen, damit Sie sich in den Pausen ein wenig bewegen können.

■ Nutzen Sie Verspätungen des Flugzeugs dazu, z. B. eine kleine Walkingsession auf dem Flughafengelände einzulegen. Meiden Sie Rolltreppen – gehen Sie stattdessen lieber zu Fuß.

10

Zukunfts-
perspektiven

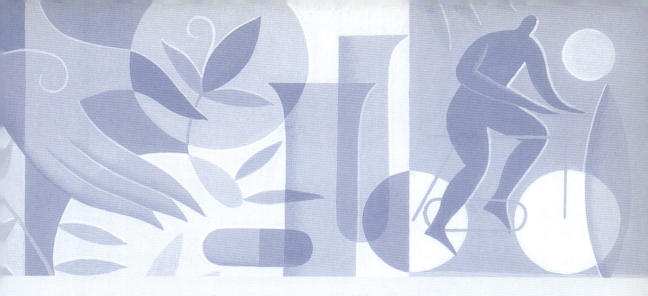

Ein Heilmittel für Diabetes gibt es zwar noch nicht, doch wenn die Forschung weiter so rasante Fortschritte macht, ist es bald mehr als bloße Zukunftsmusik. Man hat inzwischen neue Erkenntnisse über die Krankheit, ihre Ursachen sowie die Medikamente und Operationen, mit denen man sie behandeln kann. Die Entwicklung eines Insulininhalators steht kurz vor ihrem Abschluss – ebenso ein Apparat, der einer künstlichen Bauchspeicheldrüse gleichkommt, und Inselzellentransplantate.

Zukunftsperspektiven

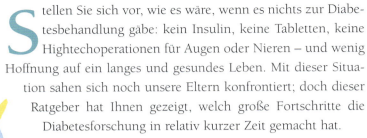

Stellen Sie sich vor, wie es wäre, wenn es nichts zur Diabetesbehandlung gäbe: kein Insulin, keine Tabletten, keine Hightechoperationen für Augen oder Nieren – und wenig Hoffnung auf ein langes und gesundes Leben. Mit dieser Situation sahen sich noch unsere Eltern konfrontiert; doch dieser Ratgeber hat Ihnen gezeigt, welch große Fortschritte die Diabetesforschung in relativ kurzer Zeit gemacht hat.

Mit zunehmendem Auftreten der Krankheit ist es immer dringlicher geworden, Diabetes zu verstehen und effektive neue Behandlungsformen zu finden. Dies hat zur Folge, dass die Zukunft der Diabetesversorgung heute rosiger aussieht als jemals zuvor. Ein Großteil der Behandlung liegt zwar nach wie vor in der Hand der Patienten; es werden jedoch ständig neue Geräte entwickelt, die die Selbstversorgung vereinfachen. Allein in den letzten 5 Jahren haben die Wissenschaftler auf den folgenden Gebieten enorme Erfolge erzielt:

▶ bei der Entwicklung neuer Medikamente, die als Tabletten eingenommen werden können;
▶ bei der Entwicklung neuer Insulinarten, die den Blutzucker auf jeweils ganz unterschiedliche Arten stabilisieren, sowohl im Lauf des Tages als auch nach den Mahlzeiten; dazu gehören auch neue Langzeitinsuline, die über 24 Stunden hinweg gleichmäßig aktiv bleiben, ebenso wie Insuline, die sehr kurz wirksam sind;
▶ bei der Entwicklung neuer Blutzucker-Selbsttestgeräte wie z. B. der Laserlanzette, die eine Blutzuckermessung ohne das Stechen in den Finger o. Ä. erlauben, oder von Geräten, die am Handgelenk getragen werden und den Blutzucker mittels eines elektrischen Stroms messen.

Viel versprechende Weiterentwicklungen

Nur wenige medizinische Fortschritte werden zufällig erzielt. Meist basieren sie auf der Arbeit früherer Entdeckungen. Das bedeutet, dass sich die Wissenschaftler im Allgemeinen nicht auf ihren Lorbeeren ausruhen, sondern weiterforschen, um neue Erkenntnisse zu gewinnen. Auf die folgenden Fortschritte dürfen wir in den kommenden Jahren gespannt sein:

Neue Insuline »Jahrzehntelang hatten wir kein gutes Basalinsulin«, sagt Dr. Richard Hellman, Professor für Endokrinologie an der Universität von Missouri in Kansas City. »Nun haben wir eines.« Dr. Hellman spricht von dem Langzeitinsulin Glargine, das seit einiger Zeit auch im deutschsprachigen Raum auf dem Markt ist. »Bald wird es sicher noch weitere dieser Insuline geben – und sei es nur, weil die Pharmaindustrie ihre Marktanteile in diesem Bereich ausdehnen will.« Das bedeutet, dass die Patienten eine größere Auswahl haben; die Konkurrenz hält den Preis der Medikamente zudem relativ gering.

Schmerzlosere Blutzuckermessungen Die Pharmaindustrie arbeitet derzeit an verschiedenen Möglichkeiten, den Blutzucker zu messen, ohne dass die Patienten sich in den Finger stechen müssen. Eine dieser Möglichkeiten ist das Analysieren der so genannten interstitiellen Flüssigkeit – sie umgibt die Zellen knapp unterhalb der Hautoberfläche. Die Blutzuckermessungen mit interstitieller Flüssigkeit sind zwar nicht eins zu eins auf Blutzuckermessungen mit Blut übertragbar, können jedoch umgerechnet werden. Momentan wird ein Gerät klinisch getestet, das mittels eines Lasers mikroskopisch kleine Löcher in die Haut bohrt, durch die die interstitielle Flüssigkeit in das tragbare Messgerät gelangt. Eine andere in den USA entwickelte Methode, das SonoPrep Continuous Glucose Monitoring System, durchbricht die Haut mittels Ultraschall und ermöglicht es so einem zweiten Gerät, das auf die Haut gedrückt wird, die Flüssigkeit zu entnehmen. Das wirkliche Ziel ist jedoch ein nicht invasives Blutzuckermessgerät. Die Forschung arbeitet an einer Methode, bei der ein Lichtstrahl das dünne Gewebe z. B. eines Fingers oder Ohrläppchens durchleuchtet und den Blutzucker durch eine Lichtspektrumanalyse des Blutes misst.

Neue Behandlungsstandards Welche Fortschritte die Forschung auch immer bei der Behandlung der diabetischen Spätfolgen macht – die wichtigste vorbeugende Maßnahme ist und bleibt eine möglichst engmaschige Blutzuckerkontrolle. Aus diesem Grund tendieren Ärzte mittlerweile dazu, die Behandlungsstandards bei Diabetes anzuheben. Wie die amerikanische hat auch die Deutsche Diabetesgesellschaft (DDG) den Wert des Nüchtern-Blutzuckers, bei dem die Diagnose Diabetes gestellt wird, von 140 mg/dl auf 126 mg/dl gesenkt. Beide Gesellschaften empfehlen auch, den HbA_{1C}-Zielwert von 7 auf 6,5 % zu

Zukunftsperspektiven

senken. Das ist nicht nur eine Sache der Definition, denn ein und sei es auch noch so geringerer HbA_{1C}-Wert, der durch Ernährung und Bewegung erzielt wird, kann selbst die aufregendsten neuen Medikamente und Therapien potenziell überflüssig machen.

Die Zukunft der Insulinversorgung

Wenn Sie Insulin brauchen, wünschen Sie sich wahrscheinlich v. a. eine Möglichkeit, es ohne Spritzen in Ihren Körper zu bekommen. Die Wissenschaft arbeitet hart an dieser schwierigen Aufgabe, denn immerhin stellt Spritzen seit über 80 Jahren den einzigen Weg dar, dem Körper von außen Insulin zuzuführen. Derzeit sieht es so aus, als ob der Forschung bald ein Durchbruch auf diesem Gebiet gelingen könnte.

Im Lauf der Jahre sind einige Alternativmethoden zu Spritzen (Augentropfen, Zäpfchen, Wachskügelchen unter der Haut) ausprobiert worden – allerdings ohne Erfolg. Im Moment befindet sich ein weiteres, recht viel versprechendes System in der Endphase klinischer Tests, das die Zulassung auch auf dem deutschen Markt anstrebt.

Einfach durchatmen Der Zulassung am nächsten ist ein Insulin in Pulverform, das mithilfe eines Inhalators eingeatmet wird und durch das permeable Lungengewebe in den Blutkreislauf gelangt. Der Inhalator ähnelt den Geräten, die bei Asthma bronchiale eingesetzt werden. Das Gerät ist effektiv und vielfach an Versuchspersonen getestet. Untersuchungen ergaben, dass bei Typ-1-Diabetikern das inhalierte Insulin den Blutzucker ebenso gut regulieren konnte wie kurz wirksames gespritztes Insulin. Auch bei Patienten mit Diabetes Typ 2, die vorher nur orale Antidiabetika genommen hatten, konnte die Blutzuckerkontrolle verbessert werden. Es tauchte allerdings auch eine Schwierigkeit auf: Einige Versuchspersonen hatten nach Benutzung des Inhalators eine schlechtere Lungenfunktion, andere entwickelten einen milden bis gemäßigten Husten. »Das Gerät ist schon sehr gut, aber die Forschung zieht sich hin, da noch nach möglichen Neben-

WUSSTEN SIE DAS

Das größte Problem bei Insulininhalatoren ist, dass es 90 % des Medikaments gar nicht bis zur Lunge schaffen, sondern in der Luftröhre haften bleiben. Dies macht eine höhere Dosis an Insulin notwendig.

wirkungen für die Lunge gesucht wird«, so Dr. Carol J. Levy vom New York Presbyterian Hospital. Die Zulassung könnte jedoch schon 2003 erteilt werden.

Insulin zum Schlucken Bislang ist es den Forschern nicht gelungen, eine Insulintablette zu entwickeln, da das Hormon im Verdauungsprozess aufgespalten wird, bevor es in den Blutkreislauf gelangen kann. Eine Möglichkeit, diese Schwierigkeit zu bewältigen, wird jedoch sowohl in den USA als auch in Europa erforscht: Hierbei ist der Wirkstoff von einer Plastikhülle umgeben, die sich erst auflöst, wenn das Medikament bereits im Blutkreislauf ist. Man versucht auch, durch ein Insulinspray oder -pflaster den Magen-Darm-Trakt ganz zu umgehen.

Moleküle als Boten Am ferneren Horizont zeigt sich auch die Möglichkeit, Designermoleküle, so genannte Nanoshells, als Insulinträger zu nutzen. Die winzigen Hohlräume bestehen aus Kieselerde mit einer Goldummantelung. Beim Spritzen werden die Nanoshells mittels eines Infrarotlasers erhitzt und setzen kleine Mengen an Insulin frei. Theoretisch kann jede Nanoshell-Spritze mehrere Monate lang Insulin zur Verfügung stellen.

Der Kampf gegen die Krankheit

Über Diabetes und seine Vorbeugung gibt es noch viel zu lernen. Bei Diabetes Typ 2 etwa ist noch unklar, wie der Körper insulinresistent wird oder warum Übergewicht in einem so engen Zusammenhang mit der Erkrankung steht. Bei Diabetes Typ 1 liegt der Einfluss der Umgebung noch weitgehend im Dunkeln.

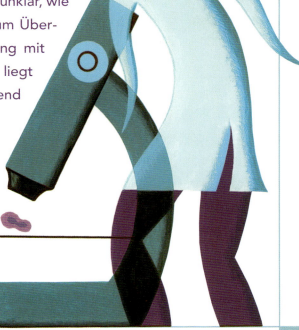

Mit den folgenden Methoden versuchen die Wissenschaftler, die Ursprünge der Krankheit zu klären und ihre Vorbeugung und Behandlung voranzutreiben.

Look AHEAD In den nächsten 10 Jahren führen Wissenschaftler 16 verschiedener US-amerikanischer Institute mit finanzieller Unterstützung der nationalen Gesundheitsämter

Zukunftsperspektiven

die so genannte Look-AHEAD-Studie durch (**A**ction for **Hea**lth in **D**iabetes). Bei der Studie wird ein intensives Lebensumstellungsprogramm, das speziell auf eine Gewichtsreduzierung abzielt, mit einer allgemeineren Diabetesbehandlung verglichen. Sie wird an über 45-jährigen Typ-2-Diabetikern durchgeführt und soll die größte ihrer Art werden.

Insulin unterstützen Wie engmaschig die Blutzuckerkontrollen auch sind – bei Diabetikern, die Insulin spritzen müssen, schwankt der Blutzuckerspiegel. Hier kommt nun Amylin ins Spiel, ein Hormon, das von den Betazellen der Bauchspeicheldrüse zur gleichen Zeit wie Insulin ausgeschüttet wird. Bei Typ-1-Diabetikern und insulinpflichtigen Typ-2-Diabetikern liegt meist ein Mangel an Amylin vor. Deshalb haben Wissenschaftler versucht, den Blutzuckerspiegel mit einem synthetisch hergestellten Ersatzamylin, dem so genannten Pramlintid, zu stabilisieren. Es scheint durch die Unterdrückung eines anderen Hormons (Glukagon) zu wirken, das den Blutzucker erhöht und die Verdauung verzögert, indem es den Nahrungstransport vom Magen zum Dünndarm verlangsamt. In einer jüngeren Ein-Jahres-Studie an 538 Typ-2-Diabetikern konnten diejenigen, denen Pramlintid zu den Mahlzeiten gespritzt wurde, ihren HbA_{1C}-Wert ohne Änderung der Insulindosis oder Anfälle von Unterzuckerung senken – und nahmen dabei noch ab.

Diabetes verhindern Tierversuche haben gezeigt, dass zweimal täglich eingenommene Insulintabletten Diabetes Typ 1 bei Risikogruppen verhindern können. Eine groß angelegte Studie (*Diabetes Prevention Trial – Type 1*, siehe Kasten) hat dies vor kurzem an etwa 400 Personen getestet. Das Ergebnis: Es funktioniert nicht. Dennoch arbeitet die Forschung weiter daran, durch zusätzliche Insulingaben das Immunsystem davon abzuhalten, die Bauchspeicheldrüse anzugreifen. (Die Insulintabletten des Experiments sollten nicht den Blutzucker senken.) Eine neue Phase der Studie testet den Prozess bei Menschen mit geringerem Diabetesrisiko; Ergebnisse sind 2004 zu erwarten.

EINE DIABETESVORHERSAGE

Ein viel versprechendes Ergebnis der amerikanischen Studie *Diabetes Prevention Trial – Type 1* ist, dass an der Entwicklung von Diabetes Typ 1 bestimmte Antikörper beteiligt sind, die als HLA (**h**umane **L**eukozyten**a**ntigene) bekannt sind. Die meisten HLA schützen den Körper, einige scheinen Produkte der Langerhans-Inseln wie z. B. Insulin anzugreifen. »Indem wir uns bestimmte Antigene ansehen, können wir heute mit größerer Präzision vorhersagen, ob jemand innerhalb der nächsten 3 Jahre an Diabetes Typ 1 erkranken wird«, erklärt Dr. Richard Furlanetto, wissenschaftlicher Leiter der Juvenile Diabetes Research Foundation (JDRF).

Ähnliche Tests werden mit modifiziertem Insulin durchgeführt. »Im Grunde suchen wir nach einem Diabetesimpfstoff«, sagt Dr. Furlanetto von der Juvenile Diabetes Research Foundation.

Medikamenten ihr Geheimnis entlocken Es kann vorkommen, das Wissenschaftler von einem bestimmten Medikament nicht wissen, wie es wirkt – nur dass es wirkt. Doch die Wirkung eines Medikaments kann Hinweise auf die Mechanismen der Krankheit selbst geben. Bei Diabetes Typ 2 sind die Wissenschaftler besonders an Thiazolidinedionen (Glitazonen) interessiert; sie senken den Blutzucker, indem sie die Zellen für Insulin empfänglicher machen. »Insulinresistenz ist ein Schlüsselmerkmal bei Typ-2-Diabetes«, so Dr. Furlanetto. »Glitazone sind interessant, weil sie sich auf alle Zellen – sowohl auf Fettzellen als auch auf die Zellen in Leber und Muskeln – günstig auswirken.« Auf Basis der Glitazone könnten in Zukunft sogar noch wirksamere Medikamente gegen Diabetes Typ 2 entwickelt werden

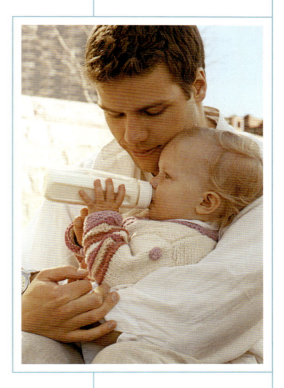

Nach Auslösern suchen Wenn die Entstehung von Diabetes Typ 1 nur zur Hälfte genetisch bedingt ist, muss die Krankheit noch andere auslösende Faktoren haben. Eine Theorie besagt, dass der Verzehr von Kuhmilch in frühen Jahren Kinder anfälliger für Diabetes macht, wahrscheinlich aufgrund ähnlicher Eiweißstrukturen in der Milch und in den Betazellen des Pankreas. Eine europäische Studie, die so genannte TRIGR (**T**rial to **R**educe Diabetes **i**n the **G**enetically At-**R**isk), stellt gerade Untersuchungen zu diesem Thema an: Sie verfolgt die Diabetesrate bei Kindern, die in den ersten sechs Lebensmonaten gestillt werden, und bei Kindern, die mit Kuhmilch gefüttert werden. Das vorläufige Ergebnis: Die gestillten Kinder haben ein wesentlich geringeres Diabetesrisiko. Andere Studien beschäftigen sich mit der Frage, ob Coxsackieviren Diabetes Typ 1 auslösen.

Genetische Ursachen klären Die Wissenschaft macht ebenfalls Fortschritte bei der Frage, welche Gene für Diabetes verantwortlich sind, die Insulinproduktion regeln oder diabetische Folgeerkrankungen auslösen. Ein internationales Team von Wissenschaftlern, das Type 1 Diabetes Genetics Consortium,

Zukunftsperspektiven

sammelt und analysiert derzeit genetische Daten von Familien rund um die Welt, die auf Diabetes Typ 1 hinweisen. Ähnliche Studien werden bei Diabetes Typ 2 durchgeführt. Auch die Rolle der Gene bei diabetesbedingten Schädigungen der Nieren wird erforscht, da auch sie familiär gehäuft aufzutreten scheinen.

Sind die genetischen Ursachen für Diabetes erst einmal geklärt, kann das unschätzbare Vorteile für die Entwicklung neuer Medikamente und Therapien haben. Wissenschaftler des Joslin Diabetes Center in Boston z. B. ließen vor kurzem verlauten, dass ihnen die Isolierung und Klonung des dritten von drei Genen gelungen sei, die vermutlich für die Insulinproduktion in den Betazellen verantwortlich sind. Man glaubt nun, dass diese Gene auch andere Zellen dazu veranlassen könnten, Insulin zu produzieren, und dass sie Typ-1-Diabetikern als Betazellenersatz implantiert werden könnten.

Peptide erforschen Peptide, Spaltprodukte des Eiweißabbaus, helfen bei der Regulierung zahlreicher Körperprozesse, die auch bei Typ-1-Diabetes beteiligt sind. Wissenschaftler arbeiten momentan an Diabetestherapien auf Peptidbasis. Ein Medikament (DiaPep277) wehrt Angriffe auf die Bauchspeicheldrüse ab, indem es Zytokine freisetzt. Diese Hormone steuern die Zellen des Immunsystems und scheinen den Verlauf der Krankheit aufzuhalten. Bei Tierversuchen und vorläufigen Studien an Menschen konnte DiaPep277 die Insulinfunktion aufrechterhalten, ohne dabei das Immunsystem insgesamt zu schwächen.

Den Verlauf der Krankheit aufhalten T-Zellen unterstützen den Körper beim Kampf gegen Eindringlinge. Wenn sie sich jedoch aus bisher unbekannten Gründen gegen die eigenen Zellen wenden, können sie u. a. auch Diabetes Typ 1 verursachen. Um dies zu verhindern, behandelten Wissenschaftler zwölf Patienten, bei denen vor kurzem die Diagnose Diabetes gestellt wurde, mit Antikörpern, die die T-Zellen unterdrücken. Die Ergebnisse vom Mai 2002: Nach 14-tägiger Behandlung konnten neun der Versuchspersonen ihre Insulinproduktion innerhalb eines Jahres aufrechterhalten oder sogar verbessern. Die meisten Typ-1-Diabetiker haben bei der Diagnosestellung bereits 80 % ihrer Betazellenfunktion eingebüßt. Die Wissenschaftler hoffen, durch die Behandlung der T-Zellen die restlichen 20 % der Funktion erhalten zu können – was erheblich zur Blutzuckerkontrolle beitragen würde.

Leichter abnehmen

Die Gewichtskontrolle ist ein wichtiger Faktor bei der Behandlung von Diabetes Typ 2, doch viele der beteiligten Mechanismen – Regulierung des Appetits, Stoffwechsel und Fettansammlung – sind bislang nur unzureichend geklärt. Da die Diabetesrate proportional zur Übergewichtsrate steigt, gibt es mittlerweile viele Förderprogramme, u. a. auch der Krankenkassen, zur Gewichtsabnahme. Aber auch die Wissenschaft arbeitet an zahlreichen neuen Maßnahmen zur Gewichtsreduzierung.

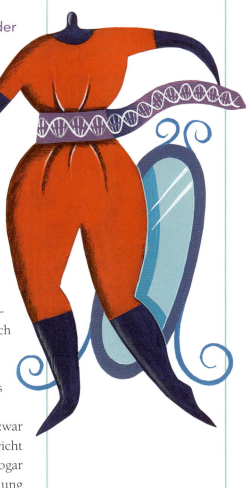

Die Hauptprinzipien des Gewichtsverlusts bleiben die gleichen: Um abzunehmen, müssen Sie mehr Kalorien verbrennen, als Sie aufnehmen. Vielen Menschen fällt dies jedoch schwer, da der Körper darauf programmiert zu sein scheint, das Gewicht zu halten. Zahlreiche Forschungsansätze versuchen, diesen inneren Kontrollmechanismus des Körpers zu verstehen. Hier einige Ergebnisse:

»**Fettgene**« Was Sie tun (oder nicht tun), beeinflusst zwar Ihr Gewicht, es ist jedoch auch offensichtlich, dass Übergewicht familiär gehäuft auftritt. Schätzungen zufolge sind sogar 40–70 % der Merkmale wie z. B. Körpermasse und Fettbildung im Darm genetisch bestimmt. Mittlerweile ist das menschliche Genom entschlüsselt, und die Wissenschaftler versuchen, die für Übergewicht verantwortlichen Gene einzukreisen. Eine aufregende Entdeckung war die eines genetischen Defekts, der die Produktion eines ebenfalls neu entdeckten appetitregulierenden Hormons namens Leptin hemmt. Nun untersuchen die Wissenschaftler Gencluster an zwei verschiedenen Chromosomen, die die genetische Information für abdominales Fett und Insulinresistenz tragen. Sie hoffen herauszufinden, wie die Gene interagieren, und neue Medikamente gegen die genetisch bedingte Fettbildung entwickeln zu können.

Leptin Genetische Defekte haben jedoch vermutlich nicht den wichtigsten Einfluss auf Leptin. Vielen übergewichtigen Menschen steht Leptin sogar im Überfluss zur Verfügung, sie

Zukunftsperspektiven

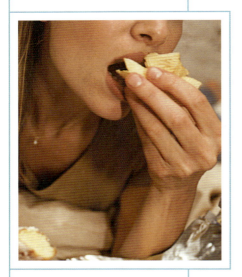

scheinen allerdings nicht von seiner Fähigkeit, dem Gehirn das Signal »satt« zu geben, zu profitieren. Wissenschaftler beginnen mittlerweile zu ahnen, warum das so ist. Es ist ihnen gelungen, ein Eiweiß zu identifizieren, das den Signalprozess des Leptins zu regulieren scheint. Das Eiweiß hat zwei wichtige Wirkungen: Es hält Labormäuse schlank, auch wenn sie mit hochkalorischer Kost gefüttert werden, und es erhöht die Insulinempfänglichkeit.

Dies macht das Protein mit dem klangvollen Namen PTP1B (**P**rotein **T**yrosine **P**hosphatase 1B) zu einem mächtigen Verbündeten im Kampf gegen Übergewicht und Diabetes Typ 2. Leider liegen bislang nur Ergebnisse aus Tierversuchen vor.

Appetitzügler Jeder träumt von einer sicheren Pille, die wie auf Knopfdruck den Appetit abschaltet. Es ist jedoch unwahrscheinlich, dass ein einzelner chemischer Bestandteil dies bewirken könnte, da der Appetit durch einen komplexen biochemischen Prozess geregelt wird. Dennoch arbeiten Forscher unermüdlich daran, diesen Prozess zu entschlüsseln.

Ein wichtiger Faktor ist ein Molekül namens OEA (**O**leyleth-**A**nolamid). Beim Essen steigt der OEA-Spiegel im Darm. Wissenschaftler glauben, dass das Molekül Sattheitsgefühle auslöst, die am Weiteressen hindern. Bei Versuchen an der Universität von Kalifornien gab man Ratten OEA, die daraufhin weniger aßen und abnahmen. Ein chemisch verwandter Stoff, der von einem französischen Pharmaunternehmen entwickelt wurde, wird derzeit an Menschen getestet.

Ein weiterer Stoff, der Einfluss auf den Appetit zu haben scheint, ist das so genannte C75. Er wirkt sich auf mehrere Chemikalien im Gehirn gleichzeitig aus. Übergewichtige Laborratten, denen man C75 injizierte, aßen weniger, sogar nach einer Fastenzeit. C75 scheint darüber hinaus den Stoffwechsel anzuregen und für einen höheren Kalorienverbrauch zu sorgen. Ergebnisse von an Menschen durchgeführten Tests sind innerhalb der nächsten 3 Jahre zu erwarten.

Die Rolle des Gehirns Auch Drogen wie z. B. Heroin zügeln den Appetit und bewirken einen Gewichtsverlust. Obwohl die Zerstörung des eigenen Körpers und Geists wohl kaum der richtige Weg zu einem gesunden Leben sein kann, haben sich Wissenschaftler die Verbindung zwischen Gewichtsabnahme und

Drogen zunutze gemacht. Von besonderem Interesse ist dabei Dopamin; der Neurotransmitter wird ausgeschüttet, wenn wir Triebe wie den Sexualtrieb oder Hunger befriedigen. Hirnforscher haben nun herausgefunden, dass übergewichtige Menschen weniger Dopaminrezeptoren haben. Die Wissenschaftler vermuten, dass Menschen, die zu viel essen, eine größere Stimulierung brauchen, bevor sich Befriedigung einstellt. Damit ist impliziert, dass auch andere Aktivitäten, die die Dopaminausschüttung im Gehirn ebenfalls anregen, beispielsweise Bewegung, Heißhunger stillen können.

Zudem sind bei übergewichtigen Menschen Bereiche des Gehirns, die mit der Nahrungsaufnahme zusammenhängende Sinneseindrücke von Mund, Lippen und Zunge verarbeiten, aktiver als bei normalgewichtigen Menschen. Dies eröffnet die Möglichkeit, dass Medikamente, die die Nahrung weniger schmackhaft machen, übergewichtigen Menschen helfen können.

Spätfolgen vorbeugen

Wenn Sie die richtigen Maßnahmen ergreifen, sind Ihre Chancen, diabetesbedingte Folgeerkrankungen zu vermeiden, recht hoch – auch ohne die Hilfe des medizinischen Fortschritts. Die meisten Untersuchungen konzentrieren sich auf den Zusammenhang zwischen engmaschiger Blutzuckerkontrolle und Senkung des Spätfolgenrisikos. Die Forschung sucht aber ebenfalls nach neuen Wegen, die Spätfolgen auch bei Blutzuckerschwankungen zu minimieren.

Diese neuen Wege sind potenziell bedeutsam, da viele Diabetiker – insbesondere Typ-2-Diabetiker, bei denen die Krankheit oft schleichend verläuft – bereits Folgeerkrankungen zur Zeit der Diagnosestellung aufweisen.

Schutz für die Augen
Der allmähliche Verlust der Sehfähigkeit bis hin zur Erblindung ist die Spätfolge, vor der das Gros der an Diabetes erkrankten Menschen am meisten Angst hat. Ein stabiler Blutzucker kann

Zukunftsperspektiven

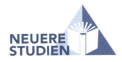

NEUERE STUDIEN

Diabetes und Herzerkrankungen hängen so eng miteinander zusammen, dass ein hoher Insulinspiegel im Blut als Hinweis auf Herz-Kreislauf-Erkrankungen gilt. Nun hat eine wissenschaftliche Studie ergeben, dass ein Molekül namens Proinsulin (eine Vorstufe des Insulins) eine mögliche Herzerkrankung sogar noch deutlicher anzeigt. Als Wissenschaftler der Universität von Kalifornien in San Diego 1456 Personen untersuchten, fanden sie heraus, dass ein erhöhter Proinsulinspiegel die Wahrscheinlichkeit einer Herzerkrankung verdoppelt, sogar bei Nichtdiabetikern. Ein Proinsulintest zur Diagnose von Herzerkrankungen wird derzeit entwickelt.

das Risiko einer Augenerkrankung um 76 % senken. Und die Forschung arbeitet weiter daran, diabetesbedingte Schädigungen der Augen zu verhindern:

Gene gegen Blindheit Neben konventionellen Operationen und der Lasertherapie wird Wissenschaftlern zufolge vielleicht auch bald eine Gentherapie zur Behandlung der diabetischen Retinopathie eingesetzt. An Mäusen wurde dieses Verfahren bereits getestet: Es konnte retinopathieähnliche Blutgefäßwucherungen im Augenbereich um 90 % verringern. Eines der Gene, die die Wissenschaftler einsetzten, regt den Körper zur Produktion von Endostatin an, einer Substanz, die das abnorme Blutgefäßwachstum bei Tumoren hemmt. Ein anderes Gen transportiert den Code für den so genannten PEDF (**P**igment **E**pithelium-**d**erived **F**actor), ein Protein, das im Auge für das Überleben der Netzhautzellen verantwortlich ist. Wie sicher diese Verfahren beim Menschen sind, ist bislang noch unklar.

ACE-Hemmer ACE-Hemmer werden bereits zur Behandlung von Bluthochdruck eingesetzt; sie scheinen jedoch auch die Insulinempfänglichkeit zu steigern und sich positiv auf die Nierenfunktion auszuwirken. Jetzt haben Wissenschaftler herausgefunden, dass ACE-Hemmer auch die Durchblutung der Augen fördern. Rechtzeitig eingesetzt können sie das Risiko einer Augenerkrankung deutlich senken.

Medikamente gegen Enzyme Ein hoher Blutzuckerspiegel kann dann Probleme bereiten, wenn der Blutzucker in eine Substanz namens Sorbitol umgewandelt wird – eine modifizierte Form von Glukose, die besonders zur Ansammlung im Gewebe neigt. Im Augenbereich kann Sorbitol zu einer verschwommenen Sicht führen, im neurologischen Bereich zu Wasseransammlungen in den Nervenzellen, die zu Schwellungen und damit zu Störungen führen. Studien zufolge beschleunigt ein Enzym namens Aldose-Reduktase die Umwandlung von Blutzucker in Sorbitol; derzeit arbeitet man an der Entwicklung eines Medikaments, das das Enzym unschädlich macht.

Hilfe von Kopf bis Fuß

Vom Herz über die Nieren zu den Füßen – in diesen Bereichen macht die Wissenschaft momentan die vielversprechendsten Fortschritte, um diabetische Folgeerkrankungen behandeln oder sogar ganz vermeiden zu können.

Medikamente mit doppelter Wirkung Auch die Thiazolidinedionen oder Glitazone scheinen unerwartet positive Nebenwirkungen zu haben. Sie machen die Zellen nicht nur empfänglicher für Insulin und schützen Nieren und Augen vor den schädlichen Folgen des Bluthochdrucks, sie entspannen Studien zufolge auch das Endothelium, eine Zellschicht an den Herzgefäßwänden. Damit könnten Glitazone nicht nur zur Blutzuckerregulierung, sondern auch bei Herz-Kreislauf-Erkrankungen eingesetzt werden.

Wachstumshormone Untersuchungen haben ergeben, dass Wachstumshormone diabetesbedingte Nierenschädigungen auslösen können. In einer Studie z. B. entwickelten an Diabetes erkrankte Labormäuse, deren Zellen genetisch darauf programmiert worden waren, nicht auf Wachstumshormone zu reagieren, keine Nierenerkrankung. Nun arbeiten die Wissenschaftler an einem Medikament, das – wenn eine ernsthafte Erkrankung es notwendig macht – Wachstumshormone hemmt, indem es dessen Platz in den Zellen blockiert. Es ist mittlerweile auch wissenschaftlich belegt, dass Antagonisten der Wachstumshormone diabetische Augenerkrankungen verhindern können.

AGE-Hemmer Ein weiterer Prozess, der zu diabetischen Folgeerkrankungen beiträgt, ist eine Versteifung des Gewebes, die bei fortschreitender »Verzuckerung« auftritt. Sie wird v. a. durch AGEs (**A**dvanced **g**lycation **e**nd products) ausgelöst – diese Strukturen entstehen, wenn sich der Zucker mit Aminosäuren verbindet. Die AGEs sind an beinahe jeder diabetischen Folgeerkrankung beteiligt (Retinopathie, neurologische Erkrankungen, Bluthochdruck, Fußgeschwüre, Herz-Kreislauf-Erkrankungen). Sie einzudämmen, ist schon seit langem Hauptaufgabe der Forschung. Einige chemische Substanzen schienen zunächst viel versprechend, doch wenige waren sowohl wirksam als auch sicher. Die Arbeit an AGE-Hemmern und ähnlichen Medikamenten wird jedoch unermüdlich fortgeführt.

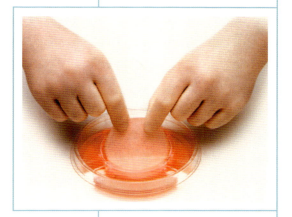

Hautsubstitute Obwohl andere Spätfolgen des Diabetes schlimmer erscheinen, treten schlecht heilende offene Geschwüre an den Füßen am häufigsten auf. Eine Behandlungsmöglichkeit sind Hauttransplantationen, bei denen jedoch eine Narkose notwendig ist und

> **Zukunftsperspektiven**

die oft Infektionen und Narbenbildungen zur Folge haben. Dies kann durch eine neue Therapieform umgangen werden, bei der biologische Hautsubstitute zum Einsatz kommen. Diese Produkte der Biotechnologie enthalten die Bestandteile der Haut (wie z. B. Kollagen und andere Proteine) und verwachsen allmählich mit dem Eigengewebe. Auf diese Weise beschleunigen sie den Heilungsprozess enorm. Einige Hautsubstitute sind bereits auf dem Markt; fragen Sie Ihren Arzt danach.

Heilungschancen für das Pankreas

Ob Sie an Diabetes Typ 1 oder Typ 2 erkrankt sind – Ihr Hauptproblem ist die Bauchspeicheldrüse. Entweder hat sie ihre Funktion völlig eingestellt (bei Diabetes Typ 1) oder sie ist zumindest stark beeinträchtigt (bei Diabetes Typ 2). Mit fortschreitendem Typ-2-Diabetes verschlimmert sich der Zustand des Pankreas – insbesondere der Insulin produzierenden Betazellen. Das wirft die Frage auf: Kann man die Bauchspeicheldrüse wieder funktionsfähig machen?

Pankreas-Transplantationen sind nicht neu, werden jedoch relativ selten durchgeführt. Zum einen stößt der Körper Fremdgewebe häufig ab, was bedeutet, dass die Patienten Medikamente nehmen müssen, die das Immunsystem unterdrücken. Zum anderen stehen jährlich etwa einer Million Typ-1-Diabetiker, für die eine Operation infrage käme, nur etwa zwischen 1000 und 3000 Spenderorgane gegenüber. Glücklicherweise gibt es mittlerweile auch Alternativen.

Inselzellentransplantate

Es besteht eigentlich kein Grund, die gesamte Bauchspeicheldrüse zu ersetzen, die neben Insulin auch andere Hormone und Verdauungsenzyme produziert, wenn nur die Betazellen nicht mehr richtig funktionieren. Deshalb kam man auf Inselzellentransplantate, bei denen man Ansammlungen bestimmter Zellen, die die Bauchspeicheldrüse durchsetzen – darunter auch die Betazellen –, transplantiert.

Die Transplantation wurde erstmals in den 1970er-Jahren an Tieren erprobt und wird seit einiger Zeit auch bei Menschen durchgeführt. Mittlerweile sind es hunderte von Menschen auf der ganzen Welt, die eine solche Operation hinter sich haben. Leider sind die Prognosen nach der Operation nicht besonders gut; sie funktioniert nur bei etwa 8 % aller Patienten.

Das liegt u. a. daran, dass immununterdrückende Medikamente (z. B. Steroide) giftig für die Betazellen zu sein scheinen. Diese Schwierigkeit will man jedoch mit einer Transplantationsmethode umgehen, die erstmals in Edmonton, Kanada, angewendet wurde. Dabei wird eine Kombination von drei steroidfreien Medikamenten verwendet, die die Abstoßung der transplantierten Zellen und Eigenangriffe des Immunsystems verhindert.

Frühe Ergebnisse der Edmonton-Protocol-Methode waren überwältigend: Einer kleinen Studie zufolge konnten einige Patienten mit Typ-1-Diabetes die Insulinzufuhr von außen 14 Monate lang einstellen. Die Methode wurde bislang an über 30 Patienten erfolgreich angewendet; 85 % dieser Patienten konnten über ein Jahr lang auf Insulin verzichten. Dr. Furlanetto von der

ZU WENIG SPENDERORGANE

Selbst wenn die Techniken der Inselzellentransplantation ständig verbessert werden, steht einer Standardisierung der Behandlung der Mangel an Spender-Bauchspeicheldrüsen im Wege.

Um dieses Dilemma zu lösen, versuchen Wissenschaftler, Inselzellen zu produzieren, ohne dabei auf Spenderorgane zurückgreifen zu müssen. Man erforscht nun, wie sich die Zellen vermehren, und hofft, eine Möglichkeit zu finden, diesen Prozess zu beschleunigen. Die Wissenschaftler versuchen auch, die Zellen von Tieren – beispielsweise Schweinen – zu transplantieren.

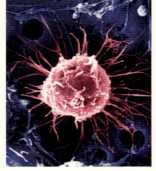

Der wahrscheinlich bedeutendste (und umstrittenste) Forschungsbereich ist die Verwendung embryonaler Stammzellen; diese Zellen haben die Fähigkeit, sich in beinahe jede beliebige Körperzelle zu verwandeln. Laborversuche zeigen, dass Stammzellen genetisch so manipuliert werden können, dass sie Insulin produzieren, was sie zu einer unschätzbaren Quelle für Transplantate machen würde. Andere Optionen sind der Gebrauch von Stammzellen Erwachsener aus dem Knochenmark oder Blut oder die Umwandlung von Leberzellen zu Insulin produzierenden Zellen. Stammzellen können auch aus unbefruchteten Eizellen anstelle von Embryonen entwickelt werden; dieses Verfahren würde die Kontroverse ein wenig entschärfen.

Zukunftsperspektiven

Juvenile Diabetes Research Foundation sagt dazu: »Die Forschungsergebnisse haben das Interesse auf diesem Gebiet erneut geweckt.« Neue Studien, die die Wirksamkeit der Methode untersuchen, werden zurzeit in verschiedenen medizinischen Instituten in den USA und Europa, v. a. in Gießen, durchgeführt.

Inselzellentransplantate sind noch lange nicht perfekt. Einige Transplantate versagen mit der Zeit, und die Nebenwirkungen der neuen immununterdrückenden Medikamente sind ebenfalls nur unzureichend erforscht. Dennoch setzen die Wissenschaftler weiterhin auf die Erhaltung bzw. Erneuerung der Bauchspeicheldrüsenfunktion.

Eine künstliche Bauchspeicheldrüse

Obwohl die Methode der Transplantation große Fortschritte macht, glauben einige Wissenschaftler, dass eine andere Forschungsneuheit sogar noch schneller Behandlungsstandard werden könnte: die künstliche Bauchspeicheldrüse. Sie besteht aus zwei grundlegenden Elementen: einem inneren Monitor, der den Blutzuckerspiegel überwacht, und einem System, das auf Blutzuckerschwankungen reagiert, indem es gegebenenfalls Insulin ausschüttet.

Diese beiden Basiselemente gibt es bereits. Die US-amerikanische Firma Medtronic MiniMed beispielsweise hat einen implantierbaren Sensor entwickelt, der den Blutzuckerspiegel kontinuierlich überwacht, sowie eine implantierbare Insulinpumpe. Beide Geräte werden momentan klinisch getestet. Beim kommerziell erhältlichen Endprodukt wird die Pumpe mit dem Sensor über elektromagnetische Wellen kommunizieren, um den Patienten jederzeit mit der jeweils benötigten Insulinmenge zu versorgen.

Die Wissenschaft widmet sich nun der Aufgabe, die Geräte über einen längeren Zeitraum im Körper zu belassen. »Die Technologie funktioniert bereits«, so Dr. Furlanetto. »Arbeitet die Forschung weiter an der Perfektionierung des Systems, könnte es die Diabetesbehandlung revolutionieren.« Einigen Wissenschaftlern zufolge könnte eine kombinierte Einheit von implantiertem Messgerät und Insulinpumpensystem schon innerhalb der nächsten 3–5 Jahre auf dem Markt sein.

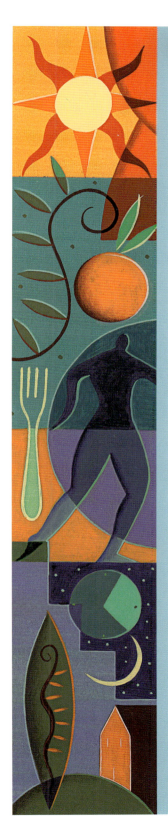

PATIENTENGESCHICHTE

VON INSELZELLEN UND EISCREME

Seit sie im Alter von 11 Jahren die Diagnose Diabetes Typ 1 gestellt bekommen hatte, stellte sich Margit S. aus Berlin auf tägliche Insulinspritzen und Blutzucker-Selbsttests für den Rest ihres Lebens ein. Als sie auf die 40 zuging, hatte sich zwar ihre Einstellung nicht geändert – aber ihre Krankheit.

»Als ich älter wurde, erkannte ich oft zu spät, wenn der Blutzucker zu tief sank. Meine Familie merkte das immer früher als ich selbst. Meine Kinder und mein Mann beobachteten mich ständig, ob es mir auch gut ging.« Manchmal fand ihr Mann sie nachts in Krämpfen vor, aber den wirklichen Ausschlag gaben zwei Unterzuckerungsepisoden, als sie mit ihren Kindern alleine zu Hause war.

Sie saß vor dem Fernseher, wurde bewusstlos und bekam Krämpfe. Die Kinder mussten den Notarzt rufen und mit ansehen, wie ihre Mutter in einem Krankenwagen weggebracht wurde. Eine Nachbarin blieb bei den Kindern, bis Margits Ehemann Ralf nach Hause kam. »Ich kann mich nicht daran erinnern, was passiert ist«, erzählt Margit. »Aber es muss wirklich schlimm für die Kinder gewesen sein. Ich bin auch erschrocken: Was wäre gewesen, wenn ich nicht vor dem Fernseher, sondern mit den Kindern im Auto gesessen hätte?« Etwas musste sich ändern. Sie versuchte es mit einer Insulinpumpe. Das half. Doch ihr Blutzucker entgleiste immer noch.

Dann erfuhr ihr Vater vom Edmonton Protocol, einer neuen Methode der Inselzellentransplantation. Im Internet las Margit, dass Forscher an der Universität Miami bisher die meisten Erfahrungen mit der Methode gesammelt hatten. Daraufhin reiste Margit mehrmals in die USA, um sich testen zu lassen. Dabei wurden ihr auch Inselzellen durch einen Katheter in die Leber implantiert.

Als sie das Krankenhaus schließlich verlassen durfte, ging sie mit ihrem Mann erst einmal richtig gut essen. Da sie nun kein Insulin mehr spritzte, war sie etwas nervös wegen ihres Blutzuckers. Sie kontrollierte ihn 2 Stunden nach dem Essen und noch einmal vor dem Schlafengehen. Beide Male waren die Werte absolut normal. »Da wurde mir klar, dass die Transplantation erfolgreich war«, sagt sie. »Es war einfach unglaublich!«

Heute ist sie so gut eingestellt, dass sie die Krankheit kaum noch wahrnimmt. Sie leidet lediglich an Entzündungen der Mundschleimhaut (eine Nebenwirkung der Medikamente). den Blutzucker kontrolliert sie weiter regelmäßig. Doch Margit fühlt sich sicher – und isst, was sie will. »Manchmal gönne ich mir sogar eine Kugel Eis! Das konnte ich früher nie.«

REZEPTE

FRÜHSTÜCK 251
Möhren-Nuss-Muffins
Knuspermüsli
Omelett mit Gemüse-Käse-Füllung
Vollkornwaffeln mit Apfel-Himbeer-Kompott

SNACKS 253
Auberginenkaviar
Gratinierter Partydip
Knusperstangen
Bunte Paprikapizza
Chili-Popcorn

SALATE 256
Orientalischer Salat
Kohlsalat mit Käsedressing

SUPPEN 257
Griechische Hühnercremesuppe
Lauch-Kartoffel-Suppe
Rote Gazpacho

FLEISCH 258
Steaks mit Zwiebeln
Kräuterbraten
Asiatisches Schweinefilet mit Nudeln
Lammkoteletts Teriyaki
Hackbraten mit Spinatfüllung
Kalbskoteletts mit Zitronensauce

GEFLÜGEL 262
Geflügelbrühe ohne Salz
Marokkanisches Mandelhähnchen
In Wermut geschmortes Hähnchen
Putenpfanne mit Chinakohl
Perlhuhntopf mit Gemüse
Putenspieße mit Paprika-Relish
Putenschnitzel in Kapern-Kräuter-Sauce

FISCH 267
Gegrillter Thunfisch mit Ingwer
Shrimps mit Senfdip
Gegrillte Heringe
Seezunge in Backpapier
Gedämpfte Fischfilets
Gefüllter Fisch aus dem Backofen

GEMÜSE 270
Rotkohl mit Äpfeln
Geschmorte Thymianzwiebeln
Kohlrabigemüse mit Joghurt
Gegrilltes Sommergemüse
Zuckerschotengemüse
Zucchini-Möhren-Gemüse

NUDELN & GETREIDE 272
Tabbouleh
Rindfleisch-Nudel-Salat
Gemüsesalat mit Sesamnudeln
Tomaten-Kräuter-Lasagne
Dicke Bohnen auf provençalische Art

DESSERTS & KUCHEN 275
Nussquark
Obstkuchen vom Blech
Doppelt gebackene italienische Biskuits
Marmor-Käse-Torte
Schokoladenflan

Die Nährwertangaben für diese Rezepte wurden gründlich erarbeitet. Neben dem Gesamtgehalt an Kohlenhydraten sind auch BE, also Brot- oder Berechnungseinheiten, ausgewiesen. Diese Angabe bezieht sich nur auf blutzuckererhöhende Kohlenhydrate. Gemüse, Salate, Hülsenfrüchte und Nüsse wurden deshalb bei den BE-Angaben nicht mitberechnet.

FRÜHSTÜCK

Möhren-Nuss-Muffins

Diese Vollkornmuffins sind mit Cidre, Rosinen und nur wenig braunem Zucker gesüßt. Magermilchjoghurt ist die Alternative zu Öl oder Butter.

Für **12 Stück**

- 12 Papierförmchen
- 50 g Rosinen
- 60 ml Cidre oder Orangensaft
- 100 g Roggenmehl Type 1150
- 100 g Weizenvollkornmehl
- 150 g Maisgrieß
- 3 TL Backpulver
- 1 Prise Salz
- 250 g Magermilchjoghurt
- 2 EL brauner Zucker
- 1 Ei (Größe L), 1 Eiweiß (Größe L)
- 2 mittelgroße Möhren, geschält und geraspelt (etwa 150 g)
- 2 EL gehackte Walnuss- oder Haselnusskerne

1. Den Backofen auf 200 °C (Gas Stufe 3–4, Umluft 180 °C) vorheizen. Eine 12er-Muffinform mit Papierförmchen auslegen. Rosinen in Cidre oder Orangensaft etwa 15 Minuten einweichen.

2. Roggenmehl, Weizenvollkornmehl und Grieß mit Backpulver und Salz in einer großen Schüssel mischen. In die Mitte eine Vertiefung drücken.

3. In einer kleinen Schüssel Joghurt, Zucker, Ei und Eiweiß verrühren. Möhren und Rosinen mit Einweichflüssigkeit zufügen und kurz unterrühren.

Zum vorbereiteten Mehlgemisch geben und kurz verrühren. Nicht lange kneten.

4. Den Teig in die Muffinformen geben und mit Nüssen bestreuen. In den Backofen schieben und 18–20 Minuten goldbraun backen.

NÄHRWERT PRO STÜCK:
653 kJ/156 kcal, 5 g Eiweiß, 28 g Kohlenhydrate, 2 anzurechnende BE, 3 g Ballaststoffe, 2 g Fett, davon gesättigte Fettsäuren 0,4 g, 167 mg Salz, 20 mg Cholesterin

Knuspermüsli

Ein nahrhafter, ausgesprochen leckerer und garantiert gesunder Start in den Morgen.

Für **13 Portionen** à 50 g

- 350 g Haferflocken
- 60 g grob gehackte Walnusskerne
- 2 EL Weizenkeime
- 2 EL Sesamsaat
- 100 g Honig
- 1 EL brauner Zucker
- 1 EL Rapsöl
- 1 TL Vanilleextrakt
- 150 g Trockenfrüchte (z. B. Preiselbeeren, gewürfelte Aprikosen oder Äpfel)

1. Den Backofen auf 170 °C (Gas Stufe 2, Umluft 150 °C) vorheizen. Haferflocken, Walnusskerne, Weizenkeime und Sesam auf eine beschichtete Backform geben und gut durchmischen. In den Backofen schieben und etwa 30 Minuten rösten, bis die Zutaten leicht gebräunt sind. Herausnehmen und den Backofen auf 190 °C schalten.

2. Honig, braunen Zucker und Öl in einem kleinen Topf bei milder Hitze verrühren, bis der Zucker geschmolzen ist. Das dauert etwa 1 Minute. Vom Herd nehmen und den Vanilleextrakt unterrühren.

3. Unter Rühren die Honigmischung über die Flockenmischung geben. Wieder in den Backofen schieben und 10 Minuten backen, bis die Flocken knusprig sind. Dabei hin und wieder umrühren.

4. Große Brocken des Müslis zerkleinern, Trockenfrüchte untermischen. Das Müsli in einer gut verschließbaren Dose aufbewahren.

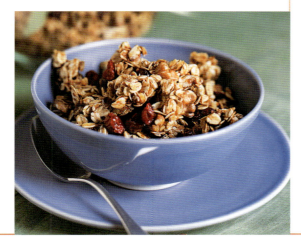

NÄHRWERT PRO PORTION:
862 kJ/206 kcal, 5 g Eiweiß, 31 g Kohlenhydrate, 2,5 anzurechnende BE, 3 g Ballaststoffe, 6 g Fett, davon gesättigte Fettsäuren 0,8 g, 25 mg Salz, 0 mg Cholesterin

Omelett mit Gemüse-Käse-Füllung

Dieses fett- und kohlenhydratarme Gericht ist in 10 Minuten auf dem Tisch!

Für **1 Portion**

- 3 Eiweiß
- 1 Messerspitze Salz
- Frisch gemahlener Pfeffer
- 2 TL gehackter Dill
- 50 g frische Spinatblätter
- 1 Tomate, gewürfelt
- 2 EL grob geraspelter fettarmer Käse
- ½ TL Oliven- oder Rapsöl

1. Das Eiweiß mit 1 TL Wasser sowie Salz und Pfeffer zu weichem Schnee schlagen. Dill unterheben. Spinat, Tomatenstücke und Käse in einer kleinen Schüssel mischen.

2. Eine beschichtete Pfanne einölen und vorheizen. Die Eimischung hineingießen und 1 Minute braten, bis die Eier auf der Unterseite stocken.

3. Die Gemüsefüllung so auf dem Omelett verteilen, dass ein Rand frei bleibt. 1 EL Gemüse für die Garnitur zurückbehalten. Das Omelett zur Mitte zusammenfalten und weitere 2 Minuten garen. Auf einen Teller gleiten lassen und mit der restlichen Gemüsemischung anrichten.

NÄHRWERT PRO STÜCK:
712 kJ/170 kcal, 23 g Eiweiß, 3 g Kohlenhydrate, 0 anzurechnende BE, 2 g Ballaststoffe, 7 g Fett, davon gesättigte Fettsäuren 3,3 g, 1540 mg Salz, 11 mg Cholesterin

Vollkornwaffeln mit Apfel-Himbeer-Kompott

Heiße, knusprige Waffeln zieren jedes Frühstück. Dank der Buttermilch enthalten die Vollkornwaffeln nur wenig Fett.

Für **8 Stück**

- 240 ml Cidre oder Apfelwein
- 2 Äpfel, entkernt und gewürfelt
- ½ TL Vanilleextrakt
- 150 g frische oder tiefgekühlte Himbeeren
- 40 g Leinsamen
- 40 g Weizenvollkornmehl
- 40 g Buchweizenmehl
- 40 g Weizenmehl Type 405
- 2 TL brauner Zucker
- 2 TL Backpulver
- 1 Ei (Größe L)
- 240 ml Buttermilch
- 2 Eiweiß (Größe L)
- 1 Prise Salz
- 1 TL Rapsöl für das Waffeleisen

1. Cidre oder Apfelwein in einem Topf aufkochen, die Apfelstücke zufügen und bei milder Hitze etwa 4 Minuten kochen. Den Topf vom Herd nehmen, den Vanilleextrakt und die Himbeeren untermischen.

2. Leinsamen in einem Blitzhacker (Messermühle) oder Mörser mehlfein zerkleinern (der Pürierstab reicht in diesem Fall nicht aus). In einer Schüssel mit den drei Mehlsorten, dem Zucker und dem Backpulver vermischen.

3. Das Ei trennen. Eigelb mit Buttermilch verrühren. Das Eiweiß mit Salz zu steifem Schnee schlagen. Die Milchmischung mit der Mehlmischung verrühren. Den Eischnee vorsichtig unterheben.

4. Waffeleisen mit Öl bestreichen und vorheizen. Den Teig darin portionsweise goldbraun backen. Das dauert pro Waffel etwa 2 Minuten. Direkt aus dem Eisen noch warm mit dem Apfel-Himbeer-Kompott servieren.

NÄHRWERT PRO STÜCK:
595 kJ/142 kcal, 6 g Eiweiß, 21 g Kohlenhydrate, 1,5 anzurechnende BE, 5 g Ballaststoffe, 3 g Fett, davon gesättigte Fettsäuren 0,6 g, 124 mg Salz, 31 mg Cholesterin

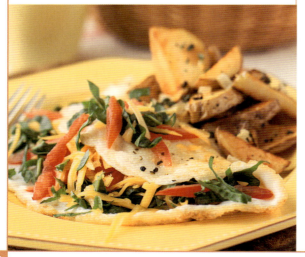

SNACKS

Auberginenkaviar

Das mild-würzige Gericht lässt sich gut für eine größere Anzahl von Gästen vorbereiten.

Für **6 Portionen**

- 4 Knoblauchzehen
- 1 Aubergine (etwa 500 g)
- 3 EL fein gehackte Walnusskerne
- 2 TL Zitronensaft
- 1 TL Olivenöl
- Je ½ TL gemahlener Koriander und Kreuzkümmel
- ¼ TL Paprikapulver
- 1 Messerspitze Zimt
- 1 Messerspitze Salz

1. Den Backofen auf 200 °C (Gas Stufe 3–4, Umluft 180 °C) vorheizen. Den Knoblauch ungeschält in Alufolie wickeln. Die Aubergine mit einer Gabel ringsherum einstechen und zusammen mit dem verpackten Knoblauch 30 Minuten backen, bis sich der Knoblauch weich anfühlt. Die Aubergine weitere 20 Minuten backen und abkühlen lassen.

2. Den Knoblauch auspacken und in eine Schüssel drücken. Die Aubergine halbieren, das Fruchtfleisch herauskratzen und zum Knob auch geben. Nüsse, Zitronensaft, Öl, Gewürze und Salz untermischen.

Den Auberginenkaviar als Dip mit Schüttelbrot oder getoasteten Brotstreifen servieren.

NÄHRWERT PRO PORTION:
239 kJ/57 kcal, 2 g Eiweiß, 4 g Kohlenhydrate, 0 anzurechnende BE, 3 g Ballaststoffe, 4 g Fett, davon gesättigte Fettsäuren 0,4 g, 126 mg Salz, 0 mg Cholesterin

Gratinierter Partydip

Von diesem appetitanregenden Dipp sollten Sie nicht zu viel essen – lassen Sie es bei 2–3 Crackern.

Für **24 Portionen**

- 350 g Krabbenfleisch (eventuell auch Surimi oder Shrimps, frisch oder tiefgekühlt)
- 200 g fettarmer Frischkäse
- 125 g saure Sahne
- 150 g Magermilchjoghurt

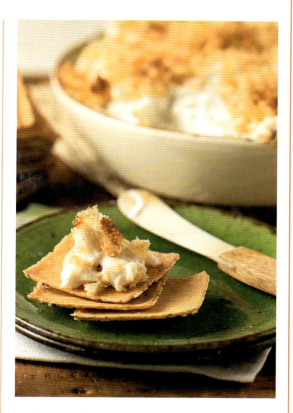

- 1 fein gehackte Lauchzwiebel
- 1 EL geriebener Meerrettich
- 2 TL Worcestershire-Sauce
- ¼ TL Tabasco
- 3 EL Paniermehl
- ½ TL Paprikapulver

1. Den Backofen auf 180 °C (Gas Stufe 2–3, Umluft 160 °C) vorheizen. Das Krabbenfleisch etwas zerkleinern, abtropfen lassen.

2. Den Frischkäse mit saurer Sahne, Magermilchjoghurt, Zwiebel, Meerrettich, Worcestershire-Sauce und Tabasco verrühren. Das Krabbenfleisch unterheben. Die Mischung in eine beschichtete Gratinform füllen und glatt streichen.

3. Paniermehl mit Paprikapulver mischen und über den Dip verteilen. 20 Minuten backen, heiß servieren.

Den Dip mit gerösteten Brotstreifen oder fettarmen Cräckern zum Aperitif servieren.

NÄHRWERT PRO PORTION:
180 kJ/43 kcal, 4 g Eiweiß, 2 g Kohlenhydrate, 0 anzurechnende BE, 0 g Ballaststoffe, 2 g Fett, davon gesättigte Fettsäuren 0,7 g, 731 mg Salz, 22 mg Cholesterin

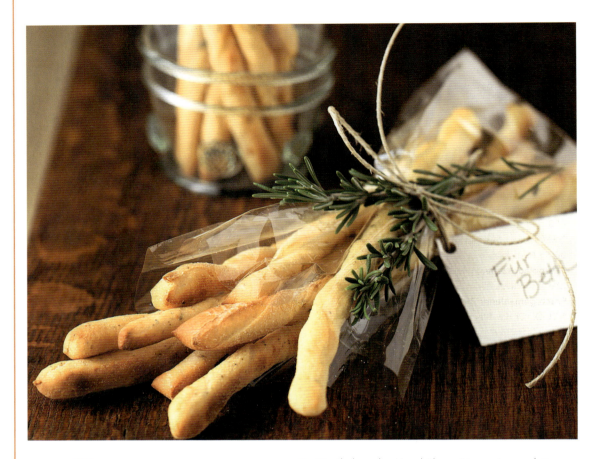

Knusperstangen

Das gesunde Knabbergebäck ist nicht nur ein ideales Mitbringsel, es passt auch gut zu Suppen und Salaten.

Für etwa **50 Stück**

- 1 Würfel Hefe oder 2 Beutel Trockenhefe
- 1 TL Zucker
- 300 ml lauwarme fettarme Milch
- 450 g Weizenmehl Type 1050
- 50 g Sojamehl (entfettet, aus dem Reformhaus)
- 1 TL Salz
- 2 EL Oliven- oder Rapsöl
- Mehl zum Ausrollen

1. Frische Hefe zerbröckeln und mit Zucker in der Milch auflösen. Zugedeckt an einem warmen Ort gehen lassen, bis Luftblasen aufsteigen. Mehl, Sojamehl, Salz (und eventuell Trockenhefe) in einer Schüssel mischen. Milchmischung und Öl dazugeben und alles mit der Küchenmaschine oder den Knethaken des Handrührgeräts zu einem glatten Teig verkneten. Zugedeckt an einem warmen Ort zur doppelten Größe aufgehen lassen.

2. Den Teig per Hand auf einer bemehlten Arbeitsfläche noch einmal durchkneten. Anschließend in kleine Stücke teilen und mit bemehlten Händen zu etwa 20 cm langen, dünnen Röllchen formen. Ein Backblech mit Backpapier auslegen, Teigstangen darauf legen. An einem warmen Ort nochmals 10 Minuten gehen lassen.

3. Die Stangen mit Wasser bestreichen und im vorgeheizten Backofen bei 200 °C (Gas Stufe 3–4, Umluft 180 °C) in 12 – 15 Minuten goldgelb backen. Vom Backblech nehmen und auf einem Kuchengitter auskühlen lassen.

Die Stangen lassen sich gut einfrieren und sind etwa 3 Monate lang haltbar.

NÄHRWERT PRO STANGE:
173 kJ/41 kcal, 2 g Eiweiß, 7 g Kohlenhydrate, 0,5 anzurechnende BE, 1 g Ballaststoffe, 1 g Fett, davon gesättigte Fettsäuren 0,1 g, 115 mg Salz, 0 mg Cholesterin

Bunte Paprikapizza

Ein Stück dieser gesunden Pizza stellt zusammen mit einem Salat und einem Nachtisch aus frischem Obst eine ganze Mahlzeit dar.

Für **6 Portionen**

- 400 g Weizenmehl Type 1050
- 1 EL Magerquark
- 2 EL Olivenöl
- Salz
- 30 g Hefe
- 800 g Paprikaschoten (grüne, gelbe und rote)
- 1 El Oliven- oder Rapsöl
- 200 g Beefsteakhack
- 3 Knoblauchzehen, geschält
- 250 g Tomatenstücke
- Frisch gemahlener Pfeffer
- 1 TL Öl für das Blech
- 150 g fettarmer geriebener Käse

1. Mehl mit Quark, Öl und ½ TL Salz in eine Schüssel geben. Hefe in 250 ml lauwarmem Wasser auflösen, der Mehl-Quark-Mischung zufügen und alles zu einem glatten Teig verkneten. Zugedeckt an einem warmen Ort zur doppelten Größe aufgehen lassen.

2. Für den Pizzabelag die Paprikaschoten entkernen und das Fruchtfleisch in Streifen schneiden. 1 EL Öl in einer beschichteten Pfanne erhitzen, das Beefsteakhack mit den zerdrückten Knoblauchzehen krümelig anbraten, anschließend Paprika und Tomatenstücke zufügen. Deckel auflegen und alles 5 Minuten garen. Ab und zu umrühren. Mit ¼ TL Salz und Pfeffer würzen.

3. Den Backofen auf 220 °C (Gas Stufe 4–5, Umluft 200 °C) vorheizen. Ein beschichtetes Backblech leicht ölen. Den Teig darauf ausrollen und ringsherum einen Rand formen. Die abgekühlte Fleisch-Gemüse-Mischung darauf verteilen.

4. Den Teig 15 Minuten aufgehen lassen. Den Käse über die Pizza streuen. Im vorgeheizten Backofen etwa 20 Minuten backen.

NÄHRWERT PRO PORTION:
1728 kJ/413 kcal, 25 g Eiweiß, 50 g Kohlenhydrate, 3,5 anzurechnende BE, 8 g Ballaststoffe, 12 g Fett, davon gesättigte Fettsäuren 1,5 g, 3253 mg Salz, 19 mg Cholesterin

Chili-Popcorn

Den kalorienarmen Snack kann man gut aufheben. Er lässt sich im Ofen schnell wieder aufbacken.

Für **10 Portionen**

- 1 TL Paprikapulver, edelsüß
- ½ TL Chilipulver
- ¼ TL Salz
- 1 Messerspitze Knoblauchpulver
- Cayennepfeffer nach Geschmack
- 1 EL geriebener Parmesankäse
- 1 EL Rapsöl
- 100 g Popcornmais

1. Paprika, Chili, Salz, Knoblauch, Cayennepfeffer und Parmesan in einer kleinen Schüssel mischen.

2. Öl in einen breiten Topf geben und auf dem Topfboden verteilen. Den Mais zugeben und mit geschlossenem Deckel auf höchster Stufe erhitzen. Sobald die ersten Körner aufspringen, die Herdplatte abstellen, den Topf aber darauf stehen lassen. Den Topf ab und zu kräftig schütteln.

3. Die Gewürze auf dem Popcorn verteilen und den Topf noch einmal mit geschlossenem Deckel schütteln, damit sich die Gewürze gut verteilen.

NÄHRWERT PRO PORTION:
202 kJ/48 kcal, 1 g Eiweiß, 7 g Kohlenhydrate, 0,5 anzurechnende BE, 1 g Ballaststoffe, 2 g Fett, davon gesättigte Fettsäuren 0,4 g, 131 mg Salz, 1 mg Cholesterin

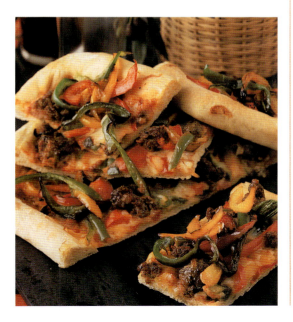

SALATE

Orientalischer Salat

Statt des ganzen Ingwers können Sie auch frisch gepressten Ingwersaft verwenden; drücken Sie die Ingwerwurzel einfach durch eine Knoblauchpresse.

Für **4 Portionen**

- 1 kleiner Römersalat
- 2 Möhren, geschält und geraspelt
- 4 Radieschen in Scheiben
- 120 g Tofu (Sojaquark)
- 1 EL Sojasauce
- 1 Knoblauchzehe, geschält
- 1 haselnussgroßes Stück frische Ingwerwurzel, geschält und gehackt
- 1/4 TL Zucker

1. Römersalat (wenn nicht erhältlich, eignen sich auch Lollo Bianco oder Batavia) in mundgerechte Stücke teilen. Mit Möhren und Radieschen in einer großen Schüssel mischen.

2. Tofu mit Sojasauce, Knoblauchzehe, Ingwer und Zucker im Mixer oder mit einem Pürierstab fein pürieren. Das Dressing über den Salat geben und servieren.

NÄHRWERT PRO PORTION:
275 kJ/66 kcal, 6 g Eiweiß, 4 g Kohlenhydrate, 0 anzurechnende BE, 2 g Ballaststoffe, 3 g Fett, davon gesättigte Fettsäuren 0,4 g, 148 mg Salz, 0 mg Cholesterin

Kohlsalat mit Käsedressing

Fast zu schön, um wahr zu sein: ein samtiges, fettarmes Käsedressing!

Für **4 Portionen**

- 50 g saure Sahne
- 100 g Magermilchjoghurt
- 3 EL Essig
- 1 TL Salatcreme
- 2 TL Zucker
- 1/2 TL Tabasco
- 1/2 TL Salz
- 30 g Blauschimmelkäse, zerbröckelt
- 200 g Weiß- oder Rotkohl, fein geschnitten
- 2 Äpfel, in dünne Spalten geschnitten

1. Saure Sahne, Magermilchjoghurt, Essig, Salatcreme, Zucker, Tabasco und Salz in einer großen Schüssel mischen. Den Blauschimmelkäse unterrühren.

2. Kohl und Äpfel zur Sauce geben, gut durchmischen und einige Minuten ziehen lassen.

Gut verpackt hält sich der Salat 2–3 Tage im Kühlschrank.

NÄHRWERT PRO PORTION:
564 kJ/135 kcal, 4 g Eiweiß, 18 g Kohlenhydrate, 1 anzurechnende BE, 3 g Ballaststoffe, 5 g Fett, davon gesättigte Fettsäuren 2,6 g, 944 mg Salz, 13 mg Cholesterin

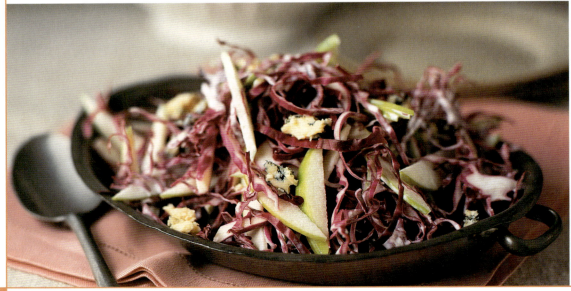

SUPPEN

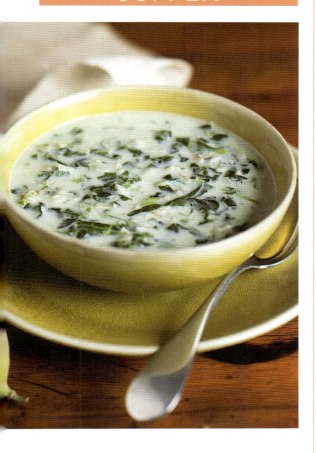

Griechische Hühnercremesuppe

Diese Cremesuppe enthält keine Sahne und fast kein Fett und ist trotzdem ein Hochgenuss.

Für **4 Portionen**

750 ml Geflügelbrühe ohne Salz (Rezept S. 262)
3 Schalotten, in dünne Ringe geschnitten
3 Knoblauchzehen, gehackt
1 Paket (300 g) tiefgekühlter Spinat
½ TL Oregano
200 g gekochter Naturreis
3 EL frisch gepresster Zitronensaft
1 TL abgeriebene Zitronenschale
½ TL Salz
1 Ei (Größe L)
2 Eiweiß

1. Etwa ein Viertel der Brühe mit Schalotten und Knoblauch aufkochen und ungefähr 3 Minuten leise kochen lassen.

2. Die restliche Brühe, Spinat sowie Oregano zufügen und aufkochen. Etwa 5 Minuten garen, bis der Spinat gar ist.

3. Reis, Zitronensaft und -schale sowie Salz zufügen und die Suppe erneut aufkochen. Das Ei und die Eiweiße mit ⅛ l heißer Suppe verquirlen. Unter Rühren in die Suppe gießen und den Topf von der Kochstelle nehmen.

NÄHRWERT PRO PORTION:
661 kJ/159 kcal, 11 g Eiweiß, 16 g Kohlenhydrate, 1 anzurechnende BE, 3 g Ballaststoffe, 6 g Fett, davon gesättigte Fettsäuren 1,6 g, 774 mg Salz, 74 mg Cholesterin

Lauch-Kartoffel-Suppe

Die fettarme Suppe eignet sich als Vorspeise oder – in größeren Portionen – auch als Hauptgericht.

Für **4 Portionen**

1 EL Oliven- oder Rapsöl
250 g Lauch, klein geschnitten
1 große Zwiebel, grob gehackt
1,5 l Geflügelbrühe ohne Salz (Rezept S. 262)
500 g Kartoffeln, geschält und gewürfelt
50 g saure Sahne
1 Messerspitze Salz
Frisch gemahlener Pfeffer
Schnittlauchröllchen zum Garnieren

1. Öl in einem Topf erhitzen. Lauch und Zwiebel darin andünsten. Mit etwa 200 ml Brühe ablöschen. Zugedeckt etwa 10 Minuten garen.

2. Kartoffelstücke und die Hälfte der übrigen Brühe zufügen und weitere 15 Minuten kochen.

3. Die Gemüsemischung vom Herd nehmen und mit einem Pürierstab fein zerkleinern. Die restliche Brühe dazugießen und noch einmal aufkochen. Topf vom Herd nehmen und die Sahne einrühren. Salzen, pfeffern. Mit gehacktem Schnittlauch garniert servieren.

NÄHRWERT PRO PORTION:
858 kJ/207 kcal, 10 g Eiweiß, 18 g Kohlenhydrate, 1 anzurechnende BE, 4 g Ballaststoffe, 12 g Fett, davon gesättigte Fettsäuren 3,1 g, 289 mg Salz, 35 mg Cholesterin

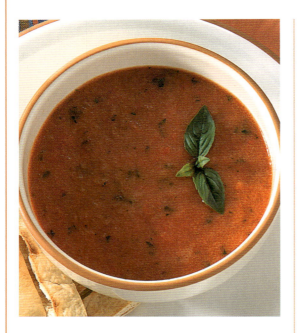

Rote Gazpacho

Zu dieser Suppe passt Gemüse, das in wenig Öl und Gewürzen mariniert und kalt serviert wird.

Für **4 Portionen**

- 100 g Baguette
- 1 Paprikaschote, klein geschnitten
- 1 rote Zwiebel, gewürfelt
- 1 kleine Salatgurke, geschält, entkernt und grob zerkleinert
- 250 g ovale Tomaten, geviertelt und entkernt
- 1 großes Bund Basilikum (oder Petersilie)
- 1 Knoblauchzehe, fein gehackt
- 2 EL Olivenöl
- 2 EL Weinessig
- 750 ml Tomatensaft
- Frisch gemahlener schwarzer Pfeffer

1. Die Kruste vom Brot abschneiden, die Krume etwas zerkleinern und etwa 5 Minuten in Wasser einweichen. Ausdrücken, ohne das Brot allzu sehr zu zerkrümeln.

2. Paprika, Zwiebeln und Gurke im Mixer oder mit dem Pürierstab fein zerkleinern. Die Mischung in eine Schüssel gießen.

3. Tomaten und Basilikumblätter aufmixen, bis die Mischung fein, aber nicht püreeartig ist. Zur Gurkenmischung gießen.

4. Knoblauch, Öl, Essig, Tomatensaft und eingeweichtes Brot fein pürieren und ebenfalls zur Suppe geben. Pfeffern, umrühren und etwa 1 Stunde gekühlt durchziehen lassen.

NÄHRWERT PRO PORTION:
669 kJ/161 kcal, 5 g Eiweiß, 20 g Kohlenhydrate, 1 anzurechnende BE, 4 g Ballaststoffe, 6 g Fett, davon gesättigte Fettsäuren 1,0 g, 1508 mg Salz, 0 mg Cholesterin

FLEISCH

Steaks mit Zwiebeln

Dieses Gericht lässt sich im Sommer auch im Freien auf dem Grill zubereiten.

Für **4 Portionen**

- 2 rote Zwiebeln, in Scheiben geschnitten
- 2 Knoblauchzehen, zerdrückt
- 150 ml Balsamicoessig
- 1 EL Olivenöl
- 2 EL Johannisbeergelee
- ½ TL Salz
- Cayennepfeffer
- 4 Filetsteaks (500 g)

1. Zwiebeln, Knoblauch, Essig, Öl, Johannisbeergelee, Salz und eine kräftige Prise Cayennepfeffer in einen Folienbeutel (Tiefkühlbeutel) geben. Den Beutel verschließen und den Inhalt gut durchkneten, damit die Zutaten sich mischen. Die Steaks zufügen, nochmals durchmischen und den Beutel wieder verschließen. Die Steaks in der Marinade mindestens 30 Minuten, besser etwa 3 Stunden im Kühlschrank durchziehen lassen.

2. Den Grill vorheizen. Zuerst die Zwiebeln aus der Marinade heben und auf einen mit Alufolie belegten Rost geben. Die Steaks ebenfalls auf den Rost legen. Die Zwiebeln benötigen von jeder Seite etwa 5 Minuten unter dem Grill. Die Steaks sind nach 5–6 Minuten auf jeder Seite rare (blutig) und nach 7–8 Minuten medium (rosa).

3. Die fertigen Steaks mit den Zwiebeln auf vorgewärmten Tellern servieren.

NÄHRWERT PRO PORTION:
708 kJ/169 kcal, 27 g Eiweiß, 1 g Kohlenhydrate, 0 anzurechnende BE, 0 g Ballaststoffe, 6 g Fett, davon gesättigte Fettsäuren 2,4 g, 380 mg Salz, 88 mg Cholesterin

Kräuterbraten

Drehen Sie den Spieß einfach einmal um – viel Gemüse und wenig Fleisch –, um eine gesunde und ausgewogene Hauptmahlzeit zu bekommen.

Für **6 Portionen**

- 1 kg mageres Rindfleisch zum Braten
- 1 Messerspitze Salz
- Frisch gemahlener Pfeffer
- 2 EL frische Thymianblätter
- 1 Bund Petersilie
- 2 EL frische Rosmarinnadeln
- 6–8 frische Salbeiblätter
- 2 EL scharfer Senf
- 1 EL Oliven- oder Rapsöl
- 3 große Zwiebeln, in Achtel geschnitten
- 6 kleine Zucchini, in größere Stücke geschnitten
- 1 Kopf Blumenkohl, in Röschen zerlegt

1. Den Backofen auf 175 °C (Gas Stufe 2, Umluft 150 °C) vorheizen. Das Fleisch salzen und pfeffern.

2. Die Kräuter mit dem Senf im Blitzhacker oder mit dem Pürierstab fein zerkleinern. Auf dem Fleisch verteilen und glatt streichen. Das Öl in einem Bräter verteilen. Den Braten hineinlegen und in den Ofen schieben. Ohne Deckel 30 Minuten braten.

3. Zwiebeln, Zucchini und Blumenkohl zum Fleisch geben. Alles eine weitere Stunde im Backofen braten. Dabei das Gemüse ab und zu wenden, damit es gleichmäßig gart.

4. Den Bräter aus dem Ofen nehmen, das Bratenstück herausheben und mit Alufolie bedeckt 5 Minuten ruhen lassen. Erst dann in Scheiben schneiden und zum Gemüse servieren.

NÄHRWERT PRO PORTION:
1068 kJ/255 kcal, 37 g Eiweiß, 4 g Kohlenhydrate, 0 anzurechnende BE, 2 g Ballaststoffe, 10 g Fett, davon gesättigte Fettsäuren 3,5 g, 668 mg Salz, 117 mg Cholesterin

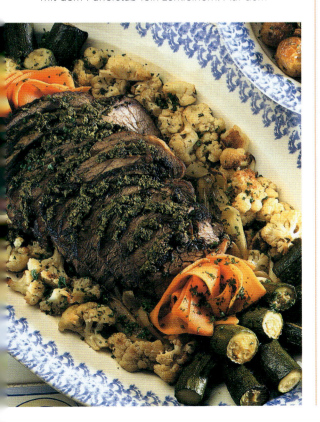

Asiatisches Schweinefilet mit Nudeln

Die asiatische Gartechnik garantiert, dass wichtige Vitamine, Mineralstoffe und Spurenelemente in Gemüse und Fleisch nicht verloren gehen.

Für **4 Portionen**

- 1 Eiweiß (Größe L)
- 2 EL Stärke
- 350 g Schweinefilet, in feine Streifen geschnitten
- 1 EL Rapsöl
- 3 mittelgroße Zwiebeln, gewürfelt
- 2 Möhren, in dünne Scheiben geschnitten
- 100 g Champignons, in dünne Scheiben geschnitten
- 100 g grüne Bohnen, geputzt und der Länge nach in schmale Streifen geschnitten
- ½ TL Ingwerpulver
- 400 ml Geflügelbrühe ohne Salz (Rezept S. 262)
- 1 EL Sojasauce
- 200 g Spaghetti, gekocht und abgetropft (aus etwa 75 g rohen Spaghetti)
- 2 Frühlingszwiebeln, in feine Ringe geschnitten

1. Das Eiweiß mit 1 EL Stärke und 1 EL Wasser in einer Schüssel verrühren. Die Filetstreifen zufügen und gut umwenden, damit sie von allen Seiten mit der Stärkemischung bedeckt sind. Zugedeckt im Kühlschrank mindestens 30 Minuten, besser über Nacht durchziehen lassen.

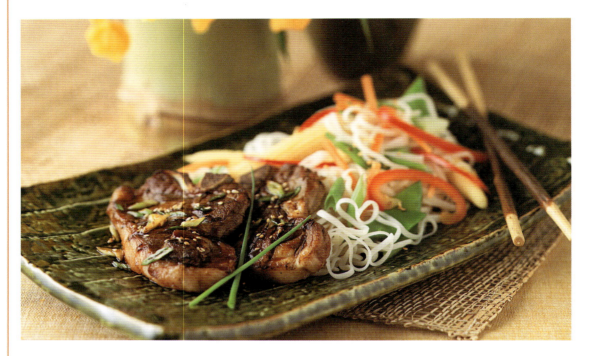

Lammkoteletts Teriyaki

Japanische Küche: Führen Sie Ihre Geschmacksnerven mit einem Hauch von Fernem Osten in Versuchung.

Für **4 Portionen**

- 6 Schalotten
- 2 EL Sesamsaat
- 5 EL Sojasauce
- 2 EL Apfelessig
- 2 EL Honig
- 1 Knoblauchzehe, gehackt
- ¾ TL Ingwerpulver
- 8 Lammkoteletts (etwa 120 g pro Stück), überschüssiges Fett abgeschnitten
- 200 g Glasnudeln
- 4 mittelgroße Möhren
- 1 rote Paprikaschote
- 200 g Maiskölbchen aus der Dose, abgetropft
- 1 ½ TL Stärke

1. Von den Schalotten 2 in dünne Scheiben schneiden, die restlichen würfeln. Sesam in einer beschichteten Pfanne unter Rühren 3 Minuten rösten. Vom Herd nehmen, Sojasauce, Essig, Honig, Knoblauch, Ingwer und die Schalottenscheiben zufügen.

2. In einem Topf Wasser zum Kochen bringen, die Fleischstreifen hineingeben und etwa 45 Sekunden kochen lassen. Abgießen, sofort mit kaltem Wasser abspülen und mit Küchenpapier gründlich trockentupfen.

3. In einer großen beschichteten Pfanne 2 TL Öl stark erhitzen. Zwiebeln und Möhren darin etwa 2 Minuten unter Rühren anbraten. Pilze, Bohnen und Ingwer zugeben, Hitze reduzieren und zugedeckt etwa 3 Minuten weiter garen.

4. In einem kleinen Topf Brühe, Sojasauce und die restliche Stärke verrühren und zur Seite stellen. Das fertige Gemüse aus der Pfanne heben und warm stellen.

5. Die Pfanne möglichst stark erhitzen. Das restliche Öl hineingeben; wenn es leicht zu rauchen beginnt, die vorgegarten Fleischstreifen und die Spaghetti darin etwa 1 Minute unter Rühren braten. Die vorbereitete Sojabrühe hineingießen, dann das gegarte Gemüse zufügen und alles 2 Minuten kochen, bis die Sauce dicklich geworden ist. Die Frühlingszwiebeln unterrühren und das Gericht servieren.

NÄHRWERT PRO PORTION:
1071 kJ/256 kcal, 26 g Eiweiß, 22 g Kohlenhydrate, 1,5 anzurechnende BE, 4 g Ballaststoffe, 7 g Fett, davon gesättigte Fettsäuren 1,5 g, 332 mg Salz, 86 mg Cholesterin

2. Die Lammkoteletts in eine ofenfeste Form geben und die Sesam-Soja-Mischung darüber verteilen. Mit Folie abdecken und 1–2 Stunden im Kühlschrank durchziehen lassen.

3. Glasnudeln gar kochen. Möhren und Paprika in schmale Streifen schneiden. In kochendes Wasser geben und 3 Minuten garen. Gewürfelte Schalotten und Mais zufügen und weitere 2 Minuten garen. Abgießen und mit den abgetropften Glasnudeln vermischen.

4. Den Grill vorheizen. Die Koteletts aus der Marinade nehmen und die Marinade in einen kleinen Topf gießen. Die abgetropften Lammkoteletts von jeder Seite etwa 4 Minuten grillen. Auf eine vorgewärmte Platte geben und warm halten.

5. Die Marinade bei mittlerer Hitze zum Kochen bringen. Unter Rühren 2 Minuten kochen. Stärke mit 8 EL kaltem Wasser verrühren, zur Marinade gießen und unter Rühren weitere 2 Minuten kochen, bis die Sauce dicklich gebunden ist. Die Hälfte der Sauce über die Nudel-Gemüse-Mischung geben, den Rest über die Koteletts.

NÄHRWERT PRO PORTION:
1940 kJ/463 kcal, 28 g Eiweiß, 40 g Kohlenhydrate, 2,5 anzurechnende BE, 7 g Ballaststoffe, 21 g Fett, davon gesättigte Fettsäuren 7,3 g, 1004 mg Salz, 78 mg Cholesterin

Hackbraten mit Spinatfüllung

Mageres Rinderhackfleisch können Sie mit gehacktem Geflügel strecken. Die Spinatfüllung versorgt Sie mit wichtigen Vitaminen und Ballaststoffen.

Für **8 Portionen**

- 500 g **Beefsteakhack**
- 200 g **Putenfleisch**, im Blitzhacker zerkleinert oder durch den Fleischwolf gedreht
- 1 **Zwiebel**, fein gehackt
- 100 g **Paniermehl**
- ¼ TL **Salz**
- 1 **Knoblauchzehe**, zerdrückt
- 1 EL **Tomatenmark**
- 2 **Eiweiß**
- 150 g **Hüttenkäse**
- 1 Paket (300 g) **Tiefkühlspinat**, aufgetaut und in einem Sieb abgetropft
- Frisch gemahlener **Pfeffer**
- 2 große **Zwiebeln**, in dünne Ringe geschnitten
- 2 **Möhren**, grob zerkleinert
- 1 große Dose (800 ml) **Tomatenstücke**

1. Beide Fleischsorten, Zwiebelwürfel, Paniermehl, 1 Messerspitze Salz, Knoblauch und Tomatenmark in einer Schüssel vermischen. In einer zweiten Schüssel die Eiweiße mit Hüttenkäse, gut ausgedrücktem Spinat sowie restlichem Salz und Pfeffer verrühren.

2. Den Backofen auf 175 °C (Gas Stufe 2, Umluft 150 °C) vorheizen. Den Fleischteig auf ein großes Stück Backpapier geben und mit den Händen ein Rechteck von etwa 20 x 25 cm formen.

3. Die Spinatmischung der Länge nach auf die Mitte des Fleischteigs geben und dabei an jedem kurzen Ende etwa 2 cm freilassen.

4. Mithilfe des Papiers die Längsseiten des Fleischteigs anheben und die Füllung auf diese Weise mit dem Fleischteig bedecken. Die Enden mit den Fingern zusammendrücken, damit die Füllung nicht auslaufen kann.

5. Den Braten mit der Naht nach unten in eine beschichtete Form legen. Zwiebelringe, Möhren und Tomatenstücke darum herum verteilen.

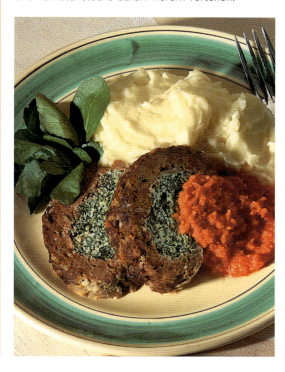

6. Den Hackbraten in den Backofen schieben und etwa 90 Minuten backen. Das Gemüse mitsamt vorhandener Flüssigkeit im Mixer zu einer cremigen Sauce verarbeiten. Den Hackbraten mit der Sauce servieren.

Sie können den Hackbraten auch in nicht zu dünne Scheiben schneiden und einfrieren. Nach dem Auftauen den Hackbraten in einer beschichteten Pfanne mit wenig Rapsöl von beiden Seiten etwa 5 Minuten anbraten. Die Sauce extra einfrieren.

NÄHRWERT PRO PORTION:
812 kJ/194 kcal, 26 g Eiweiß, 14 g Kohlenhydrate, 0,5 anzurechnende BE, 3 g Ballaststoffe, 3 g Fett, davon gesättigte Fettsäuren 1,3 g, 1224 mg Salz, 53 mg Cholesterin

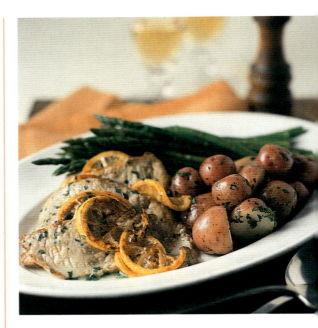

Kalbskoteletts mit Zitronensauce

Der milde Knoblauchgeschmack und der frische Hauch von Zitrone ergänzen einander optimal.

Für **4 Portionen**

- 4 Kalbskoteletts à 120 g
- ½ TL Salz
- 1 EL scharfer Senf
- 1 unbehandelte Zitrone, in sehr dünne Scheiben geschnitten
- 150 ml Geflügelbrühe ohne Salz (Rezept rechts)
- 1 große Knoblauchzehe
- 6 EL frisch gepresster Zitronensaft
- 2 TL Stärke

1. Den Grill vorheizen. Die Koteletts mit ¼ TL Salz bestreuen und mit Senf bestreichen. Auf jedes etwa 3 Zitronenscheiben legen. Auf einen Rost legen und auf die obere Einschubleiste direkt unter den Grill schieben. Etwa 2–3 Minuten grillen, bis die Koteletts gar sind. Auf eine Platte legen und mit Alufolie bedeckt warm halten.

2. In einem kleinen Topf die Brühe und durchgepresste Knoblauchzehe 3 Minuten kochen. Den Zitronensaft mit der Stärke und dem restlichen Salz verrühren und zur Brühe gießen. Aufkochen und bei milder Hitze etwa 1 Minute kochen.

NÄHRWERT PRO PORTION:
598 kJ/143 kcal, 21 g Eiweiß, 6 g Kohlenhydrate, 0 anzurechnende BE, 0 g Ballaststoffe, 4 g Fett, davon gesättigte Fettsäuren 1,0 g, 887 mg Salz, 73 mg Cholesterin

GEFLÜGEL

Geflügelbrühe ohne Salz

Die Geflügelbrühe stellt die ideale Grundlage für viele Gerichte dar.

Für etwa **2,5 Liter**

- 1 Suppenhuhn
- 1 Bund Suppengrün
- ½ Knoblauchzehe
- 1 Lorbeerblatt
- **Liebstöckl oder glatte Petersilie**
- ½ ungeschälte Zwiebel

1. Das Huhn mit kaltem Wasser ausspülen und in einen Topf geben. Mit etwa 3 l Wasser bedecken und zum Kochen bringen.

2. Eine Stunde bei kleiner Hitze kochen. Die Temperatur ist richtig eingestellt, wenn sich die Oberfläche der Flüssigkeit nur ganz sanft bewegt. Die Brühe sollte nicht sprudelnd kochen.

3. Suppengrün grob zerkleinern. Knoblauch, Lorbeer und Liebstöckl oder Petersilie zu einem Sträußchen (Bouquet garni) verschnüren. Die Zwiebelhälfte auf der Schnittfläche in einer trockenen Pfanne kräftig anrösten. Suppengrün, Zwiebel und das Bouquet garni in die Suppe geben.

4. Das Huhn weitere 45 Minuten bei kleinster Hitze kochen, dann herausnehmen. Eventuell das magere Fleisch ablösen und anderweitig verwenden.

5. Die Brühe entfetten (am besten mit einer Fettabscheidekanne). Zum Schluss durch ein Sieb in einen sauberen Topf gießen.

Wer kein Huhn, sondern ein Pfund Hühnerklein mit einigen Kalbs- oder Rinderknochen oder mit einem Kalbsfuß in den Topf gibt, bekommt einen extrareichen hellen Fond, der jedoch nur mild nach Geflügel schmeckt.

NÄHRWERT PRO 100 ML:
86 kJ/21 kcal, 2 g Eiweiß, 0 g Kohlenhydrate, 0 anzurechnende BE, 0 g Ballaststoffe, 2 g Fett, davon gesättigte Fettsäuren 0,5 g, 14 mg Salz, 8 mg Cholesterin

Marokkanisches Mandelhähnchen

In Marokko wird das Gericht auf einer großen Platte mit Couscous und frischem Koriander serviert.

Für **4 Portionen**

- 1 EL Olivenöl
- 1 TL gemahlener Kreuzkümmel
- 1 TL Paprikapulver, edelsüß
- 1 TL Gelbwurz (Kurkuma)
- ¼ TL gemahlener Kardamom
- 4 Hähnchenschenkel (etwa 2 kg), im Gelenk geteilt, die Haut abgezogen
- 1 kleine Zwiebel, gewürfelt
- 2 Knoblauchzehen, fein gehackt
- 75 g getrocknete Aprikosen
- 3 EL gehacktes Koriandergrün
- ½ TL Salz
- 30 g Mandelblättchen

1. In einer großen Pfanne das Öl bei mittlerer Temperatur erhitzen. Kreuzkümmel, Paprika, Gelbwurz und Kardamom zufügen und unter Rühren 1 Minute braten. Die Hähnchenschenkel darin von jeder Seite etwa 4 Minuten goldbraun anbraten.

2. Das Fleisch herausnehmen und in eine Kasserolle legen. Zwiebel und Knoblauch 10 Minuten im Bratfett hell andünsten und zum Fleisch geben.

3. 320 ml Wasser in die Pfanne gießen und zum Kochen bringen. Aprikosen, die Hälfte des Koriandergrüns und das Salz zugeben. 1 Minute kochen und alles zum Fleisch geben. Einen Deckel auflegen und bei milder Hitze etwa 30 Minuten schmoren, bis das Fleisch durchgegart ist.

4. Die Schmorflüssigkeit abgießen, im Fettabscheidekännchen entfetten und wieder zum Fleisch gießen. Die Mandelblättchen und das restliche Koriandergrün zufügen und sofort servieren.

In Marokko wird das Gericht so serviert: Couscous auf einer großen Platte zu einem Berg aufhäufen, die Hähnchenstücke darum herum arrangieren und die Sauce darüber gießen.

NÄHRWERT PRO PORTION:
1595 kJ/382 kcal, 62 g Eiweiß, 12 g Kohlenhydrate, 1 anzurechnende BE, 4 g Ballaststoffe, 9 g Fett, davon gesättigte Fettsäuren 1,3 g, 900 mg Salz, 165 mg Cholesterin

In Wermut geschmortes Hähnchen

Noilly Prat ist ein besonders trockener Wermut, der sich zur Zubereitung vieler Gerichte eignet.

Zutaten für **4 Personen**

- 1 Hähnchen, etwa 1,2 kg
- 1 EL Olivenöl
- 3–6 Knoblauchzehen, in Scheiben geschnitten
- 1 Chilischote, aufgeschlitzt und entkernt
- ⅛ l Noilly Prat (extra trockener Wermut)
- ⅛ l Geflügelbrühe ohne Salz (Rezept linke Seite)
- Salz, Pfeffer

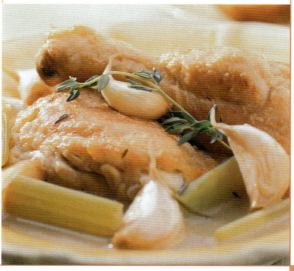

1. Das Hähnchen in 4 Stücke zerteilen und dabei die Haut entfernen. Das Olivenöl in einer großen beschichteten Pfanne oder Kasserolle erhitzen. Die Hähnchenteile darin bei mittlerer Hitze langsam rundherum braun anbraten.

2. Die gebräunten Hähnchenteile aus der Pfanne nehmen. Die Hitze zurückschalten. Knoblauchscheiben und Chilischote in die Pfanne geben. Unter häufigem Wenden hell anbraten.

3. Die Hähnchenteile wieder in die Pfanne geben. Alles bei kleiner Hitze 30 Minuten braten und dabei die Hähnchenteile oft wenden, damit sich der Knoblauchgeschmack gut verteilt.

4. Wermut und Geflügelbrühe dazugießen, mit Salz und Pfeffer würzen. Zugedeckt bei milder Hitze etwa 20 Minuten schmoren. Die Fleischstücke aus der Pfanne nehmen. Den Bratenfond mit einem Fettabscheidekännchen gründlich entfetten und zum Fleisch servieren.

NÄHRWERT PRO PORTION:
1018 kJ/244 kcal, 45 g Eiweiß, 2 g Kohlenhydrate, 0 anzurechnende BE, 0 g Ballaststoffe, 4 g Fett, davon gesättigte Fettsäuren 0,9 g, 545 mg Salz, 126 mg Cholesterin

Putenpfanne mit Chinakohl

Statt Putenschnitzel können Sie auch Hähnchenbrustfilets verwenden. Beide Fleischsorten sind ausgesprochen mager.

Für **3 Portionen**

- 250 g Putenschnitzel
- 2 EL Rapsöl
- 1 grüne Paprikaschote, entkernt, in Streifen geschnitten
- 1 Möhre, grob geraspelt
- 2 Zwiebeln, gewürfelt
- 250 g Chinakohl, in feine Streifen geschnitten
- 1 Knoblauchzehe, zerdrückt
- 100 g Sojasprossen
- Frisch gemahlener Pfeffer
- 1 EL Sojasauce

1. Das Fleisch in schmale Streifen schneiden. Das Öl in einer großen beschichteten Pfanne erhitzen. Das Putenfleisch portionsweise hineingeben und unter Rühren hellbraun anbraten.

2. Paprika, Möhre, Zwiebeln, Chinakohl und Knoblauch zufügen und unter häufigem Wenden etwa 3 Minuten weiterbraten. Die Sojasprossen zuletzt zufügen und weitere 2 Minuten braten.

3. Die Puten-Gemüse-Mischung mit Pfeffer und Sojasauce würzen. Mit Naturreis servieren.

NÄHRWERT PRO PORTION:
845 kJ/203 kcal, 24 g Eiweiß, 7 g Kohlenhydrate, 0 anzurechnende BE, 5 g Ballaststoffe, 8 g Fett, davon gesättigte Fettsäuren 0,9 g, 321 mg Salz, 50 mg Cholesterin

Perlhuhntopf mit Gemüse

Perlhuhn wird vor allem in der italienischen Küche gerne verwendet. Inzwischen hat es sich jedoch auch bei uns durchgesetzt.

Für **3 Portionen**

- 1 küchenfertiges Perlhuhn (etwa 1,2 kg)
- 150 g Schalotten, abgezogen und halbiert
- 1 Lorbeerblatt
- Je 250 g Sellerieknolle, Möhren, Brokkoli und Lauch, in kleine Stücke geschnitten
- 1 Bund Frühlingszwiebeln, in Ringe geschnitten
- 1/4 TL Salz
- Frisch gemahlener Pfeffer
- Muskat
- Etwas Liebstöckel oder Petersilie

1. Das Perlhuhn unter fließendem Wasser waschen, in vier Stücke teilen und in einen Topf geben. Mit etwa 1 l Wasser bedecken, Schalotten und Lorbeerblatt zugeben.

2. Bei milder Hitze etwa 1 Stunde kochen. Die Temperatur ist richtig eingestellt, wenn sich die Oberfläche der Flüssigkeit nur ganz sanft bewegt. Die Brühe soll nicht sprudelnd kochen.

3. Das gegarte Perlhuhn herausnehmen. Die Brühe durch ein Sieb gießen, in einem Fettabscheidekännchen entfetten und in einen sauberen Topf gießen. Haut und Knochen vom Perlhuhn entfernen und das Fleisch warm stellen.

4. Den Sellerie und die Möhren in die Brühe geben und etwa 7 Minuten bei milder Hitze garziehen lassen. Restliches Gemüse zufügen und weitere 5 Minuten garen.

5. Das Gemüse aus der Brühe heben und warm stellen. Die Brühe bei starker Hitze auf die Hälfte reduzieren. Mit Salz, Pfeffer und Muskat abschmecken. Das Fleisch mit dem Gemüse auf vorgewärmten Suppentellern anrichten. Brühe darüber gießen und mit Liebstöckel oder Petersilie garnieren.

NÄHRWERT PRO PORTION:
1716 kJ/413 kcal, 70 g Eiweiß, 11 g Kohlenhydrate, 0 anzurechnende BE, 9 g Ballaststoffe, 10 g Fett, davon gesättigte Fettsäuren 2,6 g, 1054 mg Salz, 177 mg Cholesterin

Putenspieße mit Paprika-Relish

Das in Weißwein und frischen Kräutern marinierte Putenfleisch wird besonders zart.

Für **4 Portionen:**

Kebabs:
  8 lange Stiele frischer Rosmarin oder 8 Schaschlikspieße aus Holz
  500 g Putenbrustfilet
  ½ TL Salz
  Frisch gemahlener Pfeffer
  6 EL trockener Weißwein
  3 EL Zitronensaft
  2 große Knoblauchzehen, gehackt
  1 TL frische Rosmarinnadeln, gehackt
  1 TL Salbeiblätter, gehackt
  1 TL Thymianblätter
  1 TL Fenchelsamen, etwas zerdrückt
  2 EL Olivenöl
  16 kleine Zwiebeln, geschält
Paprika-Relish:
  2 große rote Paprikaschoten
  ½ Fenchelknolle, geputzt
  40 g schwarze Oliven ohne Stein
  1 TL Zitronensaft
  1 EL Olivenöl
  1 große Knoblauchzehe, gehackt
  Frisch gemahlener weißer Pfeffer

1. Die Nadeln vom unteren Teil der Rosmarinstiele abstreifen. Die Stiele (oder die Holzspieße) bis zum Gebrauch in kaltes Wasser legen.

2. Das Putenfleisch in 24 Würfel von etwa 4 cm Größe schneiden, salzen, pfeffern und in einer flachen Schale ausbreiten. Wein, Zitronensaft, Knoblauch, Rosmarin, Salbei, Thymian und Fenchelsamen in eine kleine Schüssel geben und mit dem Olivenöl verrühren.

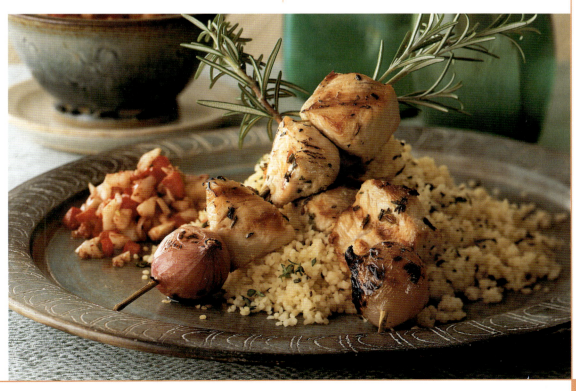

3. Die Kräutermischung auf dem Fleisch verteilen und sorgfältig andrücken. Die Fleischstücke umwenden und alle Seiten gleichmäßig mit der Kräutermischung bedecken. Die Schale mit einer Frischhaltefolie verschließen und für etwa 30 Minuten in den Kühlschrank stellen.

4. Für das Relish die Paprikaschoten halbieren und die Kerne herausschneiden, den Fenchel putzen. Paprikaschoten und Fenchel fein würfeln, die Oliven in dünne Scheiben schneiden.

5. Paprika, Fenchel, Oliven und Zitronensaft in eine mittlere Schüssel geben. Öl, Knoblauch und Pfeffer zufügen und umrühren.

6. Den Grill vorheizen. Die Putenfleischstücke und die Zwiebeln auf die eingeweichten Rosmarinzweige oder Holzspieße stecken. Die zurückbleibende Kräutermarinade in einen kleinen Topf geben und bei großer Hitze aufkochen.

7. Die Putenspieße etwa 12 Minuten goldbraun grillen, dabei oft mit der Kräutermarinade bestreichen. Pro Person 2 Spieße mit dem Relish anrichten. Nach Geschmack mit Wildreismischung oder Couscous servieren.

NÄHRWERT PRO PORTION:
1282 kJ/307 kcal, 34 g Eiweiß, 11 g Kohlenhydrate, 0 anzurechnende BE, 7 g Ballaststoffe, 13 g Fett, davon gesättigte Fettsäuren 2,2 g, 784 mg Salz, 75 mg Cholesterin

Putenschnitzel in Kapern-Kräuter-Sauce

Das durch die Kapern sehr aromatische Gericht enthält viel Eiweiß, ist dabei aber sehr fett- und kohlenhydratarm.

Für **4 Portionen**

- 1 EL Olivenöl
- 4 dünne Putenschnitzel à 120 g
- 2 EL Weizenvollkornmehl
- 2 Knoblauchzehen, gehackt
- 6 EL Zitronensaft
- 1 TL abgeriebene Zitronenschale
- 250 ml Geflügelbrühe ohne Salz (Rezept S. 262)
- 1 TL Stärke, mit 1 EL Wasser verrührt
- 1 EL Kapern, abgetropft
- 2 EL gehackte Petersilie

1. Das Öl in einer großen beschichteten Pfanne erhitzen. Die Putenschnitzel in Mehl wenden. Überschüssiges Mehl abschütteln und die Schnitzel von jeder Seite etwa 3 Minuten goldbraun braten. Aus der Pfanne heben, auf eine vorgewärmte Platte legen, mit Alufolie bedecken und warm stellen.

2. Den Knoblauch zum Bratfett in die Pfanne geben. Unter Rühren 1 Minute braten. Zitronensaft und -schale zufügen. Geflügelbrühe hineingießen und 1 Minute kochen.

3. Die angerührte Stärke und die Kapern in die Flüssigkeit rühren und noch einmal aufkochen. Petersilie untermischen und die Schnitzel mit der Kräutersauce bedeckt servieren.

NÄHRWERT PRO PORTION:
841 kJ/202 kcal, 31 g Eiweiß, 7 g Kohlenhydrate, 0,5 anzurechnende BE, 1 g Ballaststoffe, 5 g Fett, davon gesättigte Fettsäuren 1,1 g, 197 mg Salz, 77 mg Cholesterin

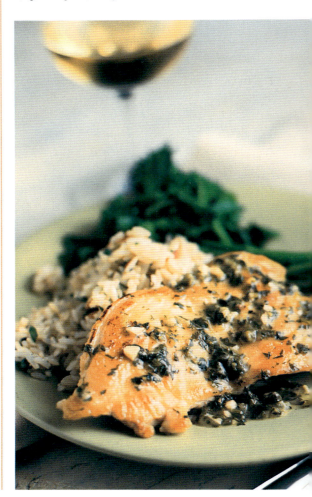

FISCH

Gegrillter Thunfisch mit Ingwer

Die Thunfischsteaks können im Sommer auch gut im Freien auf dem Grill zubereitet werden.

Für **4 Portionen**

- 2 EL Sojasauce
- 1 EL Reiswein (oder trockener Sherry)
- 1 Knoblauchzehe, gehackt
- 1 walnussgroßes Stück frische Ingwerwurzel, geschält und fein gehackt
- 4 Thunfischsteaks à 180 g
- 1 EL Rapsöl

1. In einer flachen Auflaufform Sojasauce, Reiswein, Knoblauch und Ingwer verrühren. Den Thunfisch darin wenden, mit Folie bedecken und mindestens 30 Minuten im Kühlschrank durchziehen lassen.

2. Den Grill vorheizen. Den Fisch aus der Marinade nehmen und mit Küchenpapier trockentupfen. Die Steaks von beiden Seiten mit Öl bepinseln. Unter dem Grill 3 Minuten pro Seite garen.

Zum Thunfisch schmecken Paprikagemüse und Naturreis besonders gut.

NÄHRWERT PRO PORTION:
1239 kJ/296 kcal, 42 g Eiweiß, 0 g Kohlenhydrate, 0 anzurechnende BE, 0 g Ballaststoffe, 14 g Fett, davon gesättigte Fettsäuren 3,7 g, 405 mg Salz, 81 mg Cholesterin

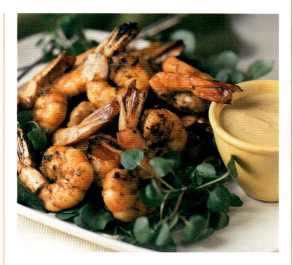

1. Senf mit Zitronensaft, Zucker und je $1/2$ TL Koriander, Kreuzkümmel und Pfeffer in einer Schale verrühren. Die Dipsauce beiseite stellen.

2. Salz mit dem restlichen Koriander, Kreuzkümmel und $1/4$ TL Pfeffer in einer großen Schüssel mischen. Die Shrimps zufügen und umwenden, damit die Gewürze sich gleichmäßig verteilen.

3. Den Grill nicht zu heiß vorheizen. Die Shrimps auf lange Spieße stecken und grillen, bis sie ihr glasiges Aussehen verloren haben. Das dauert pro Seite etwa 1 Minute.

4. Die gegrillten Shrimps mit dem Dip anrichten.

NÄHRWERT PRO PORTION:
633 kJ/152 kcal, 27 g Eiweiß, 4 g Kohlenhydrate, 0 anzurechnende BE, 0 g Ballaststoffe, 3 g Fett, davon gesättigte Fettsäuren 0,4 g, 1369 mg Salz, 190 mg Cholesterin

Shrimps mit Senfdip

Der Senfdip macht diese Shrimps zu einem kulinarischen Erlebnis.

Für **4 Portionen**

- 2 $1/2$ EL scharfer Senf
- 1 $1/2$ EL Zitronensaft
- 1 Prise Zucker
- 2 TL gemahlene Korianderkörner
- 2 TL gemahlener Kreuzkümmel
- Frisch gemahlener Pfeffer
- $1/2$ TL Salz
- 500 g große Shrimps, ohne Schale

Gegrillte Heringe

Weniger ist mehr: Die Einfachheit der Zutaten macht das Besondere dieses Gerichts aus.

Zutaten für **2 Portionen**

- 4 küchenfertige, frische grüne Heringe (etwa 600 g)
- 4 kleine Zweige Rosmarin
- $1/4$ TL Salz
- Frisch gemahlener Pfeffer
- 1 El Rapsöl
- $1/2$ unbehandelte Zitrone, geviertelt

1. Den Grill vorheizen. Die Fische unter fließendem Wasser kalt abspülen. Mit Küchenpapier abtrocknen. In die Bauchöffnung der Heringe je 1 Rosmarinzweig legen.

2. Die Fische sparsam salzen und pfeffern. Mit Öl einpinseln und in den Grill schieben. Von jeder Seite etwa 5 Minuten grillen.

3. Auf einer vorgewärmten Servierplatte mit Zitronenstückchen dekorieren und sofort auftragen.

Zu gegrillten Heringen frisch getoastetes Roggenmischbrot und einen Salat servieren.

NÄHRWERT PRO PORTION:
1959 kJ/467 kcal, 36 g Eiweiß, 2 g Kohlenhydrate, 0 anzurechnende BE, 0 g Ballaststoffe, 35 g Fett, davon gesättigte Fettsäuren 6,5 g, 1019 mg Salz, 182 mg Cholesterin

Seezunge in Backpapier

Durch das Garen in Backpapier bleibt das natürliche Aroma des Fischs am besten erhalten.

Für **4 Portionen**

- 500 g grüner Spargel
- 1 unbehandelte Zitrone
- 2 EL Olivenöl
- 1 EL trockener Weißwein, falls gewünscht
- ½ TL Zitronenpfeffer
- 1 Messerspitze Salz
- 4 Seezungen- oder Schollenfilets à etwa 120–180 g, frisch oder aufgetaute TK-Ware

1. Backofen auf 220 °C (Gas Stufe 4–5, Umluft 200 °C) vorheizen. Den unteren Teil der Spargelstangen schälen. Die Stangen der Länge nach halbieren und in 3 cm lange Stücke schneiden. 4 Bogen Pergamentpapier von etwa 30 x 30 cm Größe bereitlegen. Jedes Stück auf die Hälfte falten. Mit einer Schere zur Form eines halben Herzens zurechtschneiden (siehe Foto).

2. Von der Zitronenschale dünne Streifen abschälen. Die Streifen streichholzschmal schneiden, in eine Schüssel geben und mit etwa 2 EL Zitronensaft übergießen.

3. Öl, eventuell Wein, Zitronenpfeffer und Salz zufügen und verrühren. Die Spargelstücke in der Marinade wenden, bis sie gut bedeckt sind.

4. Die Papierstücke ausbreiten. Je ein Fischfilet auf eine Hälfte eines jeden Papierstücks legen und mit der Spargel-Zitronen-Mischung bedecken. Das Papier über dem Fisch zusammenfalten und den Rand fest einrollen, damit nichts auslaufen kann.

5. Die Pakete auf ein Backblech legen und in den Ofen schieben. Etwa 12 Minuten garen. Den Fisch mitsamt der Papierhülle sofort servieren.

NÄHRWERT PRO PORTION:
694 kJ/165 kcal, 23 g Eiweiß, 3 g Kohlenhydrate, 0 anzurechnende BE, 1 g Ballaststoffe, 7 g Fett, davon gesättigte Fettsäuren 1,0 g, 470 mg Salz, 60 mg Cholesterin

Gedämpfte Fischfilets

Das Dämpfen ist nicht nur eine sehr schonende Zubereitungsart; gedämpfter Fisch enthält zudem auch sehr wenig Fett.

Für **2 Portionen**

- 1 walnussgroßes Stück frische Ingwerwurzel, geschält und gerieben
- 1 Knoblauchzehe, gehackt
- ¼ TL abgeriebene Limettenschale
- 1 großes Bund gehacktes Koriandergrün
- 2 flache Fischfiletstücke à 150 g (z. B. Rotbarsch oder Lengfisch)
- 2 TL Sesamöl
- 6 EL Gemüsebrühe
- ½ TL Stärke, verrührt mit 1 EL Wasser
- 1 EL Limettensaft

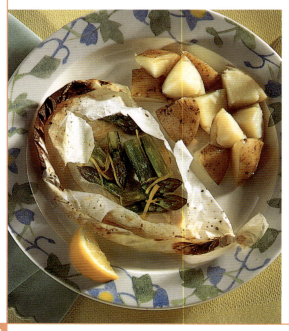

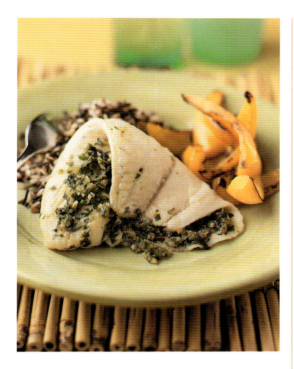

Gefüllter Fisch aus dem Backofen

Die Variante dieser Füllung – knackiges, frisches Gemüse – ist fettarm und vitaminreich.

Für **4 Portionen**

    1 küchenfertiger, ganzer Fisch, etwa 1 kg
       (z. B. Dorade, Wolfsbarsch oder Lachsforelle)
    2 EL Oliven- oder Rapsöl
    1 Zwiebel, fein gewürfelt
    1 Knoblauchzehe, gehackt
    2 Selleriestangen, in Scheiben geschnitten
    ½ TL Chilipulver
    300 g Zuckermais aus der Dose, abgetropft
    1 kleine Salatgurke, geschält, entkernt, gewürfelt
    1 frische Chilischote, entkernt und fein gehackt
    3 EL gehackte Petersilie
    2 EL Limettensaft
    1/8 TL Salz
    Frisch gemahlener Pfeffer

1. In einer kleinen Schüssel Ingwer, Knoblauch, Limettenschale und die Hälfte des Koriandergrüns mischen. Die Fischfilets mit der Hautseite nach oben auf die Arbeitsfläche legen und mit der Koriandermischung bestreuen. Die Filets zusammenklappen und mit Sesamöl beträufeln.

2. Die Fischfilets auf einen Teller legen und in den Dämpfeinsatz eines passenden Topfs setzen. Nur so viel Wasser auf den Boden des Topfes gießen, dass es den Dämpfeinsatz nicht berührt. Wer ein elektrisches Dämpfgerät besitzt, verwendet es wie vorgeschrieben.

3. Das Wasser zum Kochen bringen und den Topf schließen. Den Fisch je nach Größe etwa 5–8 Minuten dämpfen.

4. Die ausgetretene Garflüssigkeit vom Teller in einen kleinen Topf abgießen. Die Brühe zufügen und aufkochen. Die angerührte Stärke unter Rühren zufügen. 1 Minute sanft köcheln lassen und mit Limettensaft abschmecken. Das restliche Koriandergrün unter die Sauce mischen. Den Fisch mit der Sauce servieren.

NÄHRWERT PRO PORTION:
888 kJ/211 kcal, 29 g Eiweiß, 4 g Kohlenhydrate, 0 anzurechnende BE, 1 g Ballaststoffe, 9 g Fett, davon gesättigte Fettsäuren 1,6 g, 455 mg Salz, 63 mg Cholesterin

1. Den Backofen auf 220 °C (Gas Stufe 4–5, Umluft 200 °C) vorheizen. Den Fisch kalt abspülen und mit Küchenpapier trockentupfen. 1 EL Öl in einer beschichteten Pfanne bei mittlerer Temperatur erhitzen. Zwiebel und Knoblauch darin etwa

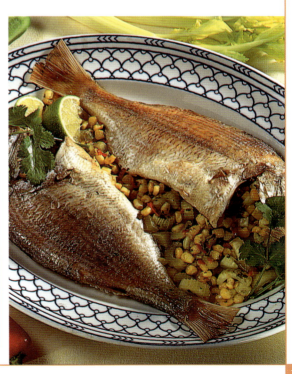

5 Minuten dünsten, bis beide weich, aber nicht gebräunt sind. Sellerie und Chilipulver untermischen und weitere 4 Minuten garen.

2. Die fertige Zwiebelmischung in eine große Schüssel geben. Maiskörner, Gurkenwürfel, Chilischote, Petersilie, Limettensaft, Salz und Pfeffer zufügen und gründlich durchmischen.

3. Ein Backblech mit dem restlichen Öl fetten. Die Gemüse-Gewürz-Mischung mit einem Löffel in die Bauchöffnung des Fisches füllen. Den Fisch auf das Blech legen und in den Backofen schieben.

4. Den Fisch 45–55 Minuten backen. Er ist gar, wenn sich das Fleisch beim Hineinstechen mit einer Gabel schuppenförmig ablöst.

NÄHRWERT PRO PORTION:
1364 kJ/326 kcal, 40 g Eiweiß, 14 g Kohlenhydrate, 0,5 anzurechnende BE, 4 g Ballaststoffe, 12 g Fett, davon gesättigte Fettsäuren 2,5 g, 990 mg Salz, 98 mg Cholesterin

GEMÜSE

Rotkohl mit Äpfeln

Sowohl Rotkohl als auch Äpfel sind besonders reich an wertvollen Ballaststoffen. Sie schmecken auch ohne viel Öl oder Butter.

Für **6 Portionen**

- 1 kleiner Rotkohl (650 g), geputzt und in feine Streifen geschnitten
- 2 mittelgroße Äpfel, geraspelt
- 1 EL brauner Zucker
- 2 EL Mehl
- Frisch gemahlener schwarzer Pfeffer
- ¼ l trockener Rotwein (ersatzweise Apfelsaft, aber dann den Zucker weglassen)
- 1 Messerspitze Salz

1. Alle Zutaten in einen großen Edelstahl- oder Emailtopf geben und gut durchmischen. Das Gemüse bei großer Hitze zum Kochen bringen.

2. Bei kleiner Hitze 20–30 Minuten leise schmoren lassen, bis er weich ist. Mit Salz würzen.

NÄHRWERT PRO PORTION:
369 kJ/89 kcal, 2 g Eiweiß, 17 g Kohlenhydrate, 1 anzurechnende BE, 4 g Ballaststoffe, 0 g Fett, davon gesättigte Fettsäuren 0 g, 179 mg Salz, 0 mg Cholesterin

Geschmorte Thymianzwiebeln

Die Thymianzwiebeln sind die ideale Beilage zu leichten, sommerlichen Gerichten.

Für **4 Portionen**

- 1 EL Rapsöl
- 1 Knoblauchzehe, gehackt
- 1 kg Frühlingszwiebeln, geputzt und schräg in etwa 3 cm große Stücke geschnitten
- 1 EL trockener Wermut oder Sherry
- 1 EL Thymianblättchen
- ¼ TL Salz
- Frisch gemahlener Pfeffer

1. In einer großen beschichteten Pfanne das Öl erhitzen. Knoblauch und Zwiebeln zufügen und bei guter Mittelhitze andünsten. Das Gemüse dabei häufig wenden.

2. Wermut zugießen, Thymianblättchen untermischen. Das Zwiebelgemüse mit Salz und Pfeffer abschmecken. Einen Deckel auflegen und die Zwiebeln etwa 5 Minuten bei reduzierter Hitze schmoren.

NÄHRWERT PRO PORTION:
552 kJ/133 kcal, 2 g Eiweiß, 22 g Kohlenhydrate, 0 anzurechnende BE, 7 g Ballaststoffe, 3 g Fett, davon gesättigte Fettsäuren 0,4 g, 372 mg Salz, 0 mg Cholesterin

Kohlrabigemüse mit Joghurt

Kohlrabi einmal anders: Der Joghurt verleiht dem Gericht den entscheidenden Pfiff.

Für **4 Portionen**

- 4 junge Kohlrabi (etwa 1 kg)
- 200 ml Geflügelbrühe ohne Salz (Rezept S. 262)
- 1 Prise Zucker
- Frisch gemahlener weißer Pfeffer
- 1 Becher Joghurt, 3,5 % Fett (150 g)
- 2 EL Petersilie, fein gehackt

1. Kohlrabi schälen, Stielansätze und holzige Teile entfernen. Das Gemüse in Scheiben, Rauten oder Stifte schneiden.

2. Die Brühe in einem Topf zum Kochen bringen. Kohlrabistücke zufügen. Mit Zucker und Pfeffer würzen. Im geschlossenen Topf 8–10 Minuten garen, bis das Gemüse gar ist, aber noch Biss hat.

3. Den Joghurt zum Gemüse geben und noch einmal kurz erhitzen, aber nicht kochen. Gehackte Petersilie unter das Gemüse mischen und sofort servieren.

NÄHRWERT PRO PORTION:
339 kJ/81 kcal, 5 g Eiweiß, 9 g Kohlenhydrate, 0 anzurechnende BE, 3 g Ballaststoffe, 3 g Fett, davon gesättigte Fettsäuren 1,1 g, 214 mg Salz, 9 mg Cholesterin

Gegrilltes Sommergemüse

Jede Portion dieses knackigen Gemüsegerichts ist ein wahres Fest an Vitaminen und Ballaststoffen. Genießen Sie es!

Für **4 Portionen**

- 2 kleine Fenchelknollen à 250 g
- 1 Aubergine, etwa 500 g, der Länge nach in etwa 2 cm dicke Scheiben geschnitten
- 3 große Paprikaschoten (grün, rot und gelb), geputzt und in breite Streifen geschnitten
- 4 Tomaten, halbiert
- 2 EL Rapsöl
- 2 EL Orangensaft
- 8 Basilikumblätter, in Streifen geschnitten
- 1 Knoblauchzehe, gehackt
- 1 TL abgeriebene Schale von einer unbehandelten Orange
- ½ TL Salz
- Frisch gemahlener Pfeffer

1. Den Grill stark vorheizen. Den Fenchel so vorbereiten: Das Grün abschneiden und beiseite legen. Die Knollen in etwa 1 cm dicke Scheiben schneiden. Mit einem Pinsel das ganze Gemüse sparsam mit Öl bestreichen.

2. Das Gemüse grillen, bis es weich und gebräunt ist. Das dauert etwa 4 Minuten pro Seite. Das fertige Gemüse mit Orangensaft beträufeln.

3. Das Fenchelgrün sehr fein hacken und in einer Schale mit Basilikum, Knoblauch, Orangenschale, Salz und Pfeffer verrühren. Die Würzmischung auf dem Gemüse verteilen. Das Gemüse schmeckt gut lauwarm, aber auch, wenn es auf Zimmertemperatur abgekühlt ist.

NÄHRWERT PRO PORTION:
577 kJ/138 kcal, 7 g Eiweiß, 13 g Kohlenhydrate, 0 anzurechnende BE, 14 g Ballaststoffe, 6 g Fett, davon gesättigte Fettsäuren 0,6 g, 760 mg Salz, 0 mg Cholesterin

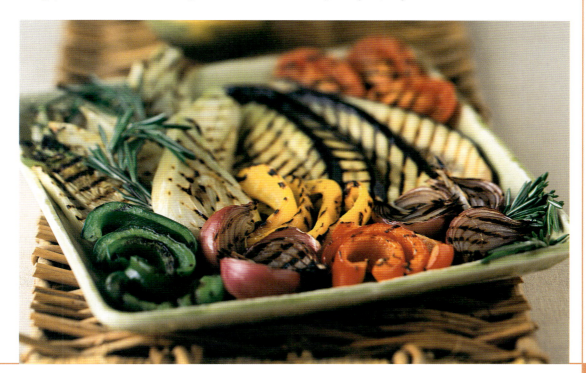

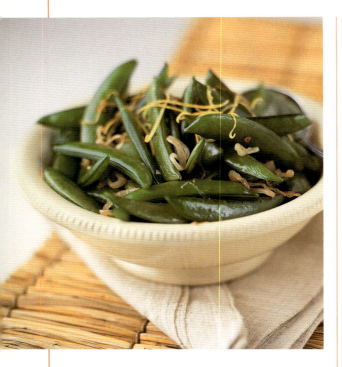

Zucchini-Möhren-Gemüse

Auch diese Beilage ist eine wahre Vitamin- und Mineralstoffbombe!

Für **4 Portionen**

- 1 TL Rapsöl
- 350 g Möhren, in Scheiben geschnitten
- 150 ml Gemüsebrühe ohne Salz (Rezept S. 262)
- 500 g Zucchini, in Scheiben geschnitten
- 1 TL Thymianblättchen, 1 Messerspitze Salz
- Frisch gemahlener weißer Pfeffer
- 2 EL Petersilie, gehackt

1. Das Öl in einem Topf erhitzen. Möhren zugeben und unter Rühren 1 Minute dünsten. Erst 2 EL Wasser, dann die Brühe zugießen. Den Topf schließen und das Gemüse 10 Minuten dünsten.

2. Zucchini und Thymian dazugeben, salzen, pfeffern und, wenn nötig, etwas Wasser nachgießen. Bei milder Hitze 5–10 Minuten garen. Mit Petersilie bestreut servieren.

NÄHRWERT PRO PORTION:
233 kJ/55 kcal, 3 g Eiweiß, 6 g Kohlenhydrate, 0 anzurechnende BE, 4 g Ballaststoffe, 2 g Fett, davon gesättigte Fettsäuren 0,4 g, 270 mg Salz, 3 mg Cholesterin

NUDELN & GETREIDE

Tabbouleh

Das frische, minzige Gericht können Sie bis zu 4 Tage lang im Kühlschrank aufbewahren.

Für **4 Portionen**

- 150 g Bulgur
- 3 rote Zwiebeln, gehackt
- 1 Fleischtomate, gewürfelt, mit Saft
- ½ Salatgurke, entkernt und gewürfelt
- 4 Radieschen, in Scheiben geschnitten
- 2 Bund gehackte Petersilie
- 2 EL Minze, fein geschnitten
- 1 EL Olivenöl
- ¾ TL Salz
- 8–10 Tropfen Tabasco
- 1 EL abgeriebene Zitronenschale, 4 EL Zitronensaft

Zuckerschotengemüse

Zuckerschoten haben im Frühsommer Saison. Man bekommt sie mittlerweile aber das ganze Jahr über.

Für **4 Portionen**

- 750 g Zuckerschoten (Zuckererbsen, Kefen)
- 2 TL Olivenöl
- 3 Schalotten, in dünne Ringe geschnitten
- 1 Knoblauchzehe, gehackt
- 1 EL abgeriebene Zitronenschale
- 1 TL Salz

1. Stiel- und Blütenansätze der Zuckerschoten abschneiden.

2. Das Olivenöl in einem beschichteten Topf erhitzen, Schalotten und Knoblauch zufügen und unter Rühren etwa 3 Minuten dünsten, bis die Schalotten weich sind.

3. Die Zuckerschoten, die Zitronenschale und das Salz zufügen. Alles unter Rühren weitere 4 Minuten garen, bis die Schoten gar sind, aber noch Biss haben.

NÄHRWERT PRO PORTION:
269 kJ/64 kcal, 3 g Eiweiß, 9 g Kohlenhydrate, 0 anzurechnende BE, 4 g Ballaststoffe, 2 g Fett, davon gesättigte Fettsäuren 0,2 g, 1021 mg Salz, 0 mg Cholesterin

1. Bulgur in eine hitzefeste Schüssel geben und mit 240 ml kochendem Wasser übergießen. 20 Minuten stehen lassen, bis die Flüssigkeit aufgesogen ist. Die Zwiebeln in eine kleine Schüssel geben, mit kochendem Wasser knapp bedecken, 10 Minuten stehen lassen und abgießen.

2. Zwiebeln, Tomaten, Gurke und Radieschen zum Bulgur geben. Petersilie, Minze, Öl, Salz, Tabasco, Zitronenschale und -saft untermischen.

3. Den Salat im Kühlschrank einige Stunden gut durchkühlen lassen. Kalt oder bei Zimmertemperatur servieren.

NÄHRWERT PRO PORTION:
801 kJ/192 kcal, 6 g Eiweiß, 34 g Kohlenhydrate, 2,5 anzurechnende BE, 5 g Ballaststoffe, 3 g Fett, davon gesättigte Fettsäuren 0,5 g, 940 mg Salz, 0 mg Cholesterin

Rindfleisch-Nudel-Salat

Das leichte, aber dennoch sättigende Gericht eignet sich für laue Sommerabende.

Für **4 Portionen**

- 250 g kurze Nudeln, z. B. Zöpfe oder Spiralen
- 400 g Brokkoliröschen, frisch oder aufgetaut
- 300 g Rumpsteak ohne Fettrand
- 300 g Magermilchjoghurt
- 3 EL Salatcreme
- 1 EL Balsamicoessig
- 1 großes Bund Basilikum
- 1 TL Salz
- 500 g Tomaten, geviertelt
- 1 mittelgroße rote Zwiebel, halbiert und in dünne Ringe geschnitten

1. Die Nudeln in Salzwasser al dente garen. In den letzten 2 Minuten den Brokkoli mitgaren. Beide Zutaten abgießen und abtropfen lassen.

2. Den Grill vorheizen. Das Rumpsteak pro Seite etwa 4 Minuten (medium) bis 6 Minuten (leicht rosa) grillen. Das fertige Steak auf ein Brett legen und in dünne Scheiben schneiden. Dabei darauf achten, dass die Schnitte quer zur Faser verlaufen. Das macht das Fleisch zarter.

3. Joghurt, Salatcreme, Essig, Basilikumblätter und Salz im Mixer oder mit einem Pürierstab fein zerkleinern. Dressing in eine Salatschüssel gießen.

4. Das geschnittene Steak mitsamt dem ausgetretenen Fleischsaft in die Schüssel geben und mit dem Dressing vermischen. Abgekühlte Nudeln, Brokkoli, Tomaten und Zwiebeln zufügen und untermischen.

Dieser Salat lässt sich auch längere Zeit vor dem Servieren vorbereiten und zugedeckt im Kühlschrank aufbewahren. Einige Stunden vor dem Essen aus dem Kühlschrank nehmen, um ihn wieder auf Zimmertemperatur zu bringen.

NÄHRWERT PRO PORTION:
1812 kJ/432 kcal, 33 g Eiweiß, 56 g Kohlenhydrate, 4 anzurechnende BE, 8 g Ballaststoffe, 8 g Fett, davon gesättigte Fettsäuren 1,7 g, 1442 mg Salz, 53 mg Cholesterin

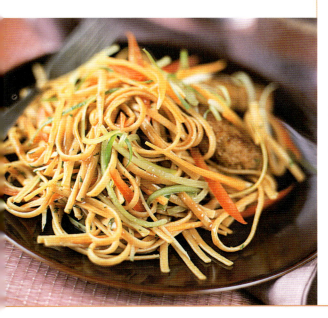

Gemüsesalat mit Sesamnudeln

Der Salat mit exotisch-asiatischer Note eignet sich auch gut als Beilage zu allen Wok-Gerichten.

Für **6 Portionen**

- 250 g Vollkornnudeln, z. B. Linguine
- ½ Bund Koriandergrün
- 2 EL Erdnusscreme
- 2 EL Sojasauce
- 2 TL Honig
- 1 EL Reis- oder Apfelessig
- 1 EL Sesamöl
- 2 Knoblauchzehen, geschält

¼ TL Salz
¼ TL Cayennepfeffer
2 Möhren, in Scheiben geschnitten
1 rote Paprikaschote, in schmale Streifen geschnitten
1 Selleriestange, in Scheiben geschnitten
2 Schalotten, in Ringe geschnitten

1. Die Nudeln garen. Beim abgießen ⅛ l vom Kochwasser auffangen und beiseite stellen.

2. Für das Dressing Korianderblättchen, Erdnusscreme, Sojasauce, Honig, Essig, Sesamöl, Knoblauch, Salz und Cayennepfeffer im Mixer oder mit dem Pürierstab zerkleinern. Das Dressing in eine Salatschüssel gießen.

3. Das aufgehobene Nudelwasser dazugießen und unterrühren. Die Nudeln, Möhren, Paprika, Sellerie und Schalotten darunter mischen. Vor dem Servieren etwa 1 Stunde gekühlt durchziehen lassen.

NÄHRWERTE PRO PORTION:
952 kJ/228 kcal, 9 g Eiweiß, 31 g Kohlenhydrate, 2,5 anzurechnende BE, 8 g Ballaststoffe, 7 g Fett, davon gesättigte Fettsäuren 1,2 g, 398 mg Salz, 0 mg Cholesterin

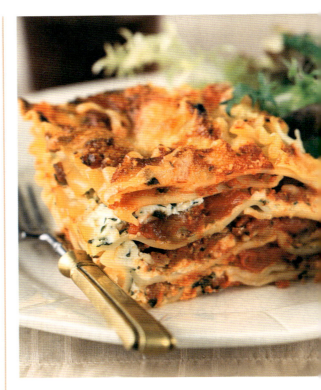

Tomaten-Kräuter-Lasagne

Sie können sich eine kalorien- und fettarme Lasagne kaum vorstellen? Probieren Sie diese!

Für **3 Portionen**

1 Zwiebel, gewürfelt
1 Knoblauchzehe, gehackt
2 TL Oliven- oder Rapsöl
2 Dosen Pizzatomaten à 400 g
½ TL Salz
Frisch gemahlener Pfeffer
1 Bund Petersilie, gehackt
1 Bund Basilikum, Blätter in Streifen geschnitten
150 g gekochter Schinken ohne Fettrand, gewürfelt
10 Nudelplatten für Lasagne (vorgegart)
200 g körniger Frischkäse (Hüttenkäse)
100 g geraspelter fettarmer Käse

1. Den Backofen auf 200 °C (Gas Stufe 3–4, Umluft 180 °C) vorheizen. Zwiebeln und Knoblauch in Öl glasig dünsten. Die Tomaten zugeben, salzen und pfeffern, Kräuter und Schinken unterrühren.

2. Nudelplatten nebeneinander in eine ofenfeste Form legen und mit Tomatensauce bedecken. Mit einem Teelöffel den Hüttenkäse in die Sauce setzen. Nudeln und Sauce abwechselnd einschichten, dabei vom Hüttenkäse nur etwa die Hälfte verwenden. Mit Nudeln abschließen.

3. Den restlichen Hüttenkäse mit dem geraspelten Käse verrühren und auf der Lasagne verteilen. In den Ofen schieben und 25–30 Minuten backen.

NÄHRWERT PRO PORTION:
1774 kJ/423 kcal, 33 g Eiweiß, 44 g Kohlenhydrate, 3 anzurechnende BE, 5 g Ballaststoffe, 12 g Fett, davon gesättigte Fettsäuren 5,2 g, 5012 mg Salz, 46 mg Cholesterin

Dicke Bohnen auf provençalische Art

Eine Kräuter-der-Provence-Mischung können Sie sich aus Thymian, Rosmarin, Salbei, Basilikum, Estragon und Oregano problemlos selbst zusammenstellen.

Für **4 Portionen**

400 g dicke Bohnen (TK-Ware oder aus dem Glas)
1 EL Rapsöl
3 Zwiebeln, gewürfelt

1 TL getrocknete Kräuter der Provençe
1/8 l Geflügelbrühe ohne Salz (Rezept S. 262)
1/2 EL Crème fraîche
1/4 TL Salz
Frisch gemahlener Pfeffer
4 Fleischtomaten, gewürfelt

1. Tiefgekühlte Bohnen auftauen und nach der Anweisung auf der Verpackung garen. Konservenbohnen in ein Sieb geben und gründlich abtropfen lassen.

2. Das Öl in einer beschichteten Pfanne erhitzen. Die Zwiebeln darin bei mittlerer Hitze unter Rühren etwa 2 Minuten glasig dünsten.

3. Die Bohnen zufügen und Kräuter der Provençe darüber streuen. Brühe und Crème fraîche dazugegen, salzen und pfeffern. Das Gemüse im geschlossenen Topf bei milder Hitze 5 Minuten kochen.

4. Die Tomatenwürfel zu den Bohnen geben. Weitere 5 Minuten zugedeckt bei milder Hitze ziehen lassen.

Mit Pellkartoffeln oder Naturreis serviert, ergeben die dicken Bohnen ein ausgewogenes vegetarisches Gericht.

NÄHRWERT PRO PORTION:
582 kJ/138 kcal, 10 g Eiweiß, 18 g Kohlenhydrate, 0 anzurechnende BE, 6 g Ballaststoffe, 3 g Fett, davon gesättigte Fettsäuren 0,9 g, 1177 mg Salz, 5 mg Cholesterin

DESSERTS & KUCHEN

Nussquark

Das im Rezept verwendete Inulin (siehe unten) macht magere Milchprodukte cremiger. Zudem wirkt es sich positiv auf die Darmflora aus.

Für **4 Portionen**

250 g Magerquark
1 Becher Magerjoghurt (150 g)
4 EL fettarme Milch
1 TL Vanillezucker
1 EL Haferkleieflocken
2 TL Inulin
1 EL ungesüßtes Nussmus (Reformhaus)
Flüssiger Süßstoff

1. Den Magerquark in eine Schüssel geben. Joghurt, Milch und Vanillezucker zufügen und alles mit den Quirlen des Handrührers oder mit einem Pürierstab cremig rühren.

2. Die Haferkleieflocken, das Inulin und das Nussmus unter den Quark mischen. Die Creme mit Süßstoff abschmecken und noch einmal kräftig aufschlagen.

Inulin ist ein Ballaststoff, der aus der Chicoréewurzel gewonnen wird. Man kann ihn als Pulver kaufen, das sich leicht in Flüssigkeiten auflöst.

NÄHRWERT PRO PORTION:
517 kJ/123 kcal, 12 g Eiweiß, 8 g Kohlenhydrate, 0,5 anzurechnende BE, 2 g Ballaststoffe, 4 g Fett, davon gesättigte Fettsäuren 0,5 g, 170 mg Salz, 2 mg Cholesterin

Obstkuchen vom Blech

Der Hefe-Obst-Kuchen lässt sich auf Vorrat zubereiten und schmeckt bestimmt auch Ihren Gästen.

Für **12 Stücke**

125 g Weizenvollkornmehl
125 g Weizenmehl (Type 405 oder 550)
1 EL Zucker
1 TL Vanillezucker
15 g frische Hefe (etwa ein Drittel eines Würfels)
125 ml fettarme Milch
Flüssiger Süßstoff, falls gewünscht
3 EL Rapsöl
1 kg Äpfel, geschält, entkernt und in Spalten geschnitten (oder Zwetschgen oder Aprikosen)
Saft von 1/2 Zitrone
2 TL Weizenmehl zum Ausrollen
2 EL Streusüße

1. Beide Mehlsorten mit Zucker und Vanillezucker in einer Schüssel mischen. Die Hefe in lauwarmer Milch auflösen. Wer den Kuchen gern etwas süßer mag, kann noch 1 TL flüssigen Süßstoff in die Milch geben.

2. Hefemilch und Öl zum Mehlgemisch geben und alles mit den Knethaken des Handrührgeräts zu einem geschmeidigen Teig verarbeiten. So lange weiterkneten, bis der Teig sich vom Schüsselrand löst.

3. Den Teig mit Klarsichtfolie zudecken und an einem warmen Ort gehen lassen, bis er sich im

Volumen etwa verdoppelt hat. Äpfel mit Zitronensaft vermischen, damit das Fruchtfleisch hell bleibt.

4. Backofen auf 200 °C (Gas Stufe 3–4, Umluft 180 °C) vorheizen. Ein Blech mit Backpapier auslegen. Den Teig auf einer bemehlten Arbeitsfläche ausrollen und auf das Blech legen. Mit den Händen in Form drücken, dabei einen Rand formen, damit der Saft der Früchte nicht ausläuft.

5. Den Teig mit den Äpfeln belegen. Kuchen etwa 25–30 Minuten backen. Etwas abkühlen lassen und mit Streusüße bestäuben. Ofenfrisch servieren.

Was von diesem leichten Apfelkuchen nicht frisch aus dem Ofen gegessen wird, sollte sofort verpackt und eingefroren werden. Das lohnt sich sogar, wenn man am nächsten Tag wieder davon essen möchte, denn ein Hefekuchen wie dieser schmeckt frisch unübertroffen. Die Kuchenstücke lassen sich auf dem Brötchenaufsatz des Toasters innerhalb von Minuten auftauen.

NÄHRWERT PRO STÜCK:
652 kJ/156 kcal, 3 g Eiweiß, 28 g Kohlenhydrate, 2 anzurechnende BE, 3 g Ballaststoffe, 3 g Fett, davon gesättigte Fettsäuren 0,4 g, 32 mg Salz, 1 mg Cholesterin

Doppelt gebackene italienische Biskuits

Die Biskuits sind in Italien als Cantuccini bekannt und werden mit Vinsanto getränkt gegessen.

Für **20 Stück**

    375 g Weizenmehl (Type 405 oder 550)
    275 g Zucker
    2 Eier (Größe L)
    2 Eiweiß (Größe L)
    1 EL Rapsöl
    2 TL Vanilleextrakt (oder gemahlener Anis)

1. Den Backofen auf 175 °C (Gas Stufe 2, Umluft 150 °C) vorheizen. In einer Schüssel Mehl und Zucker vermischen. In einer zweiten Schüssel Eier, Eiweiße, Öl und Vanille mit einer Gabel verschlagen.

2. Die Ei-Gewürz-Mischung dazugießen. Mit einem Teigschaber zu einem glatten Teig verarbeiten.

3. Ein Backblech mit Backpapier auslegen. Den Teig darauf legen und mit dem in Wasser ange-

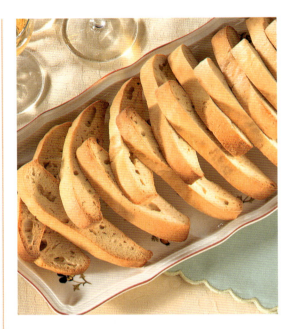

feuchteten Gummischaber einen etwa 40 cm langen Teigstrang formen und glätten.

4. Das Backblech in den Backofen schieben und den Teig 30–35 Minuten backen. Das Gebäck geht während dieser Zeit etwas in die Breite. Aus der Form nehmen, etwas abkühlen lassen und schräg in etwa 2 cm breite Scheiben schneiden.

5. Ein Backblech mit Backpapier auslegen. Die Scheiben nebeneinander auf das Blech legen und nochmals 15 Minuten backen. Die Kekse zum Abkühlen auf einen Rost legen.

NÄHRWERT PRO STÜCK:
567 kJ/135 kcal, 3 g Eiweiß, 27 g Kohlenhydrate, 2 anzurechnende BE, 1 g Ballaststoffe, 1 g Fett, davon gesättigte Fettsäuren 0,3 g, 43 mg Salz, 24 mg Cholesterin

Marmor-Käse-Torte

Die Torte sieht nicht nur bezaubernd aus, sie schmeckt auch fantastisch!

Für **12 Stücke**

    100 g Zwieback
    100 g Weizenkeime
    200 g Zucker
    2 EL Rapsöl
    500 g Tofu, abgetropft
    500 g Magerquark

- 3 EL Vollkornweizenmehl
- 1 Ei (Größe L)
- 2 Eiweiß (Größe L)
- 1 TL Vanilleextrakt
- 3 TL Kakaopulver

1. Den Backofen auf 175 °C (Gas Stufe 2, Umluft 150 °C) vorheizen. Zwieback, Weizenkeime und 1 EL Zucker im Blitzhacker oder mit dem Pürierstab zerkleinern. Öl und 2–3 EL Wasser zugießen und weitermixen, bis die Mischung gut durchfeuchtet ist. Die Mischung in eine mit Backpapier ausgelegte Springform (24 cm Durchmesser) füllen. Mit den Händen den Boden fest andrücken und dabei einen etwa 3 cm hohen Rand formen. 10 Minuten backen, bis der Boden fest geworden ist.

2. Tofu, restlichen Zucker, Quark, Mehl, Ei, Eiweiße und Vanille im Blitzhacker mixen, bis eine feine glatte Creme entstanden ist. Etwa zwei Drittel der Creme auf den abgekühlten Tortenboden gießen, die restliche Creme mit dem Kakao verrühren.

3. Die Schokofüllung ringförmig auf die helle Creme gießen. Mit einer Gabel einmal so durch beide Schichten ziehen, dass ein Marmormuster entsteht. Die Torte 45 Minuten backen. Den Ofen abschalten und die Form weitere 45 Minuten darin unberührt abkühlen lassen. Über Nacht in den Kühlschrank stellen, erst dann servieren.

NÄHRWERT PRO STÜCK:
1086 kJ/259 kcal, 17 g Eiweiß, 30 g Kohlenhydrate, 2,5 anzurechnende BE, 3 g Ballaststoffe, 7 g Fett, davon gesättigte Fettsäuren 1,1 g, 170 mg Salz, 20 mg Cholesterin

Schokoladenflan

Schokoladenflan ist die kalorien- und fettärmere Alternative zu Mousse au Chocolat.

Für **3 Portionen**

- 1 TL Kakaopulver
- 2 TL Inulin
- ¼ l fettarme Milch
- ½ Vanilleschote
- Flüssiger Süßstoff
- 2 Eier (Größe L)
- 5 g Diätmargarine für die Formen

1. Den Backofen auf 180 °C (Gas Stufe 2–3, Umluft 160 °C) vorheizen. Kakaopulver mit Inulin mischen und in einer kleinen Schüssel mit 2 EL Milch verrühren. Die restliche Milch in einen Topf geben. Die Vanilleschote aufschlitzen, das Mark herauskratzen und mit der Schote in die Milch geben.

2. Die Milch zum Kochen bringen. Den angerührten Kakao unter Rühren hineingießen. Den Topf von der Kochplatte ziehen und 1–2 Minuten stehen lassen. Vanilleschote entfernen. Die Mischung mit Süßstoff abschmecken.

3. Die Eier gut verquirlen und unter kräftigem Rühren in die heiße Kakaomilch geben. Drei kleine Auflauf- oder Flanformen (zur Not gehen auch Tassen) mit weicher Margarine ausstreichen.

4. Die Kakao-Eier-Milch in die Formen gießen und in die Fettpfanne des Backofens stellen. So viel heißes Wasser in die Fettpfanne gießen, dass die Formen etwa zu einem Drittel im Wasser stehen.

5. Die Flans in den Ofen schieben und in etwa 40 Minuten stocken lassen. Gut gekühlt servieren.

NÄHRWERT PRO PORTION:
498 kJ/118 kcal, 8 g Eiweiß, 5 g Kohlenhydrate, 0 anzurechnende BE, 2 g Ballaststoffe, 7 g Fett, davon gesättigte Fettsäuren 2,6 g, 260 mg Salz, 164 mg Cholesterin

REGISTER

A

Abnehmen
  durch Sport 111
  Tipps zum 107f.

Acarbose 78

Adipositas 44

ADI-Wert 111

Adressen, hilfreiche 25

Albumin 82

Alkohol 78, 106

Alltag, fit im 136

Alpha-Glukosidasehemmer 146f.
  Acarbose 146
    Kontraindikationen 147
    Miglitol 146

Amputationen, nicht unfallbedingte 15

Angst, Umgang mit 217f.

Antibabypille 51, 225

Antidiabetika, orale 78, 139

Antioxidanzien 175, 185

Anti-Stress-Techniken 220

Apotheker 27

Arterien, verstopfte 18

Arzt, geeigneter 26

Aspartam 95

Augen, Übersicht 181

Ausdauersport 123, 126ff., 130
  Anregung der Herztätigkeit 123
  Fettverbrennung durch 123
  Laufen 129
  Radfahren 129
  Rudern 129
  Schwimmen 129
  Senkung des Blutzuckerspiegels 123
  Walking 128

Autoimmunkrankheiten 14
  Arthritis, rheumatoide 40
  Lupus erythematodes 40
  multiple Sklerose 40

Azetylsalizylsäure (ASS) 23

B

Ballaststoffe 21, 96, 110, 172, 185
    in Lebensmitteln 96
    nicht wasserlösliche 97
    wasserlösliche 97
    Zufuhr der 97

Basisinsulinspiegel 156, 160

Bauchgewebe, Spritzen in das 119

Bauchspeicheldrüse (Pankreas) 20, 35, 37ff., 41f., 76, 140, 143, 147f., 150f., 157, 160, 163, 214, 233, 238
    Acinarzellen 37
    Bauchspeicheldrüsenkanal 37
    Betazellen 37ff., 41f.
    Funktionen der 62
    Heilungschancen für 246ff.
    künstliche 248
    Langerhans-Inseln 37

Betablocker 170

Betazellen 143, 150, 157, 199, 246

Betreuer, psychischer 28

Bewegung 21, 25, 29, 54
    und Blutzuckersenkung 115f.
    und Herzinfarktrisiko 115
    und Insulin 116
    und Schlaganfallrisiko 115

Bewegungsmangel 44

Bewegungsplan 213

Bewegungsprogramm, individuelles 118

Blut abnehmen 66f.

Blutdruck 45, 90, 117
    Grenzwerte 84

Blutfettwerte 14, 83

Bluthochdruck 12, 21, 24, 32, 52, 106, 171

Blutkörperchen, rote (Hämoglobin) 81, 168

Blutkörperchen, weiße 33, 168

Blutreinigungsmaschine 176

Bluttest 25

Blutzirkulation 18, 25, 70

Blutzucker 10, 27, 31, 43, 48, 57, 79f., 120, 141
    Anstieg 21, 94
    Einfluss durch Nahrung 61
    Entgleisungen 34
    erhöhter 53
    Gesamtbild 81
    hoher 17
    idealer vor Essen 84
    idealer vor Schlafen 84
    -kontrolle 10f., 15, 17, 22, 39, 54, 60f., 63, 81, 167, 179, 195, 222, 228, 231
        erfolgreiche 65
        nach Mahlzeiten 77
        regelmäßige 79
        tägliche 66
    -messgerät 11, 19, 60, 67f., 71, 73
        Kosten 71
        mit Farbabgleichsystem 72
        richtige Anwendung 73f.
    -Messsets 230
    -messungen, schmerzlose 235
    -problem (Grafik) 34
    Schwankungen 81, 153, 225
    -Selbstkontrollen 61, 82, 90, 153
    stabiler 45
    Testfahrplan 64
    Testhäufigkeit 63
    zu hoher 18
    -Selbsttest 60, 67, 70, 72, 74ff., 81, 85, 121f., 155f., 161, 165, 213, 216, 221
    -spiegel 11, 21f., 25, 36ff., 39, 56f., 60, 62, 70, 73, 79f., 87, 90f., 93f., 97, 100, 105, 116, 118f., 127, 141, 145, 148, 167ff., 176, 195, 214, 228
        Bestimmung durch Kohlenhydrate 95
        erhöhter 16, 20
        Regeln für konstanten 20f.
        Höhe 88
        Einfluss der Nahrung auf 87f.
        und Kohlenhydrate 89
        Schwankungen 76f.
        Senken 48, 78
    -Tagebuch 62
    -tests 12, 14, 19, 22f., 33
    Messabweichungen 70
    -überwachung 78

Messgeräte zur 11
-untersuchungen
    auf Gesundheitsmessen 13
    in Apotheken 13
-werte 15f., 25, 89, 142
    Angabe der 67
    Einfluss auf medizinische Versorgung 19
    während Schwangerschaft 48

Bodymass-Index 164
Bolus 151
Brennstoffverlust, versteckter 32

C

Cholesterin 20, 83, 90
Cholesterinspiegel 14, 23, 100, 146, 172, 197, 204
    erhöhter 12
    hoher 52
Cholesterintests 100
Cholesterinwerte 44, 157
Coxsackieviren 239

D

Depression, Wege aus der 216f.
Deutsche Diabetes Gesellschaft (DDG) 24, 46, 235
Diabetes
    als Notfall 54
    bei Kindern 22
    in Zahlen 15
    Krankheiten durch 15
    Leben mit 10, 13f.
    mellitus 33
    Risikofaktoren für 12
    Spätfolgen 31, 106
    Symptome für
        Abgeschlagenheit 36, 60
        Appetit, ungewöhnlich großer 12
        Durst, übermäßiger 12, 36, 50, 60
        Funktionsstörungen, sexuelle 12
        Harndrang, häufiger 12, 36, 50
        Heißhungerattacken 36
        Infektionen, häufige 12, 36f.
        Kribbeln in Händen und Füßen 12, 37
        Müdigkeit 12, 33, 50
        Schwindelgefühle 60
        Sehen, verschwommenes 12, 36
        Vaginalpilzinfektionen 37
        Zahnfleischerkrankungen 37
        Zittern der Hände 60
    Übersichtsgrafik 28
    unkontrollierter 34

Diabetes-Burnout 221
Diabetesdiät 88
Diabetesspätfolgen 31, 106, 167, 169, 191
    Amputationen 186f.
    Aneurysmen 171
    Angina pectoris 170
    Arteriosklerose 170
    Augenerkrankungen 25, 61, 180
    Augeninnendruck, erhöhter 180
    Bell-Phänomen 183
    Bluthochdruck 18, 171
    Erblindungen 15, 25
    Erektionsstörungen 226
    Funktionsstörungen, sexuelle 18
    Gastroparese 184f.
    Gefäßerkrankungen, periphere 170
    Geschwürinfektionen 187
    Harnwegsinfektionen 179
    Herzerkrankungen 15, 20, 61, 91, 97, 106, 170
    Herzinfarkt 15, 18, 173f., 176
    Herz-Kreislauf-Erkrankungen 170ff., 173f., 186, 244f.
    Infektionen 18
    Kapillaren, geschädigte 18
    Karpaltunnelsyndrom 184
    Magen-Darm-Trakt, Störungen des 145
    Makulaödem 180
    Müdigkeit 18
    Netzhauterkrankung 181f., 201, 203
    Nervenerkrankungen 61
    Nervenfunktionsstörungen 18
    Neuropathien 183f., 188f., 209
    Nierenerkrankungen 61, 100
    Niereninsuffizienz 178
    Nierenleiden 176ff.

Nierenversagen 15, 176, 178
Osteoporose 118
Risiko von 10f., 15
Schädigungen der Arterienwände 18
Schädigungen der Netzhaut 18
Schädigung des Nervensystems 182, 186
Schlaganfall 18
Taubheitsgefühle 18
Übersicht Schadensbegrenzung 172
Übersicht Warnsignale 175
Vermeidung von
    Bewegung 11, 15ff.
    Blutzuckerspiegel, konstanter 11, 17f.
    Ernährung, richtige 11, 15, 17
    Insulin 11
Vorbeugung 243ff.
    ACE-Hemmer 244
    Aldose-Reduktase 244
    AGE-Hemmer 245
    Glitazone 245
    Hautsubstitute 245
    Pigment Epithelium-derived Factor 244
    Thiazolidinedionen 245
Wundheilung, schlechtere 18

Diabetestagebuch 67, 72f.

Diabetestests 13, 48f.
    Azetongehalt des Urins (Azetontest) 82f., 122
    Glukosetoleranztest, oraler (OGTT) 50f., 53
    Harntest 52
    Mikroalbumin im Urin (Mikroalbumintest) 84
    Nüchtern-Blutzuckertest 49
    Testfahrplan 83
    Überblick 51
    Zufalls-Blutzuckertest 49ff.

Diabetesversorgung, Zukunft der 234

Diabetiker, berühmte 13

Diät 16

Diätirrtümer 93

Diätlebensmittel 95

E

Einfachzucker (Monosaccharide) 94

Einkaufen, Tipps zum 108, 110
Einstichstellen, weniger empfindliche 75
Eiweiß 37
Elektrokardiogramm 14
Epinephrin 35
Episoden, Depressive 214f.
Ernährung 25
    Alternativen, clevere 109
    ausgewogene 88
    eiweißreiche 102
    gesunde 21, 60
    richtige 29, 54f.
    schlechte 44
    Schlüsselrolle der 87f.
    Umstellen der 20
    und persönliche Einstellung 112

Ernährungsfahrplan 89, 122

Ernährungsplan 213, 231

Ernährungspyramiden 104

Ernährungstagebuch 89

F

Fachberatung
    Apotheker 27
    Augenarzt 25
    Betreuer, psychischer 28
    Diabetesberater 24f.
    Ernährungsberater 20, 25, 77, 88ff., 95f., 222, 227
    Fußspezialist 25f.
    Ophthalmologe 25
    Physiotherapeut 28
    Zahnarzt 27

Fettfallen, Vermeiden von 98

Fettgewebe, viszerales 44

Flavonoide 203

Folsäure 175, 206

Freie Radikale 41

Fruchtzucker (Fruktose) 95

Fruktosamintest 82

Fruktosaminwerte 83

Füße, gesunde 188

G

Gesamtkalorienzahl 20
Gesundheit, seelische 212
Gewicht und Ernährung 90
Gewichtskontrolle 87
Gewichtsreduzierung
    Appetitzügler 242
    C75 242
    Dopamin 243
    Leptin 241
    Maßnahmen zur 241ff.
    Oleyleth-Anolamid 242
    Proteine Tyrosine Phosphatase 1 B 242
Glinide 147
Glitazone 239
Glukagon 35, 238
Glukose 19ff., 33, 37f., 42, 45, 52, 62, 77ff., 81, 91, 94, 97, 100, 102, 106f., 116, 119, 121, 127, 142f., 145f., 150, 152, 168f., 219, 228
Glukoseaufnahme 25, 47, 196f.
Glukosetoleranz, gestörte 15f., 52ff., 91, 122, 169
Glukoseüberschuss 36

H

Hämoglobin 51f., 209
Haushaltszucker (Saccharose) 95, 147
HbA$_{1c}$-Test 23, 85
HbA$_{1c}$-Wert 51, 60, 81ff., 85, 141, 198, 220, 235f.
    idealer 83
HbA$_{1c}$-Wert-Messgeräte 82
HDL-Cholesterin 145
HDL-Cholesterin 45, 83, 145
    Frauen 84
    Männer 84
HDL-Cholesterinspiegel 106
Heilpflanzen
    Aloe vera 198f.
    Bittergurke 197
    Bockshornklee 196
    Ginseng 197, 199
    Gymnema 196
    Heidelbeere 199, 203
    Knoblauch 204
    Koriander 199
    Pterocarpus marsupium 199
    Schlüsselblume 201
    Übersicht Anwendungsgebiete 202
Herzfrequenz
    maximale 125
    optimale 125
Hirnanhangdrüse 35
Hyperosmolares Syndrom 55, 228
Hypoglykämie 22, 55f., 62, 78f., 93, 106, 122, 142, 146f., 150, 152f., 157, 184, 231

I

Immunsystem 34, 41
Implantate 76
Index, glykämischer (GI) 103f.
    Auswahl 103
    Nachteile 103
Injektor 162
Inselzellentransplantate 233, 246
Inselzelltransplantate 246
Insulin 15f., 21, 25, 32f., 37, 48, 55, 57, 63, 70, 72, 79, 90f., 102, 115, 119, 139, 141ff., 145, 147f., 150, 159, 191, 159, 197, 213, 228f., 234
    Alt- 150, 152
    Analog- 151
    Arbeit des 35
    Arten von 11
    Basis- 150
    -bedarf, Erhöhung des 142
    bei Typ-2-Diabetes 157
    Depot- 152
    -dosierung 119
    -Infuser 161
    kurz wirksames 79, 151, 154ff., 160
    lang wirksames 152, 154, 161, 165
    mittellang wirksames 152, 154ff.
    Normal- 150, 152
    NPH- 152
    -Pens 161f.
    -pflaster 237

-produktion 42
-pumpen 156, 160f., 165
-resistenz 19, 42f., 45, 49, 99
-rezeptoren 42
sehr kurz wirksames 151, 154
spätabends 80
-spiegel, niedriger 150
-spray 237
spritzen 63
-spritzen 22, 57, 61, 140, 142, 159f.
tierisches 151
und Glukagon 35
und Epinephrin 35
und Kortisol 35
und Wachstumshormone 35
-versorgung 236
Wahl des richtigen 151
zum Schlucken 237
zusätzliches 80
Verzögerungs-, lang wirksames 139

Insulintherapien 142, 195
Änderung der 79
Eine Spritze/Tag 154
Drei Spritzen/Tag 155
Standardinsulin- 157
Zwei Spritzen/Tag 154

Internet
Geräteinformationen 71
Verbrauchertests, neutrale 71

K

Kalium 21
Kalorien
und körperliche Aktivität 92
und Stoffwechsel 92
und Übergewicht 92
Kaloriendefizit errechnen 92
Kapillare 176, 178, 181
Ketoazidose 54f., 82, 227, 229
Ketonkörper 54
Kinder und Diabetes 47
Kohlenhydrataufnahme 96

Koma 55
Komplementärmedizin 192
Körper
Insulinproduktion 15
Nutzung von Insulin 15
Kortisol 35
Krafttraining 127, 133
für den Bauch 135
für die Beine 134
für den Bizeps 135
für die Brust 134
für den Rücken 134
für die Schultern 135
für den Trizeps 135
mit Hanteln 131
mit Thera-Band®
Muskelmasse aufbauen 130
Krankenversicherungen, Ernährungsberatung durch 89
Krankenversicherungssystem, Struktur 24
Kryotherapie 182

L

Laktazidose 145
Langzeit-Blutzuckerkontrolle 60
Langzeit-Blutzuckerspiegel 51
Langzeit-Blutzuckerwerte 23
Langzeitinsuline 234f.
Langzeit-Messinstrument 52
Lanzetten 18f., 66ff., 229f.
Laserlanzette 75, 234
LDL-Cholesterin 83f., 91, 97, 99, 103, 145
LDL-Cholesterinspiegel 117
Lebenserwartung 10
Lebensgewohnheiten
Bewegung 11
Ernährung, vernünftige 11
Umstellung der 54
Lebensmittel, eiweißreiche 100
Lebensmittelaustauschlisten 105
Lebensmittelaustauschsystem 104f.
Lebensmittelpyramide 105
Leukozytenantigene, humane 238

M

Magnesium 102
Magnesiummangel 102
Mahlzeiten abstimmen 25
Medikamente 11, 29, 140f.
  ACE-Hemmer 173, 178
  Actos® 146, 148
  Alpha-Glukosidasehemmer 146
  Angiotensin-II-Rezeptorenblocker 174
  Anpassen der 78
  Antidiabetika, orale 140, 157, 174, 195
  Aspirin® 173, 192
  Avandia® 146
  Azetylsalizylsäure 147
  Betablocker 147
  Biguanide 140, 144
  blutzuckererhöhende 147
  blutzuckersenkende 147
  cholesterinsenkende 174
  gegen Depressionen 215
  gewichtsreduzierende 174
  Glargin 152, 235
  Glinide 147
  Glitazone 146
  Glucophage® 144
  Humalog® 151f.
  Ibuprofen 179
  in Verbindung mit Sport 121
  Kalziumblocker 147
  Lantus® 152
  Metformin 54, 91, 102, 120, 142, 144ff., 148, 157, 191
  Nateglinide 147
  Naxopren 179
  Nebenwirkungen 145ff., 148
  nicht rezeptpflichtige 229
  NovoRapid® 151f.
  Repaglinide 147
  Sibutramin 174
  Sulfonamide 145
  Sulfonylharnstoff 140, 143, 145, 148, 157
  Thiazolidinedionen 145f., 148
  Troglitazon 146
  und Dosierungen 149
  und Ernährung 90
  Viagra® 186, 227
  Wirkung der 62
Medikamentenfahrplan 143ff.
Medikamentenkombinationen
  Metformin plus Alpha-Glukosidasehemmer 149
  Metformin plus Sulfonylharnstoff 148
  Metformin, Thiazolidinedione, Sulfonylharnstoff 150
  Sulfonylharnstoff plus Alpha-Glukosidasehemmer 149
  Sulfonylharnstoff plus Thiazolidinedione 148
Mehrfachzucker (Polysaccharide) 95
Messgeräte 66
  benötigte Blutmenge 75
  gängige 67
  Genauigkeit 75
  stechfreie 76
Mikroalbumin 83, 90
Mikroalbumintest 176, 178
Milchsäure (Laktazidose) 142
Milchzucker (Laktose) 95
Mineralstoffe 102
  Magnesium 102
  Natrium 103
Morgenphänomen 80

N

Nährstoffe
  Aminosäuren 33
  Proteine (Eiweiß) 33, 100
  Fett 21, 33, 37, 97, 99f., 169
  Fettsäuren 33
    einfach ungesättigte 21, 99
    gesättigte 97ff., 172
    mehrfach ungesättigte 99
    ungesättigte 98, 100
  Kohlenhydrate 20, 33, 37, 51, 77, 87, 94, 99f., 105, 110, 118, 147
    Anteil an Gesamtkalorienmenge 96
    Aufnahme 96

Nahrung
    als Medizin 88
    Einfluss auf Blutzuckerspiegel 88
    heilende
        B-Vitamine 206
        Chrom 206
        Magnesium 206
Nahrungsergänzungsmittel 51
Natrium 21
Naturheilmittel
    Alpha-Liponsäure 200
    Gamma-Linolensäure 201, 205
    L-Karnitin 201ff., 205
    Oligomere Proanthozyanidine 203f.
Nieren, Übersicht 176
Nierentransplantation 176
Nonresponder 194
Nüchtern-Blutzucker 16f., 45, 74, 141
Nüchtern-Blutzuckerspiegel 16
Nüchtern-Blutzuckerwerte 53

O

Obst, frisches 21
Omega-3-Fettsäuren 175
Operation
    gewichtsreduzierende bei Typ-2-Diabetikern 163
    Magenverkleinerung 164
    Pankreas-Transplantat bei Typ-1-Diabetikern 163

P

Patientengeschichte 85, 113, 137, 165, 249
Peptide 240
Photokoagulation 182
Plasmablutwerte 74
Plazeboeffekt 194
Prämenstruelles Syndrom (PMS) 225
Puls messen 124

R

Radikale, freie 200
Rauchen 23, 44

Risikogewicht, Übersichtsgrafik 46
Röntgenkristallographie 41

S

Scheide, Trockenheit der 225
Schilddrüsen-Funktionsstörungen 14
Schwangerschaft und Diabetes 226
Schwangerschaftsdiabetes 38, 46, 48, 53, 65
Selektive Serotonin-Wiederaufnahme-Hemmer 215
Sexualität 224ff.
SonoPrep Continous Glucose Monitoring System 235
Speiseplan, Anpassung 77
Spenderorgane 247
Sport 78, 140, 172, 230
    Abnehmen durch 117
    als Medizin 79
    Anregung Stoffwechsel 112
    Fettverbrennung durch 117
    geringeres Krebsrisiko durch 118
    Häufigkeit des Trainings 124
    Herzschutz durch 117
    Insulinrezeptorenanstieg durch 116
    Intensität des Trainings 124
    Krafttraining 112
    und Ernährung 90
Sport- und Ernährungsprogramm, kombiniertes 110
Sportarten, passende 21
Sport-Blutzucker-Paradox 121
Spritzen, Schritt für Schritt 158f.
Stärke 95, 104f.
Stauungsinsuffizienz 145
Stechhilfe 68
Stimmungsschwankungen 214
Stoffwechselprobleme 97
Stoffwechselsyndrom, Übersichtsgrafik 45
Stress
    Bewältigen von 219
    körperlicher 79
Stresshormone 227
Studien 66

Alpha-Lipoic Acid in Diabetic Neuropathy 200
der American Association of Clinical
  Endocrinologists 223
der American Diabetes Association
des American College of Cardiology 169
Diabetes Control and Complications Trial 61, 179
Diabetes Prevention Program 53, 91, 169
Diabetes Prevention Trial – Type 1 238
Dietary Approaches to Stopping Hypertension 173
der Harvard Universität von 2002 106
Look-AHEAD (Action for HEAlth in Diabetes) 238
Trial to Reduce Insulin-Dependent Diabetes in the
  Genetically At-Risk 239
Qualitätskriterien für eine 194
des Schepens Eye Research Institute 182
Übergewichtsstudie der Universität Pittsburgh 126
United Kingdom Prospective Diabetes Study 61
der Universität Cambridge 100

Sulfonamid, Nebenwirkungen von 144

Sulfonylharnstoffe 146
  Nebenwirkungen von 143
  Übersicht 144

Süßstoff
  Aspartam 111
  erlaubte Menge/Tag 111
  Saccharin 111

Syndrom X (Stoffwechselsyndrom) 45

T

Tabletten 21, 57, 64, 70, 72

Teststreifen 18f., 60, 66, 71ff., 74
  Farbskala 67, 69
  Verfallsdatum 72

Thera-Band® 231

Therapien
  alternative
    Akupunktur 191, 208f.
    Bewertungskriterien für 192
    Biofeedback 191, 207f.
    Magnetfeld- 209
  Insulin- 16
  Erste Schritte 18
  Tabletten- 16

Thiaminmangel 200

Tierversuche gegen Diabetes 238

Traditionelle Chinesische Medizin 199, 208

Training
  bei gestörter Glukosetoleranz 121f.
  bei Typ-1-Diabetes 120
  Typ 2, insulinpflichtiger 120
  Typ 2, tablettenpflichtiger 120f.

Trainingsplan, idealer 132f.

Traubenzucker 142, 147

Triglyzeride 45, 83f.

Triglyzeridspiegel 117, 145f., 175

Triglyzeridwerte 44, 103, 157

Typ-1-Diabetes 11ff., 15, 20, 22, 36, 38f., 40f., 43, 46, 54, 63f., 83f., 88, 90, 95, 122, 140, 142, 150f., 157, 163, 169, 181, 196f., 223, 236ff., 239, 246f., 249
  Epidemie 43
  Ernährungsplan 91
  Gewichtsreduzierung 91
  Insulintherapie 11
  Vorbeugung 11

Typ-2-Diabetes 10, 12, 15f., 19f., 36, 38f., 42ff., 46f., 49, 52, 55f., 61, 64, 70, 84f., 88, 90f., 93, 95ff., 117, 122, 139ff., 145f, 150f., 157, 168f., 176, 182, 196ff., 209, 226, 228, 236ff., 239, 241, 243, 246
  Altersdiabetes 43f., 47
  Entwicklung 42f.
  insulinpflichtiger 64, 120
  tablettenpflichtiger 120f.
  Übergewicht 44
  Ursachen 43
  Veranlagung, genetische 43

T-Zellen 240

U

Übergewicht 19f., 24, 47

Übersichten
  Blutabnahme 71f.
  Fitnessstudio 132

Geeignete Blutzuckermessgeräte 69
Herzfrequenz, optimale 125
Kalorienverbrauch 126
Puls messen 124
Walkingplan 128
Wann zum Arzt? 52

Überzuckerung 121, 153
Umweltgifte 41
Unterzuckergrenze 83
Unterzuckerung (Hypoglykämie) 62, 78f., 93, 106, 122, 142, 146f., 150, 152, 157, 184
Risiko der 22
Sofortmaßnahmen bei 77
Symptome von 77

Urintests 25

V

Veranlagung, genetische 40
Virektomie 182
Viren
Coxsackie- 41
Mumps- 41
Rötel- 41

Vitamine 102
Vitamin B_{12} 102, 185
Vitamin C 102
Vitamin E 102

Vollblutwerte 74

W

Wachstumshormone 35
Weltgesundheitsorganisation (WHO) 110

Z

Zucker 32
Zuckerarten 25
Zuckerlösung, spezielle 74
Zweifachzucker (Disaccharide) 94
Zwischenmahlzeiten 79
Zyklusunregelmäßigkeiten 49

BILDNACHWEIS

PHOTOS

16 von oben nach unten PhotoDisc, Siede Preis/Getty Images, PhotoDisc, PhotoDisc, **19** PhotoDisc, **22** PhotoDisc, **24** Romilly Lockyer/Brand X Pictures/PictureQuest, **27** The Image Bank, **40** PhotoDisc, **44** Photodisc, **47** PhotoDisc, **48** Stock Image/Mauritius, Mittenwald, **50** PhotoDisc, **56** Open Door Images/PictureQuest, **68** LifeScan, Inc., **73** PhotoDisc/PictureQuest, **75** Abbott Laboratories, MediSense Products, **76** Cygnus, Inc., **80** Photodisc, **91** PhotoDisc, **93** oben Comstock, unten DigitalStock, rechts PhotoDisc, **96** DigitalStock, **98** links PhotoDisc, rechts Reader's Digest Assoc./GID/Mark Ferri, **99** alle PhotoDisc, **102** von oben nach unten PhotoDisc, Comstock, PhotoDisc, Comstock, **105** oben links DigitalStock, mitte links PhotoDisc, unten links Reader's Digest Assoc./GID/Gus Filgate, oben rechts Reader's Digest Assoc./GID/Lisa Koenig, mitte rechts Reader's Digest Assoc./GID/David Murray and Jules Selmes, unten rechts Reader's Digest Assoc./GID/Martin Jacobs, **106** Comstock, **119** PhotoDisc, **128** PhotoDisc, **129** von oben nach unten PhotoDisc, C Squared Studios/Getty Images, PhotoDisc, Rim Light/PhotoLink/Getty Images, **134-135** alle Reader's Digest Assoc. Inc., ©Beth Bischoff, **161** beide Disetronic, **171** PhotoDisc, **173** Reader's Digest Assoc./GID/Colin Cooke, **183** Getty Images/ Eyewire, **189** Corbis/PhotoQuest, **197** Reader's Digest Assoc./GID/Lisa Koenig, **198** Reader's Digest Assoc./GID, **200** Stada Arzneimittel AG, **201** Corbis Images, **203** Reader's Digest Assoc., **204** Reader's Digest Assoc./GID/Alan Richardson, **208** Corbis Images, **216** PhotoDisc, **222** Open Door Images/Picturequest, **231** Reader's Digest Assoc./GID/ Steven Mays, **239** Getty Images, **242** PhotoDisc, **245** Novartis, **247** Photo Researchers, **248** beide Medtronic **250–277** Reader's Digest Assoc.

ILLUSTRATIONEN

Medizinische Illustrationen: Duckwall Productions
Alle anderen Illustrationen, einschließlich Umschlag:
©Tracy Walker www.i2iart.com